Collana Springer - Ortopedia e Chirurgia Mini-Invasiva

a cura di

Roberto D'Anchise

Comitato Scientifico:

Paolo Aglietti

Alberto Branca

Giuliano Cerulli

Matteo Denti

Carlo Fabbriciani

Pier Paolo Mariani

Renato Viola

Assistenza Editoriale:

Franco Minuto

Mauro Andreata

Raffaello Vitale

Springer
Milano
Berlin
Heidelberg
New York
Barcelona
Hong Kong
London
Paris
Singapore
Tokyo

L. Pederzini
Artroscopia di Polso

Errata Corrige

Gli Autori del capitolo "La sindrome del tunnel carpale: decompressione endoscopica secondo Chow e Agee" (p. 167), originariamente pubblicato nella "Rivista di chirurgia e riabilitazione della mano e dell'arto superiore", Vol. XXX, Fascicolo 2, 1993, Casa Editrice Mattioli, sono:

L. Luchetti, O. Soragni, M. Alfarano,
G. Montagna, D. Ghinelli

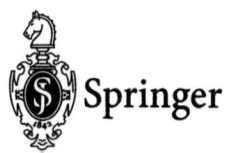

L. Pederzini

Artroscopia di polso

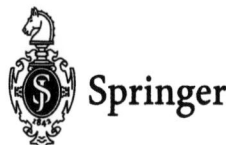
Springer

L. PEDERZINI
Casa di Cura "Villa Fiorita"
Sassuolo (MO)

© Springer-Verlag Italia, Milano 1999

ISBN 88-470-0069-6

Quest'opera è protetta da diritto d'autore. Tutti i diritti, in particolare quelli relativi alla traduzione, alla ristampa, all'uso di figure e tabelle, alla citazione orale, alla trasmissione radiofonica o televisiva, alla riproduzione su microfilm, alla diversa riproduzione in qualsiasi altro modo e alla memorizzazione su impianti di elaborazione dati rimangono riservati anche nel caso di utilizzo parziale. Una riproduzione di quest'opera, oppure di parte di questa, è anche nel caso specifico solo ammessa nei limiti stabiliti dalla legge sul diritto d'autore, ed è soggetta all'autorizzazione dell'Editore Springer. La violazione delle norme comporta le sanzioni previste dalla legge.

La riproduzione di denominazioni generiche, di denominazioni registrate, marchi registrati, ecc. in quest'opera, anche in assenza di particolare indicazione, non consente di considerare tali denominazioni o marchi liberamente utilizzabili da chiunque ai sensi della legge sul marchio.
Responsabilità legale per i prodotti: l'Editore non può garantire l'esattezza delle indicazioni sui dosaggi e l'impiego dei prodotti menzionati nella presente opera. Il lettore dovrà di volta in volta verificarne l'esattezza consultando la bibliografia di pertinenza.

Progetto copertina: Simona Colombo, Milano
Impaginazione: Graphostudio, Milano
Stampato in Italia: Staroffset, Cernusco s/N, Milano

SPIN: 10745288

Presentazione

Il secondo volume di Ortopedia e Chirirgia Mini-Invasiva è dedicato all'artroscopia di polso.

Perchè questa scelta? Perché è certamente un argomento attuale, che ben si adatta allo spirito di questa collana che dedica particolare attenzione alla chirurgia mini-invasiva.

Abbiamo invitato come Curatore del volume Luigi Pederzini che, tra i primi in Italia, si è interessato in particolare di artroscopia di polso. A lui è stato affidato il compito di mettere a fuoco il problema, cercando di chiarire il ruolo che può rivestire l'artroscopia in questa particolare articolazione.

Ritengo che per tutti noi ortopedici sia importante una messa a punto dei vari problemi del polso, complessa articolazione che per molti anni è stata trascurata come entità funzionale e che presenta ancora oggi aspetti "sconosciuti" che progressivamente si vanno chiarendo.

Come spesso è capitato per altre articolazioni, l'utilizzo della tecnica atroscopica ha rivoluzionato l'approccio chirurgico al polso ed ha creato diverse scuole: in contrapposizione a chirurghi estremamente favorevoli all'artroscopia, esistono prese di posizione del tutto negative. Certamente si tratta di una tecnica che richiede precisione ed accuratezza e va affrontata con estrema cautela.

Il volume è articolato in modo da affiancare ad indispensabili elementi di anatomia funzionale, aspetti prettamente pratici artroscopici, analizzando le varie patologie che maggiormente si avvantaggiano di tale tecnica facendo anche riferimento alle indicazioni in traumatologia. È stato inoltre affrontato il trattamento artroscopico della sindrome del tunnel carpale di cui oggi, dopo un periodo iniziale di grande entusiasmo, si discute criticamente.

Luigi Pederzini è riuscito a coinvolgere i più prestigiosi autori italiani e stranieri che si dedicano a questa specialità. Ne è risultato un volume, credo il primo in Italia dedicato esclusivamente all'artroscopia di polso, estremamente interessante, completo e aggiornato che dovrebbe consentire a tutti noi, non superspecialisti, di analizzare con maggiore competenza questo tema.

Roberto D'Anchise

Prefazione

L'artroscopia di polso è una tecnica di recente introduzione in campo ortopedico. Il dedicare un volume di Ortopedia e Chirurgia Mini-Invasiva a questo argomento mi è sembrato particolarmente interessante e devo essere grato a Roberto D'Anchise per l'opportunità offertami nel curare questa edizione.

Lo scopo in realtà è quello di puntualizzare con l'aiuto di Autori italiani e stranieri, le attuali conoscenze in questo campo affinchè i chirurghi desiderosi di interessarsi all'artroscopia di polso possano trovare in questa sede linee guida ed indicazioni utili nella pratica quotidiana.

Vorrei ringraziare tutte le persone che in questi anni mi hanno insegnato e stimolato nell'approfondire le conoscenze sulle articolazioni del polso. In particolare il Professor Bedeschi, il Dottor Landi e il Dottor Soragni che in tempi successivi mi hanno aiutato a comprendere le problematiche della patologia carpale.

Vorrei ringraziare un amico, da poco scomparso, che mi ha insegnato la passione per il lavoro e l'entusiasmo nell'affrontarlo.

Ringrazio infine i miei collaboratori Dottoressa Carolina Botticella e Dottor Massimo Tosi per il prezioso e paziente aiuto nella stesura del volume.

Luigi Pederzini

Indice

Articolazione del polso: elementi di anatomia funzionale 1
A. Pagliei, A. Tulli, G. Taccardo, F. Fanfani, F. Catalano

Studio macro- e microscopico della cartilagine triangolare 15
M.R. Moneta, M. Rampoldi

Artroscopia di polso: tecnica chirurgica, anatomia artroscopica, valutazione della capacità diagnostica 23
L. Pederzini, C. Botticella, M. Tosi, D. Ghinelli, M. Esposito

Il complesso della fibrocartilagine triangolare 39
G.G. Poehling, D.S. Ruch, L.A. Koman, W.W. Curl

Chirurgia artroscopica delle lesioni del legamento triangolare 49
H. Hempfling, K. Bauer, R. Beickert

Il ruolo dell'artroscopia nelle instabilità carpali 63
H. Hempfling, R. Beickert, A. Ishida

Le lesioni del legamento scafo-lunato nelle lesioni acute di polso. Diagnosi artroscopica, trattamento e risultati a medio termine 77
G. Peicha, F.J. Seibert, M. Fellinger, W. Grechenig

Instabilità di polso 95
C. Grandis, F. Bassi, P. Tecchio

Trattamento artroscopico delle cisti artrogene dorsali del polso 107
L. Pederzini, M. Tosi, C. Botticella, O. Soragni

La chirurgia artroscopica di "-ectomia" del polso 113
G.I. Bain, J.H. Roth

Procedure artroscopiche capsulari del polso 123
G.I. Bain, R. Verhellen, L. Pederzini

**Trattamento delle fratture di scafoide con fissazione interna
per via artroscopica** 129
T.L. Whipple

Artroscopia di polso nelle fratture distali di radio 139
T. Lindau

**Trattamento endoscopico del tunnel carpale.
Revisione della letteratura ed esperienza personale** 153
M.E.H. Boeckstyns

**La sindrome del tunnel carpale: decompressione endoscopica
secondo Chow e Agee** 167
O. Soragni, L. Pederzini, D. Ghinelli, G. Montagna

**Esperienza personale nel trattamento endoscopico della
sindrome del tunnel carpale** 189
A. Castagnaro, G.C. Puddu

Elenco Autori

BAIN G.I., 113, 123
BASSI F., 95
BAUER K., 49
BEICKERT R., 49, 63
BOECKSTYNS M.E.H., 153
BOTTICELLA C., 23, 107
CASTAGNARO A., 189
CATALANO F., 1
CURL W.W., 39
ESPOSITO M., 23
FANFANI F., 1
FELLINGER M., 77
GHINELLI D., 23, 167
GRANDIS C., 95
GRECHENIG W., 77
HEMPFLING H., 49, 63
ISHIDA A., 63
KOMAN L.A., 39
LINDAU T., 139
MONETA M.R., 15
MONTAGNA G., 167
PAGLIEI A., 1
PEDERZINI L., 23, 107, 123, 167
PEICHA G., 77
POEHLING G.G., 39
PUDDU G.C., 189
RAMPOLDI M., 15
ROTH J.H., 113
RUCH D.S., 39
SEIBERT F.J., 77
SORAGNI O., 107, 167
TACCARDO G., 1
TECCHIO P., 95
TOSI M., 23, 107
TULLI A., 1
VERHELLEN R., 123
WHIPPLE T.L., 129

Articolazione del polso: elementi di anatomia funzionale

A. Pagliei[1,2], A. Tulli[1], G. Taccardo[1], F. Fanfani[1], F. Catalano[1]

La comprensione dei meccanismi che regolano la funzione del polso rimane, allo stato attuale, ancora difficoltosa e non poche incertezze persistono nell'inquadramento di determinate forme di instabilità del carpo, nonostante la mole impressionante di ricerche e studi condotti nel corso degli ultimi decenni [1, 2].

Alla concezione classica di un "carpo monoblocco" si è sostituita la nozione più dinamica di "carpo a geometria variabile". Il progresso essenziale di tale acquisizione risiede nella concezione della filiera prossimale del carpo come struttura intercalare [3], e nella nozione di "spazio utile" esistente tra la glena antibrachiale e la filiera distale, che viene colmato dai movimenti elementari, ma integrati, degli elementi ossei della filiera prossimale [4]. Tale integrazione cinematica si realizza in virtù della particolare conformazione geometrica delle superfici articolari e delle ossa carpali vincolate, nei reciproci movimenti, da un sofisticato sistema di contenzione statica e dinamica rappresentato dall'apparato di stabilizzazione capsulo-legamentoso e muscolare [5, 6].

Analizzeremo di seguito, da un punto di vista anatomo-funzionale, alcuni degli aspetti peculiari che caratterizzano questo complesso distretto articolare pluricompartimentale.

Articolazione radio-ulnare distale (RUD)

Funzionalmente integrata all'articolazione radio-ulnare prossimale [7], possiede un solo grado di libertà ed è responsabile dei movimenti di prono-supinazione, la cui acquisizione è legata alla perdita progressiva dei rapporti arti-

---

[1]Istituto di Clinica Ortopedica, Sezione di Chirurgia della Mano, Università Cattolica del Sacro Cuore, Roma. [2]Laboratoire d'Anatomie, Université René Descartes, UER Biomédicale des Saints Pères, Paris, France

colari diretti dell'estremità distale dell'ulna con le ossa del carpo, osservabili nel corso dell'evoluzione onto e filo-genetica [8, 9].

Mezzi di stabilizzazione dell'articolazione RUD

La fibrocartilagine triangolare interviene nell'assicurare la stabilità antero-posteriore dell'articolazione RUD governando al tempo stesso il movimento di traslazione circonferenziale del radio attorno al caput ulnae. Divide inoltre l'articolazione RUD dal compartimento ulno-carpico (Figg. 1, 2a): la sua porzione centrale, avascolare e di spessore ridotto [10-12] presenta facilmente alterazioni degenerative (Fig. 2b) a partire dalla terza-quarta decade, e più frequentemente con il progredire dell'età [10]. Tali alterazioni possono mettere in comunicazione i due distretti articolari: comunicazione questa peraltro già minuziosamente segnalata dal Testut [13]. Sebbene la fibrocartilagine triangolare rappresenti un'entità sufficientemente definita, le intime connessioni anatomiche e l'integrazione funzionale con le struttura capsulo-legamentose limitrofe (Figg. 1a,b; 2b) hanno indotto Palmer e Werner [14] ad introdurre il concetto di "complesso della fibrocartilagine triangolare" (CFCT), per indicare quella peculiare struttura nella quale si riconoscono: i legamenti radio-ulnari dorsale e volare, il legamento collaterale ulnare, il menisco omologo (legamento meniscale di Taleisnik [15]), la guaina dell'estensore ulnare del carpo (extensor carpi ulnaris, ECU) e la fibrocartilagine triangolare [16]. Si tratta in sostanza di un "nucleo fibroso interno" che solidarizza il complesso radio-ulno-carpico, deputato a mediare la trasmissione dei carichi nel compartimento ulnare del polso salvaguardando al tempo stesso l'autonomia funzionale della RUD [17].

Relativamente al ruolo esercitato dai legamenti radio-ulnari, va ricordato che quello palmare costituisce un freno alla supinazione, mentre quello dorsale si tende durante la pronazione che risulta peraltro limitata dal contatto fra radio ed ulna mediato dall'interposizione dei muscoli della loggia anteriore [5].

È necessario inoltre considerare due ulteriori sistemi legamentosi extra-articolari che giocano un ruolo importante nella stabilità della RUD: la membrana interossea ed il legamento anulare dorsale del carpo (retinaculum extensorum, RE).

- La tensione della membrana interossea mantiene i rapporti delle ossa antibrachiali e contribuisce alla stabilità della RUD, regolando al tempo stesso i movimenti di traslazione longitudinale che si producono fra radio ed ulna in pronazione e supinazione [18-20].
- Il RE si proietta, sul versante ulnare, distalmente rispetto al caput ulnae e non può quindi assicurarne direttamente la stabilità [21]. Grazie alla sua espansione antero-interna, che nel circondare il bordo ulnare del polso ingloba la guaina fibrosa dell'ECU (Fig. 3a), il retinacolo gioca, per il tramite di quest'ultimo, un ruolo stabilizzante sul caput ulnae. Inoltre, e differentemente da quanto osservato per gli altri tendini dei muscoli della regione posteriore e laterale dell'avambraccio, non esiste nel distretto antibrachiale un vero e proprio tunnel osteo-fibroso per l'ECU a livello dell'estremità distale dell'ulna. A livello del CFCT il tendine dell'ECU, nel guadagnare la propria inserzione metacarpale, rimane saldamente ancorato al piano capsulare, ciò che assicura una certa stabilità del tendine nel distretto ulno-carpico in rapporto agli spostamenti fisio-

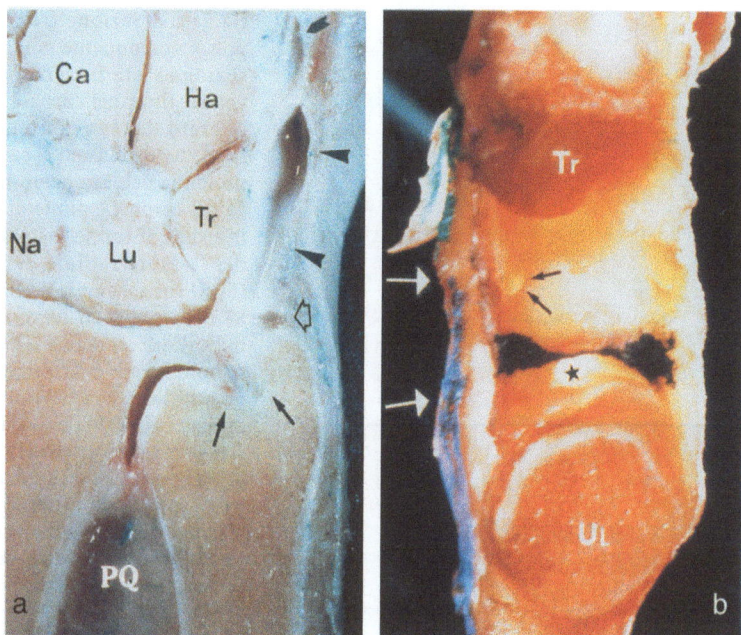

Fig. 1a,b. a Sezione frontale del polso: componente volare della sezione vista in senso dorso-volare. Compartimento RUD e CFCT. Si noti la duplice inserzione (*frecce*) della fibrocartilagine triangolare sulla stiloide ulnare e sulla fossetta basistiloidea: fra i due fasci d'inserzione è presente un tessuto lasso vascolarizzato in connessione con i foramina della fossetta basi-stiloidea (ligamentum sub-cruentum). Le punte di freccia indicano la guaina dell'ECU. La punta di freccia vuota il cul di sacco del recesso prestiloideo. La freccia piena la guaina dell'estensore proprio del V dito (extensor digiti minimi, EDM). *Ca*, capitato; *Ha*, uncinato; *Na*, scafoide; *Lu*, semilunare; *Tr*, piramidale; *PQ*, pronator quadratus. **b** Sezione sagittale del polso: componente ulnare della sezione vista in senso radio-ulnare. Il complesso ulno-carpico è stato posto in distrazione. Il piano di sezione passa appena ulnarmente alla RUD. *Ul*, caput ulnae; *Tr*, piramidale. Si noti la fibrocartilagine triangolare che divide la RUD (*) dalla radio-carpica. Le frecce nere indicano lo hiatus del recesso prestiloideo. Le frecce bianche, la guaina dell'ECU

logici che esso subisce, prossimalmente alla stiloide ulnare, durante la pronazione e la supinazione (Fig. 3b,c). In pronazione l'ECU riposa nella doccia presente sul caput ulnae, di cui occupa il versante palmare. In supinazione il tendine scivola nella doccia, di cui occupa il versante dorsale, per rimanere adeso alla stiloide ulnare. La costante adesione dell'ECU alla testa dell'ulna durante il movimento pendolare descritto garantita dalla particolarità delle inserzioni retinacolari, permette al tendine di svolgere una azione stabilizzante sul caput ulnae [7], principalmente in supinazione.

Fisiologicamente la stabilità maggiore della RUD si ha nella condizione intermedia di semiprono-supinazione [5], che corrisponde alla situazione di maggior congruenza articolare: è questa la posizione di coaptazione massima in cui il legamento triangolare risulta uniformemente teso in ragione della eccentricità della sua inserzione ulnare, in rapporto all'asse di movimento di traslazione

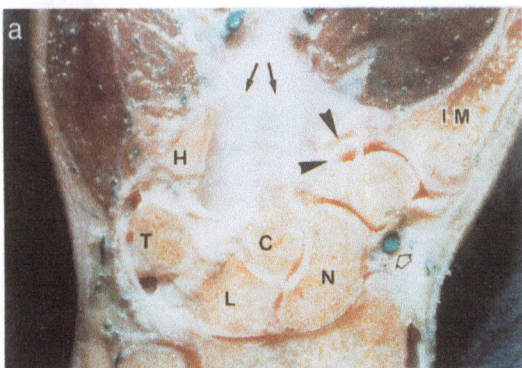
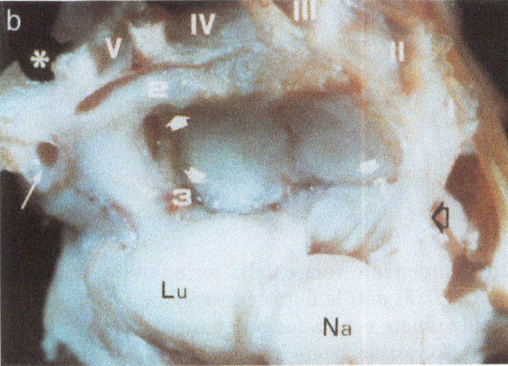
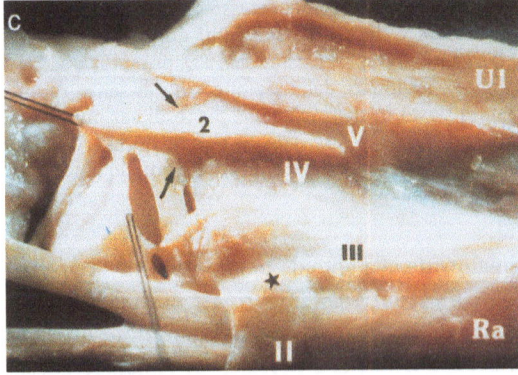

Fig. 2a-c. a Sezione frontale del polso: componente volare della sezione vista in senso dorso-volare. Il tunnel carpale è stato vuotato del suo contenuto: le frecce nere indicano la superficie profonda del legamento trasverso del carpo. Le punte di freccia indicano il tunnel osteofibroso del flessore radiale del carpo (FCR) che sormonta il complesso STT. La punta di freccia vuota indica l'arteria radiale. *H*, processo unciforme dell'uncinato; *T*, piramidale; *L*, semilunare; *C*, capitato; *N*, scafoide; *IM*, I metacarpo. **b** Aspetto dell'articolazione radio-carpica una volta sezionato l'apparato capsulo-legamentoso dorsale. Il condilo carpale è stato sottoposto ad una flessione forzata e ribaltato in basso, a libretto, con cerniera a livello dell'interlinea radio-carpica. Si notino (*punte di freccia bianche*): sulla superficie volare della stiloide radiale, le inserzioni del ventaglio legamentoso radio-carpico volare, che costituiscono il nodo fibroso antero-esterno (*1*); il nodo fibroso postero-interno (*2* vedi **c**); a livello dell'angolo antero-interno dell'estremità distale-radiale, le inserzioni del legamento ulno-carpico e della fibro-cartilagine triangolare che realizzano il nodo fibroso antero-interno (*3*). La fibrocartilagine triangolare presenta in questo caso una lesione degenerativa che mette in comunicazione RUD e radio-carpica. Il repere nero con l'asterisco indica il tendine dell'ECU sotto la cui guaina appare lo hiatus del recesso prestiloideo (*freccia bianca*). La punta di freccia nera vuota indica il legamento collaterale radiale e i numeri romani le docce osteofibrose limitanti i compartimenti retinacolari. **c** Superficie dorsale del polso: apertura dei compartimenti retinacolari (individuati attraverso i rispettivi numeri romani) ed asportazione dei tendini estensori ad eccezione degli estensori radiali del carpo (*II*). Si noti come le espansioni distali dei setti retinacolari, soprattutto nel versante ulnare, rinforzino la capsula dorsale. A livello dell'angolo postero-interno dell'estremità distale del radio (*frecce*), la condensazione di differenti componenti capsulo-legamentose dà luogo alla costituzione del nodo fibroso postero-interno (*2*). *, tubercolo di Lister, *Ra*, radio, *Ul*, ulna

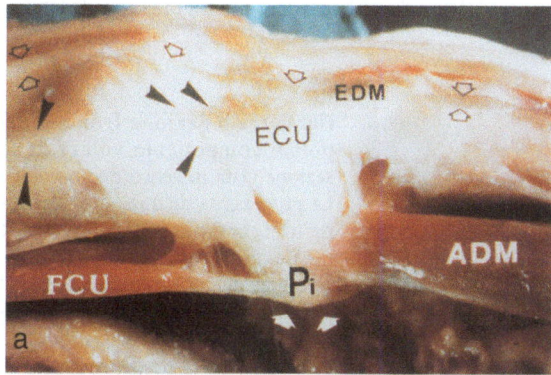
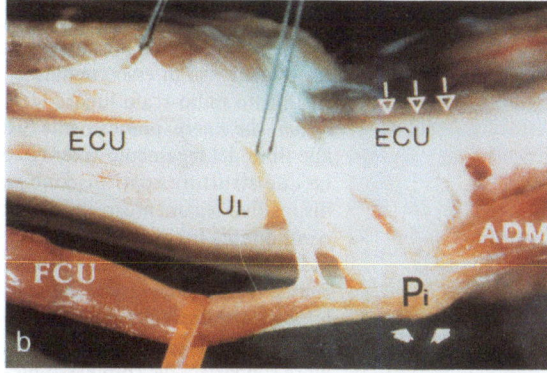
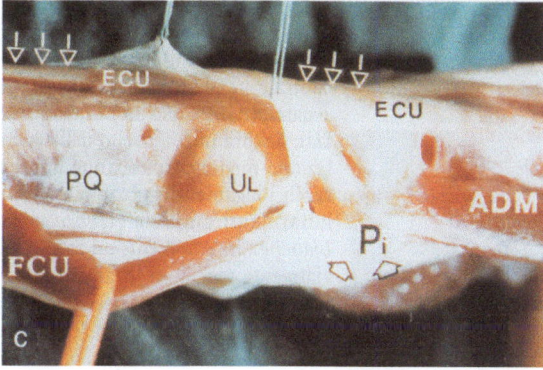

Fig. 3a-c. a Inserzione ulnare del retinaculum extensorum. La parte più robusta del RE, quella distale, prende inserzione sul pisiforme (PI) e sull'aponeurosi dell'abduttore del V dito (abductor digit minimi, ADM) distalmente quindi al caput ulnae, alla stabilità del quale contribuisce il tendine dell'ECU. Prossimalmente alcune fibre superficiali raggiungono il flessore ulnare del carpo (flexor carpi ulnaris, FCU). A livello del pisiforme (*punte di freccia*) si realizza una continuità anatomica e funzionale fra i due sistemi retinacolari: legamento anulare dorsale e legamento trasverso del carpo. **b, c** Variazione dei rapporti fra tendine dell'ECU, caput ulnae (UL) e RE che si producono durante i movimenti di pronazione **b** e di supinazione **c** dell'avambraccio. *EDM*, extensor digiti minimi, *PQ*, pronator quadratus

circonferenziale dell'epifisi radiale (ed è questa, d'altronde, la posizione più comunemente utilizzata nella gestualità quotidiana).

Complesso articolare radio-carpico

Si distinguono in esso l'articolazione radio-carpica e l'articolazione medio-carpica che possiedono insieme due gradi di libertà: flesso-estensione ed abduzione (deviazione radiale)–adduzione (deviazione ulnare). L'articolazione piso-piramidale (Fig. 4a,b) è parte integrante del "nucleo fibroso del pisiforme" che descriveremo più avanti.

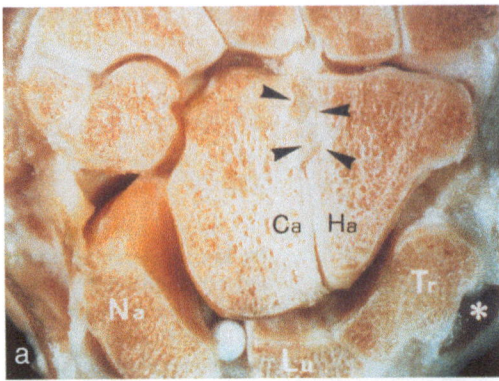

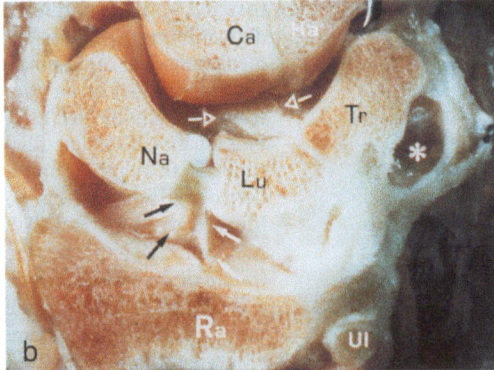

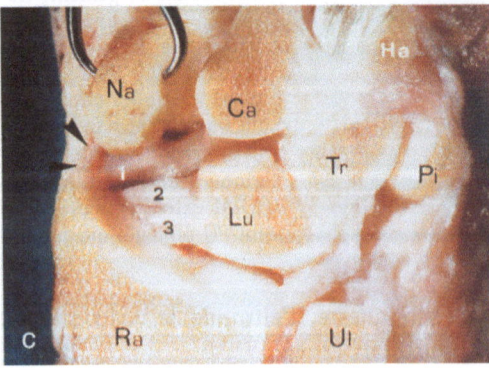

Fig. 4a-c. a,b Sezione frontale del polso: componente volare della sezione vista in senso dorso-volare. La progressiva distrazione e flessione dei compartimenti radio e medio-carpico permette di apprezzare i legamenti profondi rispetto al piano capsulare anteriore. I legamenti radio-carpici volari si presentano come veri e propri rilievi intra-articolari. In **b** una piccola sfera forza la diastasi scafo-lunare e mette in tensione il legamento interosseo scafo-lunare: su di esso confluisce il legamento radio-scafo-lunare (*frecce bianche e nere*) praticamente fuso alle fibre del legamento interosseo. Le due strutture costituiscono un dispositivo legamentoso unico, con componenti funzionalmente integrate, che regola i movimenti rotazionali reciproci fra scafoide e semilunare e stabilizza al radio i due elementi ossei carpali. Si noti la maggiore solidarietà del complesso piramido-lunare e soprattutto del complesso capito-uncinato, quest'ultimo trasformato in un'unica unità funzionale per la presenza di potenti legamenti interossei (**a** *punte di freccia*). Ancora in **b**, a livello dell'articolazione medio-carpica, sono apprezzabili i legamenti fra capitato, semilunare e piramidale (*frecce vuote bianche*); internamente ad essi è parzialmente visibile il legamento piramido-uncinato. L'asterisco indica la cavità dell'articolazione piso-piramidale. **c** La sezione del legamento interosseo scafo-lunare e della componente scafoidea del legamento radio-scafo-lunare permette di realizzare una esagerata disgiunzione scafo-lunare, ribaltando distalmente lo scafoide. Con tale manovra si evidenziano: il legamento radio-(scafo)-capitato (*1*), il legamento radio-luno-piramidale (*2*), e la porzione residua del legamento radio-scafo-lunare (*3*). Si noti come il legamento radio-(scafo)-capitato, applicato contro la concavità dello scafoide, costituisca una sorta di barra intorno alla quale ruota lo scafoide nel corso dei suoi movimenti fisiologici di flesso-estensione. *Ha*, processo uncinato, *Ca*, capitato, *Na*, scafoide, *Lu*, semilunare, *Tr*, piramidale, *Pi*, pisiforme, *Ul*, ulna, *Ra*, radio

Articolazione radio-carpica (Figg. 2b, 4b)

Mette in rapporto la glena antibrachiale con il condilo carpale, superfici articolari di tipo condiloideo, con raggi di curvatura differenti. La glena radiale è orientata anteriormente secondo un angolo di 15°-20° ed internamente secondo un angolo di 25°-33°: ciò rappresenta un fattore di instabilità in senso volare e ulnare, cui tende ad opporsi il dispositivo di contenzione capsulo-legamentoso.

Articolazione medio-carpica (Fig. 4a)

Interposta tra le due filiere delle ossa carpali può essere considerata, grossolanamente, di tipo condiloideo sul versante interno e di tipo artrodiale sul versante esterno. Il capitato ne costituisce il "pivot" centrale: la sua testa, convessa nei due piani, si contrappone alla superficie articolare concava del tandem scafo-lunare. L'uncinato completa, sul versante interno, la superficie condiloidea della filiera distale.

Mezzi di stabilizzazione del complesso articolare radio-carpico

Legamenti del polso e del carpo

Legamenti estrinseci. Uniscono l'estremità distale del radio e dell'ulna alle ossa del carpo.

Si tratta di un sistema legamentoso tenacemente adeso, soprattutto sul versante volare, al piano capsulare profondo [8, 22], ed in tal senso più facilmente e correttamente apprezzabile dall'interno (Fig. 4b,c) che non dall'esterno dell'articolazione, dove l'esame macroscopico non può che dare un'idea globale dell'orientamento delle fibre costituenti l'apparato legamentoso: questo, infatti, appare organizzato su differenti piani, di cui il più superficiale caratterizzato da un complesso di legamenti che si dipartono a raggiera dal capitato (Fig. 5b). È verosimile che un tentativo esagerato di dissezione ed identificazione analitica di questo sofisticato sistema legamentoso finisca col generare artefatti. In tal senso è comprensibile come la descrizione e la classificazione dei legamenti del polso non sempre rispondano ad un modello univoco [15, 20, 23, 24].

Noi distingueremo (Fig. 4b,c):
1) legamenti volari:
    - legamento radio-carpico anteriore:
        • legamento radio-scafo-capitato;
        • legamento radio-luno-piramidale;
        • legamento radio-scafo-lunare;
    - legamento ulno-carpico.

Il legamento radio-scafo-lunare (legamento di Testut e Kuentz) risulta strutturalmente diverso dagli altri legamenti radiocarpici volari per la organizzazione più lassa delle fibre collagene ed il maggior grado di vascolarizzazione [25, 26]: esso svolge, a nostro avviso, una funzione importante nel controllo della stabilità del complesso scafo-lunare, sebbene studi

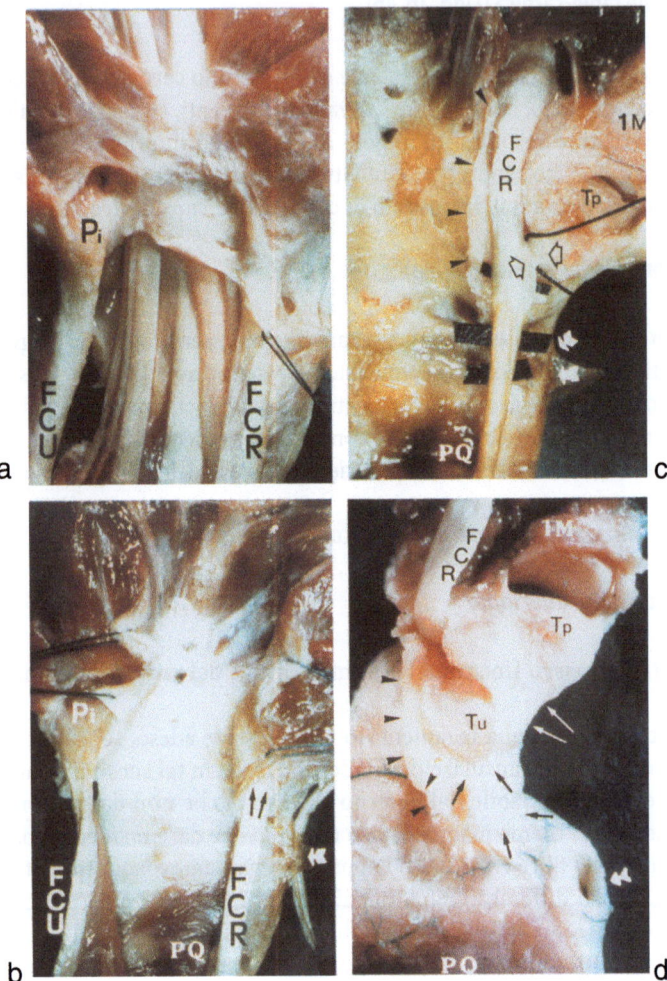

Fig. 5a-d. a,b Dissezione anatomica del polso che mostra il legamento trasverso del carpo ed il sottostante piano capsulare anteriore. Il flessore ulnare del carpo (FCU) ancorato al complesso capsulo-legamentoso del pisiforme ed il flessore radiale del carpo (FCR) costituiscono, nel settore volare, un sistema di stabilizzazione dinamica in equilibrio. Si noti il piano capsulare anteriore del carpo con una prevalente disposizione raggiata, a partenza dal capitato, dei differenti sistemi capsulo-legamentosi. Le frecce nere indicano lo hiatus del tunnel osteofibroso del FCR. **c,d** Il legamento trasverso del carpo è stato asportato ed il tunnel osteofibroso del FCR è stato aperto: rapporti del FCR con il complesso STT. In **c**, è evidente l'inserzione accessoria del FCR sulla capsula della trapezio-scafoidea (*punte di freccia vuote*), nel tratto iniziale della doccia ossea che accoglie il tendine. Le punte di freccia indicano la parete interna del tunnel del FCR, che costituisce un vero e proprio contrafforte legamentoso anteriore. In **d**, il tendine del FCR è stato ribaltato distalmente. *Tp*, trapezio; *Tu*, tubercolo dello scafoide; *PQ*, pronatore quadrato; *1M*, I metacarpo. Le frecce bianche indicano il legamento trapezio-scafoideo radiale. Le frecce nere, l'ispessimento volare e radiale della capsula radio-carpica, corrispondente al legamento collaterale radiale. Le frecce bianche spesse, in **b**, **c**, **d**, indicano il primo compartimento retinacolare dorsale a livello della stiloide radiale

recenti ed autorevoli [27] tendano a privilegiarne anche il ruolo di struttura neurovascolare;
2) legamenti dorsali:
   - legamento radiopiramidale posteriore;
   - legamento meniscale di Taleisnik (menisco omologo);
3) legamenti collaterali:
   la presenza di un sistema di legamenti collaterali, come classicamente inteso [13, 28, 29], può essere messa in discussione in una struttura articolare quale il polso [8, 30], in quanto sarebbe compatibile solo con un arco di movimento limitato alla flesso-estensione. In deviazione radiale o ulnare un legamento collaterale statico limiterebbe alquanto l'escursione angolare del carpo in questo settore di movimento. La stabilità laterale del carpo sembra piuttosto garantita da un sistema dinamico [31] rappresentato dai muscoli estrinseci che agiscono come un vero e proprio supporto collaterale modulare: ECU per il lato ulnare, estensore breve del pollice (Extensor Pollicis Brevis, EPB) ed abduttore lungo del pollice (Abductor Pollicis Lungus, APL) per il lato radiale. I reperti osservati in corso di dissezione anatomica sono riconducibili alla presenza di un ispessimento capsulare evidente soprattutto sul versante radiale (Fig. 5d) ed occupante peraltro una posizione più decisamente volare che non laterale. Le fibre prendono inserzione sul margine volare della stiloide radiale e raggiungono la tuberosità dello scafoide e le pareti del tunnel osteofibroso del flessore radiale del carpo (Flexor Carpi Radialis, FCR). Il legamento collaterale ulnare è parte integrante del CFCT (nucleo fibroso interno), precedentemente descritto, ed in tal senso privo di una propria identità anatomica.

Legamenti intrinseci. Prendono origine e si inseriscono sulle ossa del carpo: sono i legamenti interossei, occupanti gli spazi interossei, ed i cosiddetti legamenti extra-articolari, inseriti sulla superficie del massiccio carpale.
1) I legamenti interossei legano fra loro le ossa adiacenti della filiera prossimale e distale che rimangono indipendenti l'una dall'altra a livello dell'interlinea medio-carpica (Fig. 4a,b): tale cavità articolare non è quindi interrotta dalla presenza di legamenti e le due filiere rimangono tra loro unite attraverso i legamenti intrinseci ed i legamenti extra-articolari. La presenza di tenaci legamenti interossei trasforma la filiera distale in una unità funzionale solidarizzata, a sua volta, al secondo e terzo metacarpo (Fig. 4a) per costituire il "pilastro carpo-metacarpico centrale" intorno al quale ruotano, sul versante esterno, la colonna del pollice ed in misura minore, il quarto e quinto metacarpo sul versante interno. Il legamento scafo-lunare ed il legamento piramido-lunare, importanti per la stabilità del carpo, riuniscono le ossa della filiera prossimale. Il legamento interosseo piramido-lunare appare più rigido del legamento scafo-lunare, favorendo una maggiore solidarietà fra semilunare e piramidale rispetto a quella esistente tra semilunare e scafoide. Ciò permette la trasmissione di forze torsionali in estensione, dal piramidale al semilunare, durante la deviazione ulnare. Il legamento scafo-lunare, fondamentale ele-

mento di stabilizzazione della filiera prossimale [2], solidarizza le due ossa carpali garantendo una discreta mobilità reciproca delle stesse. Esiste dunque una lassità che permette un gioco relativo di circa 30° di rotazione reciproca in estensione ed in flessione. Al di là di tale limite l'ulteriore rotazione dello scafoide si ripercuote direttamente sul semilunare che viene trascinato nella direzione del movimento [1]. Il semilunare, d'altro canto, presenta una mobilità caratteristica, imposta dalla sua stessa conformazione: esso bascula in senso volare o dorsale attorno alla testa del capitato, tendenzialmente in senso volare allorché giustappone il suo corno posteriore, più affusolato, fra la glena antibrachiale e il capitato. In condizioni di instabilità il semilunare tende dunque ad essere proiettato volarmente, secondo una tendenza naturale alla DISI (Dorsal Intercalated Segment Instability), per cui la sua superficie articolare distale risulta rivolta dorsalmente. La rotazione inversa, con orientamento della superficie articolare distale volarmente, produce una instabilità più rara, detta VISI (Volar Intercalated Segment Instability). Simultaneamente il capitato subisce una traslazione in senso dorsale (in caso di DISI) o volare (in caso di VISI). Secondo Lichtman [32] la filiera prossimale deve essere considerata come una unità funzionale che si mobilizza in risposta a sollecitazioni imposte ai suoi due estremi: sul lato radiale il complesso scafo-trapezio-trapezoideo (STT) e sul lato ulnare l'articolazione uncinato-piramidale. In deviazione radiale lo scafoide si orizzontalizza trascinando in flessione le rimanenti ossa della filiera prossimale. La deviazione ulnare implica una certa mobilità del piramidale sull'uncinato che si traduce nell'estensione dell'insieme delle ossa della filiera prossimale.

2) I legamenti extra-articolari rinforzano la capsula e si inseriscono alla superficie volare e dorsale del massiccio carpale, assicurando la coesione degli elementi ossei. Sul piano anteriore essi si irradiano principalmente dal capitato per raggiungere le rimanenti ossa del carpo (Fig. 5b), costituendo il "legamento raggiato" di Poirier [33]. Nel settore radiale del versante volare si distingue il complesso legamentoso scafo-trapezio-trapezoideo [34]: il legamento trapezio-scafoideo radiale decorre parallelamente e radialmente al FCR (Fig. 5d) ed unisce il trapezio alla tuberosità dello scafoide, rappresentando lo stabilizzatore primario di questa sub-unità articolare (trapezio-scafoidea) la cui capsula anteriore è in diretto rapporto con la guaina del FCR (nucleo fibroso del FCR, vedi avanti). Appena prossimalmente ad essa, il legamento scafo-capitato (elemento del legamento raggiato di Poirier) solidarizza al capitato la porzione ulnare del polo distale dello scafoide. Dorsalmente le strutture capsulo-legamentose sono deboli e non contribuiscono che scarsamente alla stabilità dell'articolazione trapezio-scafoidea. Tale complesso legamentoso permette al trapezio e al trapezoide di giustapporsi al polo distale dello scafoide in posizione alquanto dorsale (Fig. 2a), forzando lo scafoide in flessione (orizzontalizzazione) durante la deviazione radiale del polso. Nel settore ulnare del versante volare si distinguono il legamento piramido-uncinato ed il complesso capsulolegamentoso del pisiforme. Sul piano posteriore si distinguono il legamento trasverso dorsale della filiera prossimale teso orizzontalmente fra scafoide e piramidale; il legamento medio carpico dorsa-

le, banda a decorso obliquo tesa del piramidale al trapezio e al trapezoide; il legamento piramido-uncinato dorsale. Il legamento scafo-piramidale posteriore, unitamente al legamento radio-piramidale posteriore, è responsabile della stabilità del compartimento interno del carpo e rappresenta un supporto di stabilizzazione essenziale del complesso luno-piramidale.

Conclusioni

A conclusione di quanto esposto possono essere formulate le seguenti considerazioni.
1) La descrizione anatomica isolata dei diversi legamenti rischia di non dare un'idea esatta del loro più reale raggruppamento in unità funzionali, ciò che induce schematicamente a considerare:
   - il sistema capsulo-legamentoso volare e dorsale: esso assicura l'ancoraggio del carpo all'avambraccio e la coerenza statica e dinamica delle ossa carpali. Il sistema legamentoso dorsale, sebbene risulti di spessore ridotto rispetto al volare, è comunque rinforzato dal prolungamento dei setti retinacolari del RE (Fig. 2c);
   - la "fionda" del piramidale, come descritta da Kuhlmann [23]: è un sistema frondiforme il cui braccio volare è costituito dal legamento radio-piramidale anteriore a partenza dal nodo fibroso antero-esterno del radio ed il cui braccio dorsale è costituito dal legamento radio-piramidale posteriore a partenza dal nodo fibroso postero-interno del radio. Il piramidale viene così mantenuto come un sasso nella fionda, e tale sistema legamentoso ne governa i movimenti rispetto all'uncinato, movimenti che seguono una traiettoria spiraliforme. Il descritto dispositivo legamentoso, unitamente ai legamenti radiocarpici volari e dorsali, interviene nel contrastare la naturale tendenza del carpo alla sublussazione in senso volare ed ulnare;
   - i nodi e i nuclei fibro-legamentosi: si tratta di condensazioni fibrose, punto di convergenza di inserzioni tendinee e/o di strutture legamentose:
     • i nodi fibrosi antero-esterno, antero-interno e postero-interno del radio si trovano rispettivamente (Fig. 2b) a livello della stiloide radiale (inserzione del legamento radio-carpico volare), dell'angolo antero-interno (inserzione del legamento ulno-carpico volare e della fibrocartilagine triangolare), e dell'angolo postero-interno del radio, punto quest'ultimo in cui confluiscono il legamento radio-piramidale posteriore, il setto fibroso fra IV e V compartimento dorsale del R E, l'inserzione posteriore della fibrocartilagine triangolare e l'inserzione del menisco omologo (Fig. 2b,c);
     • il nucleo fibroso interno (CFCT);
     • il nucleo fibroso del pisiforme;
     • il nucleo fibroso del complesso STT-FCR.
   I tendini dei muscoli FCR e FCU (flexor carpi ulnaris) rappresentano un sistema di stabilizzazione anteriore del carpo (Fig. 5a,b). Ad eccezione del pisiforme, le rimanenti ossa del carpo non ricevono abitualmente, secondo le descri-

zioni anatomiche classiche, inserzione di muscoli estrinseci. In realtà il FCR presenta frequentemente una inserzione, peraltro assai robusta, sulla capsula dell'articolazione trapezio-scafoidea (Fig. 5c), nel suo tragitto terminale prima di prendere inserzione sulla base del secondo metacarpo. Il tunnel fibroso in cui decorre il tendine rappresenta un vero e proprio contrafforte legamentoso volare che rinforza anteriormente la capsula nel versante radiale, fuso con i legamenti del complesso STT. Mediata dall'interposizione del trapezio che sovrasta la cupola navicolare, l'azione del FCR induce la flessione dello scafoide, riducendo la distanza utile fra radio e trapezio (flessione-deviazione radiale), cui lo scafoide può confrontarsi solo orizzontalizzandosi, con adattamento consensuale dei rimanenti componenti della filiera prossimale. L'estensione e la deviazione ulnare inducono di conseguenza adattamenti contrari. Funzione analoga in termini di contrafforte interno può essere attribuita al FCU, grazie al sistema dei legamenti che ancorano il pisiforme alle ossa del carpo e al V metacarpo (nodo fibroso del pisiforme). In effetti il pisiforme, articolato sulla faccia anteriore del piramidale, esplica nella fisiologia del carpo la funzione di un "relais" legamentoso e muscolare.

- I legamenti anulari: il legamento anulare anteriore (retinaculum flexorum), è il più potente dei legamenti del polso. Esso controlla la concavità del piano osseo del tunnel carpale durante l'estensione del polso (Fig. 5a,b). È unito, a livello del pisiforme al RE, per costituire in tal modo la "fionda extra-articolare" che partecipa alla stabilità rotatoria del carpo. Sotto l'azione dei muscoli estrinseci delle dita ed in ragione della conformazione delle superfici articolari radio-carpiche, il carpo presenta una naturale tendenza alla sublussazione in direzione volare ed ulnare, in parte contrastata dal sistema di contenzione capsulo-legamentoso, ma comunque più accentuata nel versante ulnare del polso. Ne risulta un movimento combinato di sublussazione anteriore e di supinazione del carpo rispetto al radio cui si oppone il RE che rappresenta, in accordo con Tubiana [21], il principale elemento di stabilizzazione rotatoria ed antero-posteriore del carpo.

2) Da un punto di vista anatomo-funzionale sembra più corretto estendere la regione del polso dalla superficie articolare distale del radio e dell'ulna alla regione metacarpale [35]. La filiera distale, infatti, insieme al secondo e terzo metacarpo, costituisce una unità funzionale centrale intorno cui ruotano, con diversa escursione articolare, il primo raggio nel versante radiale ed il quarto e quinto raggio nel versante ulnare [36]. Trapezio, trapezoide, base del capitato e porzione distale dell'uncinato, strettamente connessi da possenti legamenti interossei, formano un blocco assai poco deformabile che serve da base ai metacarpi: di questi, il quinto e soprattutto il primo risultano mobili rispetto a questa filiera distale delle ossa carpali. Inoltre, le unità motorie che governano la mobilità del carpo, garantendone al tempo stesso la stabilità dinamica, prendono origine dall'avambraccio e si inseriscono, distalmente, a livello delle basi dei metacarpi: ECU, ECRB, ECRL, APL, FCR, FCU (quest'ultimo per il tramite del legamento piso-metacarpale). La filiera distale risulta pertanto l'elemento di connessione fra lo scheletro della mano e la filiera prossimale che

appare allora, in un sistema così concepito, come una struttura intercalare, quale proposta da Landsmeer [3]. I movimenti integrati delle ossa carpali sono controllati dalle strutture capsulo-legamentose e resi possibili dalla particolare conformazione delle ossa carpali stesse e dall'orientamento delle rispettive superfici articolari (coerenza statica e dinamica). Libera da inserzioni muscolari dirette, ma sottoposta all'azione dei motori che controllano la mobilità del carpo, la filiera prossimale, grazie alla sua "geometria variabile", assume, di volta in volta, la conformazione tridimensionale più adatta alle richieste funzionali del momento. La sua stabilità "istantanea" può essere considerata come il risultato di un equilibrio dinamico permanente, strettamente controllato dalle strutture legamentose [1].

3) È facile intuire come moventi di ordine traumatico, infiammatorio, degenerativo [37], differentemente agendo su uno qualsiasi o su più d'uno dei diversi elementi (ossei, capsulo-legamentosi e muscolari) responsabili della stabilità del polso, possano essere in grado di perturbare più o meno gravemente un così delicato e sofisticato complesso articolare [38].

Ringraziamenti. Gli Autori desiderano ringraziare il professor Jean-Pierre Lassau, Direttore del Laboratorio di Anatomia dell'Università di Parigi "René Descartes-UER Biomédicale des Saints Pères", che ha permesso la realizzazione del presente studio anatomico.

Bibliografia

1. Kapandji A (1998) Le carpe considéré comme "un tout" ou la conception holistique du carpe. La Main 3:417-428
2. Senwald GR, Zdravkovic V (1998) La stabilité du carpe: une réalité méchanique bien définie. La Main 3:101-108
3. Landsmeer JMF (1968) Les cohérences spatiales et l'équilibre spatial dans la région carpienne. Acta Anat 70:S1
4. Kuhlmann N (1979) Les méchanismes de l'articulation du poignet. Ann Chir 33:711-719
5. Kapandji A (1987) Biomécanique du carpe et du poignet. Ann Chir Main 6:147-169
6. Kauer JMG, de Lange A, Savelberg HHCM, Kooloos JGM (1992) The wrist joint: functional analysis and experimental approach. In: Nakamura R, Linscheid RL, Miura T (eds) Wrist disorders. Springer, Tokio, pp 3-12
7. Guyot G, Bonnel F (1991) Les articulations de l'avant-bras. Les articulations du poignet et de la main. In: Bonnel F, Chevrel JP, Outrequin G (eds) Les membres. Anatomie clinique. Springer, Paris, pp 220-235
8. Lewis OJ, Hamshere RJ, Bucknill TM (1970) The anatomy of the wrist joint. J Anat 106:539-552
9. Lewis OJ (1970) The development of the human wrist joint during the fetal period. Anat Rec 166:499-506
10. Mikic ZD (1978) Age changes in the triangular fibrocartilage of the wrist joint. J Anat 126:367-384
11. Mikic ZD (1989) Detailed anatomy of the articular disk of the distal radio-ulnar joint. Clin Ort Rel Res 245:123-132
12. Katsumi Y, Hirasawa Y, Hitomi S, Seri J, Ohta Y, Okuda H, Tokioka T (1992)

Microvasculature of the triangular fibrocartilage complex of the wrist. In: Nakamura R, Linscheid RL, Miura T (eds) Wrist disorders. Springer, Tokio, pp 61-67
13. Testut L (1921) Traité d'anatomie humaine. Arthrologie. Gaston Doin, Paris, pp 543-549
14. Palmer AK, Werner FW (1981) The triangular fibrocartilage complex of the wrist: anatomy and function. J Hand Surg [Am]6:153
15. Taleisnik J (1985) The wrist. Churchill Livingstone, New York, pp 1-49
16. Palmer AK (1984) The distal radioulnar joint. Ort Clin North [Am]15:321-335
17. Catalano F, Taccardo G, Pagliei A (1987) Articolazione radio-ulnare distale e complesso della fibrocartilagine triangolare: anatomia e funzione. Riv Chir Mano 24:123-128
18. Epner RA, Bowers WH, Gilford WB (1982) Ulnar variance: the effect of wrist position and roentgen filming techniques. J Hand Surg [Am]7:298
19. Palmer AK, Glisson RR, Werner FW (1982) Ulnar variance determination. J Hand Surg [Am]7:376-381
20. Zancolli EA, Cozzi EP (1992) Atlas of surgical anatomy of the hand. Churchill Livingston, New York, pp 416-431
21. Tubiana R, Fahrer M (1981) Le role du ligament anulaire posterieur du carpe dans la stabilité du poignet. Rev Chir Orthop 67:231-34
22. Berger RA, Landsmeer JMF (1990) The palmar radio-carpal ligaments: a study of adult and fetal human wrist joints. J Hand Surg [Am]15:847-854
23. Kuhlmann N, Fahrer M, Kapandji A, Tubiana R (1984) Stabilité du poignet normal. In: Tubiana R (ed) Traité de Chirurgie de la Main. Masson, Paris, pp 808-820
24. Saffar Ph (1989) Le traumatisme du carpe. Springer, Paris
25. Berger RA, Blair WF (1984) The radio-scafolunate ligament: a gross and histologic description. Anat Rec 210:393-405
26. Hixson ML, Stewart C (1990) Microvascular anatomy of the radio-scafolunate ligament of the wrist. J Hand Surg [Am]15:279-282
27. Berger RA, Cawer JMG, Landsmeer JMF (1991) Radio-scafolunate ligament: a gross anatomic and histologic study of fetal and adult wrist. J Hand Surg [Am]16:350-355
28. Paturet G (1951) Traité d'Anatomie humaine. Masson, Paris, pp 170-181
29. Rouviere H, Delmas A (1984) Anatomie humaine. Masson, Paris, pp 72-79
30. Mayfield JK, Johnson RP, Kilcoyne RF (1976) The ligaments of the human wrist and their functional significance. Anat Rec 186:417-428
31. Taleisnik J, Gelbermann RH, Miller BW, Szabo RM (1984) The extensor retinaculum of the wrist. J Hand Surg [Am]9:495-501
32. Lichtman DM (1988) The wrist and its disorders. WB Saunders Co, Philadelphia
33. Poirier P, Charpy A (1911) Traité d'anatomie humaine. Masson, Paris, pp 118-135
34. Drewniany JJ, Palmer AK, Flat AE (1985) The scapho-trapezial ligament complex: an anatomic and biomechanical study. J Hand Surg [Am]10:492-498
35. Weber ER (1984) Concepts governing the rotational shift of the intercalated segment of the carpus. Orth Clin North [Am] 15:193-207
36. Gunther SF (1984) The carpo-metacarpal joints. Orth Clin North [Am]15:259-277
37. Pagliei A (1995) Examen radiologique du poignet rhumatoide. In: Tubiana R (ed) Traité de Chirurgie de la Main. Masson, Paris, pp 232-249
38. Catalano F, Fanfani F, Pagliei A, Taccardo G (1993) Anatomia e fisiopatologia del polso. In: Atti del XI Congresso Nazionale del Gruppo Italiano di Artroscopia. Medicon Italia, Roma

Studio macro- e microscopico della cartilagine triangolare

M.R. Moneta, M. Rampoldi

La fibrocartilagine triangolare è una struttura interposta, distalmente, fra il radio e l'ulna e viene variamente denominata: disco articolare carpale, discus articularis, legamento triangolare, disco triangolare, cartilagine triangolare.

Essa fa parte di un più complesso sistema fibroso che nasce dal margine carpale dell'incisura sigmoide del radio e passando sul semilunare ed il piramidale si fissa sulla base volare del V metacarpo.

La sua porzione centrale è stata denominata "complesso ulnocarpale" (UCC) da Taleisnik [1] e "complesso del legamento ulnocarpale (UCLC) da Bowers [2]; la definizione da noi adottata è quella di Palmer e Werner [3] di "complesso della fibrocartilagine triangolare" (TFCC).

Questa struttura fornisce una superficie continua di scorrimento tra radio ed ulna nei movimenti del polso e rappresenta un meccanismo flessibile per i movimenti di rotazione della radio-carpica attorno all'asse ulnare. Essa inoltre connette saldamente l'asse ulnare al carpo volare e ammortizza le forze trasmesse attraverso l'asse ulnocarpale.

Embriologia

Nel corso dell'embriogenesi l'abbozzo dell'arto superiore si forma alla IV settimana e si precisa durante la V, quando il carpo è visibile come un'area di mesenchima addensato che successivamente andrà incontro alla differenziazione condrale. Alla VIII settimana risultano ancora scarsamente definite la cavità articolare e le strutture legamentose. La cavità articolare definitiva risulta dalla fusione di tre cavità minori: la prima a formarsi è la radioscafoidea seguita dalla radiosemilunare ed infine dalla ulnopiramidale.

L'identificazione delle strutture legamentose è più controversa. Secondo il recentissimo lavoro di Hogikyan e coll. [4], condotto su campioni fetali di TFCC, non sottoposti quindi a carichi traumatici e alle conseguenti modifiche strutturali, il complesso legamentoso ulnocarpale è un'area soggetta a continue variazioni nel corso della vita. Di natura fibrocollagene essa varia per dimensioni, inserzione e composizione, ma in ogni caso origina a livello della stiloide ulnare, si fonde con la fibrocartilagine triangolare ed il menisco e prende inserzione sul piramidale e l'uncinato fino al V metacarpo.

Anatomia macroscopica

Nel complesso della fibrocartilagine triangolare si distinguono tre componenti: la fibrocartilagine triangolare vera e propria, i legamenti ulnocarpali ed il menisco.

La fibrocartilagine è di forma triangolare, con uno spessore alla base di 1-2 mm e di 5 mm all'apice. La periferia della cartilagine triangolare è costituita da uno spesso collagene lamellare adatto a supportare le forze di tensione. La porzione centrale, invece, è una struttura di fibrocartilagine condroide in grado di sostenere i carichi compressivi. Tale zona può essere assente (perforazione congenita) e spesso è così sottile da apparire trasparente.

I legamenti ulnocarpali derivano dalla fusione del legamento volare ulnosemilunare e ulnopiramidale. L'aspetto complessivo dei due legamenti è triangolare con l'apice sulla stiloide ulnare e la base sul semilunare ed il piramidale. Non appena oltrepassato il margine volare della fibrocartilagine triangolare si fondono così intimamente con la stessa che, visti dall'interno dell'articolazione radio-carpica, sembrano un'unica struttura. Così si contrappongono alle forze di spostamento volare-ulnare creste dai flessori sul carpo nella presa di forza.

Il menisco viene spesso confuso con la fibrocartilagine triangolare. È presente nel polso in una percentuale piuttosto bassa e, se completamente sviluppato, si situa sopra la fibrocartilagine triangolare, il legamento ulnocarpico e la stiloide, estendendosi dalla fibrocartilagine triangolare dorsale alla superficie volare ulnare del piramidale. Nella maggioranza dei casi esso presenta un'incisura al livello della stiloide. Nel 4% dei casi può contenere un ossiculo (os lunula) spesso interpretato erroneamente come una frattura della stiloide. È ancora sconosciuto il ruolo svolto dal menisco.

Anatomia microscopica

Hofmann [5], studiando la disposizione del collagene nella zona centrale del TFCC con il microscopio a luce polarizzata, ha individuato un assetto centrale

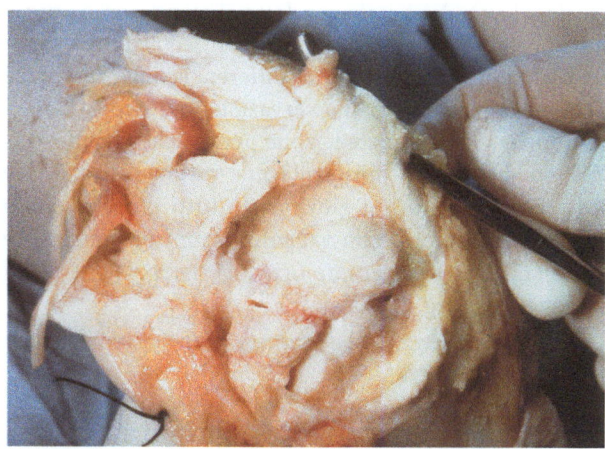

Fig. 1. Preparato anatomico per lo studio macroscopico della cartilagine triangolare

di fibre corte pluridirezionali che rappresenterebbero il passaggio, nel piano di sezione, di fibre molto più lunghe. Sul piano frontale, i fasci assumono l'aspetto di un'onda sinusoidale, formano angoli acuti radialmente che diventano più ampi ulnarmente. Nel piano sagittale le fibre assumono un assetto simile in direzione dorso-palmare. L'associazione dei due piani determina un aspetto a "cestino di vimini".

In contrapposizione con questi risultati il lavoro condotto al microscopio elettronico da Chidgey e coll. [6] dimostra che le fibre collagene sono disposte in strati e non in cordoni. Le piccole ondulazioni o increspature osservate all'interno dei singoli strati di fibre collagene (da 10 a 30 µ di lunghezza) avrebbero il ruolo di assorbire i traumi. Completamente differente dall'aspetto del collagene della fibrocartilagine è quello della cartilagine ialina della superficie articolare distale del radio: in quest'ultima le fibre longitudinali sono dirette dall'osso subcondrale alla superficie articolare e presentano interconnessioni oblique tra fibrille adiacenti. La sostanza fondamentale che riempie gli interspazi concorre alla costituzione di un intreccio tridimensionale a rete, utile nella risposta alle forze compressive. La mancanza di uno studio istochimico del TFCC non permette di specificare i tipi di collagene presente. In accordo con gli studi di Thiru-Pathi e coll. [7] è noto che il TFCC è irrorato dai rami radiocarpici dorsali e palmare dell'arteria ulnare e dai rami dorsali e palmare dell'arteria interossea anteriore. La vascolarizzazione è buona nella periferia dei legamenti radioulnari e nel 20% della periferia del disco articolare. Non si sono osservati vasi nell'area centrale né vasi che penetrino nel disco articolare dall'inserzione radiale.

Nel 1991, presso l'Institute d'Anatomie de l'Université "R. Descartes" Paris V, abbiamo condotto uno studio su 10 cadaveri congelati, di razza bianca, 9 di sesso maschile ed 1 femminile di età compresa fra i 59 ed i 76 anni, deceduti per patologie varie che avevano svolto professioni manuali e non (Fig. 1).

I pezzi istologici sono stati conservati in formalina e sottoposti a colorazione con ematossilina ed eosina. Lo studio è stato condotto al microscopio ottico.

A causa della degenerazione post-mortem l'aspetto macroscopico della struttura era giallastro ed opaco e non presentava una differenziazione fine delle varie componenti del TFCC quale possibile con l'osservazione artroscopica.

Microscopicamente, sono state privilegiate le zone periferiche che mostravano numerosi fibroblasti ed abbondanti fibre collagene variamente disposte nel campione proveniente dal soggetto più giovane. In tutti gli altri erano presenti fibroblasti in un numero ridotto con vacuolizzazioni perinucleari e nuclei picnotici; le fibre collagene erano sempre orientate irregolarmente ed avevano un aspetto disomogeneo (Figg. 2, 3).

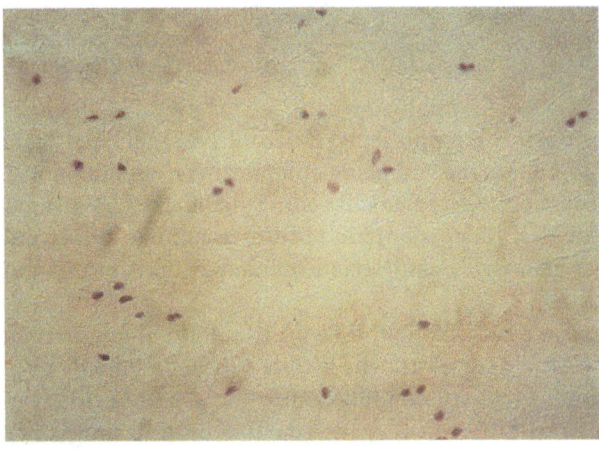

Fig. 2. Immagine al MO della zona periferica del complesso TFCC proveniente da un soggetto giovane: numerosi fibroblasti e abbondanti fibre collagene

Fig. 3. Immagine al MO della zona periferica del complesso TFCC proveniente da un soggetto in età avanzata: scarsi fibroblasti con nuclei picnotici e fibrocartilagine di aspetto disomogeneo

Patologia, clinica e trattamento

Lesioni traumatiche o degenerative possono alterare la normale struttura e funzione del TFCC determinando la comparsa di dolore e d'instabilità dell'articolazione RUD.

Palmer [8], sulla base di indagini anatomiche e strumentali, ha introdotto una chiara classificazione di queste lesioni. Le traumatiche (Tipo 1) si verificano per meccanismo di compressione assiale (caduta sul palmo della mano) e/o di rotazione e distrazione dell'estremo distale dell'ulna. In relazione alla localizzazione sono stati distinti quattro tipi di lesione: essa può interessare la porzione orizzontale del TFCC (Tipo 1A) o determinare l'avulsione della sua inserzione ulnare, associata o meno alla frattura della stiloide ulnare, (Tipo 1B), dei legamenti ulnocarpali dal carpo (Tipo 1C) o dell'inserzione sul radio (Tipo 1D). Le lesioni Tipo 1B e 1C sono più frequentemente associate ad instabilità della RUD.

Le alterazioni degenerative (Tipo 2) sono il risultato di un sovraccarico prolungato e ripetitivo della RUD, come ad esempio per movimenti reiterati di prono-supinazione. È stato dimostrato (Palmer e Werner [9]) come la concentrazione delle forze di carico della RUD vari in relazione al rapporto di lunghezza tra radio ed ulna. Il relativo eccesso di lunghezza dell'ulna (variante ulna plus) aumenta il carico sulla colonna ulnare e predispone all'insorgenza di alterazioni degenerative.

Queste possono limitarsi ad un'assottigliamento della porzione centrale del TFCC (Tipo 2A), eventualmente associato a condromalacia del carpo (Tipo 2B), o determinare la perforazione dello stesso di diversa estensione (Tipo 2C, 2D) fino alla totale artrosi ulnocarpale (Tipo 2E).

Sebbene le lesioni del TFCC siano una causa comune di dolore ulnare al polso, molte perforazioni diagnosticate strumentalmente risultano del tutto asintomatiche [10]. Ciò trova ulteriore conferma dagli studi di Mikic [11] che ha dimostrato la presenza costante di perforazioni centrali nelle persone al di sopra dei 50 anni in mancanza di qualunque sintomatologia.

Anche in relazione a ciò l'inquadramento diagnostico e terapeutico delle lesioni di TFCC non è agevole.

Pazienti con lesioni traumatiche del TFCC fanno risalire l'inizio della sintomatologia ad un trauma del polso o ad un brusco movimento di torsione; peraltro nella gran parte dei soggetti con alterazioni del TFCC manca un vero evento scatenate. Il dolore, localizzato al bordo ulnare del polso, è esacerbato dai movimenti di prono-supinazione (come nell'usare un cacciavite o girare la maniglia di una porta) e può essere accompagnato dalla sensazione di scatto intra-articolare o di instabilità articolare.

L'esame clinico deve ricercare l'esatta localizzazione del dolore, l'eventuale presenza di tumefazione e, attraverso manovre di stress, l'instabilità dell'articolazione RUD.

La radiologia tradizionale è importante per la valutazione dei rapporti articolari, di eventuali deformità post-traumatiche o alterazioni degenerative e del rapporto di lunghezza radio-ulna.

Informazioni più dettagliate possono essere ottenute attraverso uno studio artrografico mediante tecnica d'introduzione multicompartimentale del mezzo di contrasto, rispettivamente e successivamente nell'articolazione radio-carpica, nella RUD e nella medio-carpica [12].

Reperti artrografici anormali comportano il passaggio del mezzo di contrasto dall'articolazione radio-carpica alla RUD o viceversa, la penetrazione dello stesso nelle articolazioni intercarpali o nelle guaine tendinee, in particolar modo nelle guaine dell'estensore o del flessore ulnare del carpo.

Lo studio può essere completato con una valutazione artro-TC per una più precisa determinazione della localizzazione ed estensione della lesione; peraltro, al momento attuale, tale esame rispetto alla semplice artrografia non sembra fornire informazioni ulteriori o comunque tali da modificare la condotta terapeutica [13].

Roth e Haddad [14] hanno dimostrato una maggiore specificità ed accuratezza dell'artroscopia di polso, rispetto all'artrografia, nella diagnosi delle lesioni del TFCC. In uno studio su cadavere, Osterman e Mikulics [15] hanno stabilito un'accuratezza dell'artroscopia per le lesioni del TFCC pari al 95%, con nessun falso positivo.

Uno studio condotto da Pederzini e coll. [16] ha confrontato l'esame artrografico con RMN e l'artroscopia nel dolore cronico ulnare al polso. La RMN è sicuramente superiore all'artrografia, tuttavia non definisce con precisione la sede esatta della lesione del TFCC o della cartilagine articolare degenerata. Invece, l'artroscopia offre una chiara evidenziazione delle lesioni e delle cause associate del dolore ulnare cronico al polso quali condromalacia e sinoviti.

Inoltre, l'artroscopia permette, oltre alla diagnosi, anche la risoluzione terapeutica di molte delle patologie individuate.

L'esame artroscopico viene condotto mediante l'impiego dell'apparato di distrazione del polso, utilizzando un'ottica a 25° o 30° introdotta per via dorsale con accesso radio-carpale 3-4, tra i tendini dell'estensore lungo del pollice e dell'estensore comune delle dita; gli strumenti chirurgici vengono invece introdotti attraverso l'accesso radio-carpale 6R, fra il tendine estensore del V dito e l'estensore ulnare del carpo.

L'artroscopia è indicata in quei pazienti in cui l'esame clinico e radiografico è suggestivo per una lesione del TFCC e dopo che un adeguato periodo di trattamento conservativo non abbia portato alla remissione della sintomatologia. L'esame artroscopico può così fornire delle informazioni ulteriori sulla anatomia patologica delle lesioni del TFCC e delle altre componenti articolari; per molte di queste vi è la possibilità di un trattamento diretto per via artroscopica.

Nella sezione del trattamento notevole importanza riveste la localizzazione della lesione. La porzione periferica del TFCC ha una struttura simil-legamentosa ed è ben vascolarizzata; essa ha pertanto una buona capacità di guarigione. Le lesioni interessanti questa porzione determinano un certo grado di instabilità e, in considerazione delle sue caratteristiche, devono essere riparate. Sebbene alcuni Autori riportino risultati migliori delle riparazioni a cielo aperto rispetto a quelle eseguite in artroscopia [17], recentemente Zachee e coll. [18] hanno dimostrato la validità della sutura artroscopica. In questo caso la tecnica utilizzata è analoga a quella proposta per la sutura delle lesioni periferiche dei menischi del ginocchio [19].

La porzione centrale, viceversa, è relativamente sottile, prevalentemente cartilaginea e poco vascolarizzata. La riparazione di queste lesioni è pertanto destinata al fallimento mentre notevole vantaggio può essere ottenuto attraverso debridment artroscopico della lesione. La presenza di un flap instabile della porzione centrale è uno dei reperti artroscopici più comuni; per la sua asportazione possono essere impiegati strumenti manuali (pinze tipo basket a suzione da 2.9 mm, lame a banana o ad uncino, pinze da presa), per la sua regolarizzazione uno strumento motorizzato.

In presenza di lesioni degenerative della porzione centrale del TFCC deve essere asportata quella parte di tessuto libero che può essere responsabile di un impingement articolare fino ad ottenere una perforazione articolare e arrotondata. È importante in questi casi eseguire un debridment piuttosto generoso che comunque non altera la funzionalità statica e dinamica articolare, Palmer [20] ha infatti dimostrato sul cadavere come possa essere asportata, senza indurre alterazioni biomeccaniche, fino ai due terzi della porzione centrale del TFCC. L'eventuale presenza di alterazioni condromalaciche del carpo deve essere trattata mediante condroabrasione.

Viceversa, nei pazienti che presentano una chiara instabilità della RUD o un eccesso relativo alla lunghezza dell'ulna è probabilmente più incicata una ricostruzione a "cielo aperto".

Ringraziamenti. Si ringrazia per i preparati anatomici l'Institut d'Anatomie de l'Université "R. Descartes" Paris V, diretto dal Prof. I. P. Lassau.

Bibliografia

1. Taleisnik J (1976) The ligaments of the wrist. J Hand Surg [Am]1:110-118
2. Bowers WH (1982) The distal radioulnar joint. In: Green DP (ed) Operative Hand Surgery. Churchill Livingstone, New York, p 743
3. Palmer AK, Werner FW (1981) The triangular fibrocartilage complex of the wrist: anatomy and function. J Hand Surg [Am]6:153-161
4. Hogikyan JV, Louis DS (1999) Embryologic development and variations in the anatomy of the ulno-carpal ligamentous complex. J Hand Surg [Am]17:719-723
5. Hofmann S (1959) Der Bau des Discus Articularis Articulationis Radioulnaris Distalis. Anat Anz 106:173-185
6. Chidgey LK, Dell PC, Bittan ES, Spanich SS (1991) Histologic anatomy of the triangular fibrocartilage. J Hand Surg [Am]16:1084-1100
7. Thiru Pathi RG, Ferlic DC, Clayton ML, McClure DC (1986) Arterial anatomy of the triangular fibrocartilage of the wrist and its surgical significance. J Hand Surg [Am]11:258-263
8. Palmer AK (1989) Triangular fibrocartilage complex lesions: a classification. J Hand Surg [Am]14:594-596

9. Palmer AK, Werner FW (1984) Biomechanics of the distal radioulnar joint. Clin Orthop 187:26-35
10. Reinus WR, Hardy DC, Totty WG, Gilula LA (1987) Arthrographic evaluation of the carpal triangular fibrocartilage complex. J Hand Surg [Am]12:495-503
11. Mikic WD (1978)Age changes in the triangular fibrocartilage of the wrist. J Anat 126:367-384
12. Zinberg EM, Palmer AK, Coren AB, Levinsohn EM (1988) The triple injection wrist arthrogram. J Hand Surg [Am]13:803-809
13. Quinn SF, Belsole RS, Greene TL, Rayhach JM (1989) Postarthrography computed tomography of the wirst: evaluation of the trianguar fibrocartilage complex. Skeletal Radiology 17:565-569
14. Roth JH, Haddad RG (1986) Radiocarpal arthroscopy and arthrography in the diagnosis of ulnar wrist pain. Arthroscopy 2:234-243
15. Osterman L, Mikulics M (1988) Scaphoid nonunion. Hand Clin 4:437-455
16. Pederzini L, Luchetti R, Soragni O, Alfanano M, Montagna G, Cerofolini E, Colombini R, Roth J (1992) Evaluation of the triangular fibrocartilage complex tears by arthroscopy, arthrography and magnetic resonance imaging. Arthroscopy 8:191-197
17. Hermansdorfer JD, Kleinman WB (1991) Management of chronic peripheral tears of the triangular fibrocartilage complex. J Hand Burg [Am]16:340-346
18. Zachee B, De Smet L, Fabry G (1993) Arthroscopy suturing of TFCC lesions. Arthroscopy 9:242-243
19. Warren RF (1985) Arthroscopy meniscus and repair. Arthroscopy 1:170-172
20. Palmer AK, Werner FW, Glisson RR, Murphy DJ (1988) Partial excision of the triangular fibrocartilage complex. J Hand Surg [Am]13:391-394

Artroscopia di polso: tecnica chirurgica, anatomia artroscopica, valutazione della capacità diagnostica

L. Pederzini[1], C. Botticella[1], M. Tosi[1], D. Ghinelli[2], M. Esposito[3]

L'impiego dell'artroscopia ha rivoluzionato il trattamento delle patologie del ginocchio negli anni '70 ed '80, incoraggiando gli studi per l'applicazione della tecnica artroscopica a livello di altre articolazioni: spalla, tibiotarsica, gomito, anca.

Intorno alla metà degli anni '80, in seguito al rifiorire dell'interesse per la patologia degenerativa e post-traumatica del polso, alcuni Autori [1-5] iniziarono ad analizzare la possibilità applicativa della tecnica artroscopica all'articolazione radio carpica, medio-carpica e radio-ulnare distale.

La tecnica artroscopica applicata alle articolazioni del polso si è dimostrata immediatamente di estremo interesse, permettendo da un lato la diagnosi di patologie intrarticolari altrimenti di difficile indagine, anche con l'uso di tecniche diagnostiche raffinate quali la TAC e la RMN, e dall'altro evitando l'artrotomia, procedura chirurgica non scevra di rischi, con prolungata fase riabilitativa, possibile rigidità e dolore residuo.

Sulla scorta dell'esperienza personale ed in base alla revisione della letteratura, gli Autori presentano la descrizione della tecnica chirurgica artroscopica del polso e ne considerano la reale validità diagnostica.

Valutazioni anatomiche

Abbiamo verificato sul cadavere quanto già affermato da Roth e Whipple [1, 3] sulla sicurezza delle diverse vie di accesso all'articolazione radio-carpica, medio-carpica e radio-ulnare distale. Mediante dissezione dorsale del polso si è esposto il retinacolo degli estensori, preservando il ramo dorsale dell'arteria radiale e le branche terminali del ramo sensitivo del nervo ulnare.

---

[1] Centro di Chirurgia Artroscopica, Casa di Cura "Villa Fiorita", Sassuolo (MO). [2] Divisione di Ortopedia e Traumatologia, Ospedale di Stato della Repubblica di San Marino, San Marino. [3] Unità Operativa di Microchirurgia e Chirurgia della Mano, Policlinico di Modena, Modena

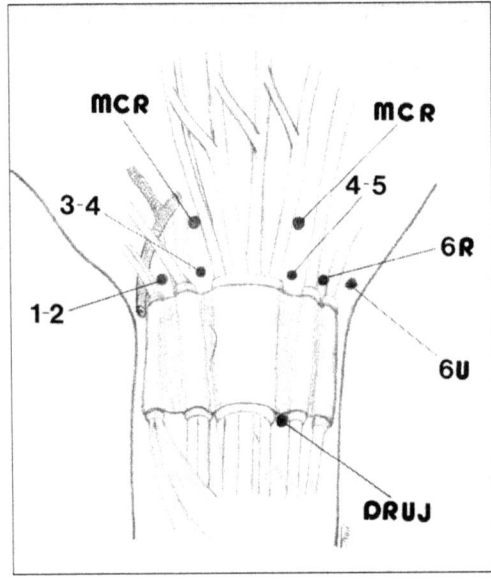

Fig. 1. Vie di accesso artroscopico al polso

Sono poi stati identificati i compartimenti dei tendini estensori e sono stati collocati degli aghi nelle vie di accesso 1-2, 3-4, 4-5, 6R, 6U, MCR, MCU, DRUJ, controllando i loro rapporti con le strutture vascolo-nervose. Successivamente, dopo tenotomia dei tendini estensori ed artrotomia della radio-carpica, si è esposta l'articolazione per verificare quali strutture fossero meglio identificabili attraverso ogni singola via di accesso.

Le vie di accesso all'articolazione radio-carpica sono le vie 1-2, 3-4, 4-5, 6R, 6U, distribuite sulla rima articolare dal lato radiale in direzione ulnare (Fig. 1).

Vie di accesso all'articolazione radio-carpica

Via 1-2
È situata a livello scafo-radiale, appena al di sopra ed ulnare all'estensore lungo del pollice per evitare il ramo dorsale dell'arteria radiale. Le branche terminali del ramo sensitivo del nervo radiale passano ai lati della via di accesso. Il punto di repere è l'ELP a livello della tabacchiera anatomica.

Questa via permette la visione del polo prossimale e del corpo dello scafoide e della superficie articolare del radio. Data la vicinanza di strutture nobili e la relativa pericolosità dei rapporti anatomici, non è via particolarmente usata; per la visione delle medesime strutture viene preferita la via 3-4 o la via MCR.

Via 3-4
Situata 1 cm distalmente al tubercolo di Lister, la via 3-4 contrae rapporti ulnarmente con il 4° compartimento (ECD) e radialmente con il 3° compartimento (ELP). Questa via permette di osservare, in direzione radiale, lo scafoide, polo prossimale e corpo, l'epifisi distale del radio, il legamento scafo-luna-

re, mentre in direzione ulnare, il semilunare e la cresta interossea della epifisi distale del radio, che divide tale superficie in due fossette che si articolano, rispettivamente, con lo scafoide ed il semilunare.

Si apprezza, inoltre, il disco articolare nella sua interezza, con perfetta visione delle sue componenti più radiali, mentre la sua porzione più ulnare viene meglio osservata dalla via 6R. Ancora, si osservano il legamento luno-piramidale, parte dell'osso piramidale ed il recesso pre-stiloideo, nonché le inserzioni del disco articolare a livello del piramidale.

Questa via di accesso non presenta particolari rischi anatomici e viene usata come via di elezione per l'introduzione dell'ottica nelle prime fasi dell'artroscopia.

Via 4-5

È situata ulnarmente all'ECD (4° compartimento) e radialmente all'Estensore del V dito (5° compartimento). Permette l'osservazione delle stesse strutture della via 3-4, con ovvia visualizzazione più diretta del compartimento ulno-carpale. Non presentando particolari rischi dal punto di vista dei rapporti anatomici, la via 4-5 è frequentemente usata. L'uso delle vie 3-4 e 4-5, con la possibile intercambiabilità dell'ottica e del secondo strumento, permette una visione completa di tutta l'articolazione radio-ulno-carpica. In certi casi, se si deve eseguire il trattamento chirurgico a livello del compartimento ulnare, le due vie risultano troppo vicine al punto da creare difficoltà nell'uso dei due strumenti; pertanto, in questi casi è consigliabile sfruttare la via 3-4 e la via 6R.

Via 6R

È situata appena radiale all'ECD (6° compartimento), 5 mm al di sopra del legamento radio-ulnare dorsale del TFCC.

Questa via permette una buona osservazione del compartimento ulno-carpico ed è quindi particolarmente sfruttata in caso di lesioni del TFCC, del legamento luno-piramidale, del semilunare e del piramidale. Non presenta particolari rischi anatomici e, soprattutto, garantisce sufficiente spazio per l'introduzione di un secondo strumento attraverso la via 3-4. È sicuramente una delle vie di scelta per l'esecuzione dell'artroscopia della radio-carpica.

Via 6U

È situata appena ulnarmente all'EUC, al di sopra della stiloide ulnare. Contrae rapporti di vicinanza con le branche terminali del ramo sensitivo del nervo ulnare che, anche se non costantemente, si dipartono 1 cm e mezzo distalmente a tale via. L'incostanza di tale rapporto anatomico rende questa via alquanto rischiosa.

Essa garantisce una visualizzazione del compartimento ulno-carpico. Nella nostra esperienza è stata usata come sede d'ingresso del liquido di lavaggio, mediante un ago (19 G).

Per la verità l'uso di tale via è stata la causa principale di complicanze nella nostra casistica.

Vie di accesso all'articolazione medio-carpica

Via MCR

Circa 1 cm distale alla radio-carpica, lungo il margine radiale del 3° raggio, la via MCR è una delle due vie per l'osservazione della medio-carpica. Può essere sfruttata in combinazione con la via MCU per l'ottica e per il secondo strumento chirurgico.

Permette un'ottima visualizzazione della faccia dorsale del semilunare, del piramidale, del polo prossimale e del polo distale dello scafoide. Distalmente allo scafoide si può notare l'osso trapezoide ed il trapezio. Con immagine convessa, al di sopra del semilunare, adagiato sul corpo dello scafoide, si evidenzia il capitato, che dal lato ulnare contrae rapporti con l'uncinato.

Via MCU

Circa 1 cm distale alla radio-carpica, lungo il margine ulnare del 3° raggio, viene usata come via di accesso alla medio-carpica per il secondo strumento ed anche per l'ottica, qualora si debbano osservare con maggior precisione le componenti ulnari della medio-carpica.

Via DRUJ

La via di accesso per la radio-ulnare distale si usa raramente; è situata 8 mm prossimalmente alla radio-carpica in posizione centrale. Può essere utile per l'osservazione delle faccette articolari di tale articolazione.

Particolari di tecnica

Specialmente all'inizio del proprio apprendistato artroscopico, è consigliabile mantenere una posizione comoda durante l'intervento [4], usando un tavolo operatorio che permetta di appoggiare i gomiti o una sedia con appoggi. Il paziente è posizionato supino sul tavolo operatorio, con braccio abdotto a 90° e gomito flesso a 90°. La trazione viene applicata mediante l'uso di finger traps e controtrazione al braccio di 3-4 kg. È consigliabile una trazione al 4°-5° dito, se si suppone di dover eseguire l'intervento a livello del compartimento ulnare, al 2°-3° dito se l'intervento dovrà interessare il compartimento radiale. La trazione è di fondamentale importanza (Fig. 2) in quanto permette un buon allontanamento dei capi ossei ed una migliore visione artroscopica. L'anestesia consigliata è quella del plesso brachiale, in quanto riteniamo importante l'uso del laccio emostatico per evitare emorragie intrarticolari che possono rendere difficile l'osservazione artroscopica. Il campo operatorio viene sterilizzato con soluzione iodata dalla spalla alle dita. Come per le altre articolazioni, la radio-carpica viene distesa mediante iniezione di soluzione fisiologica (15 cc) tramite un ago di 19 G, introdotto nel portale 3-4.

Ad articolazione distesa si possono usare come accessi per in-flow, artroscopio e secondo strumento, la via 4-5 e la via 6U in relazione al sospetto dia-

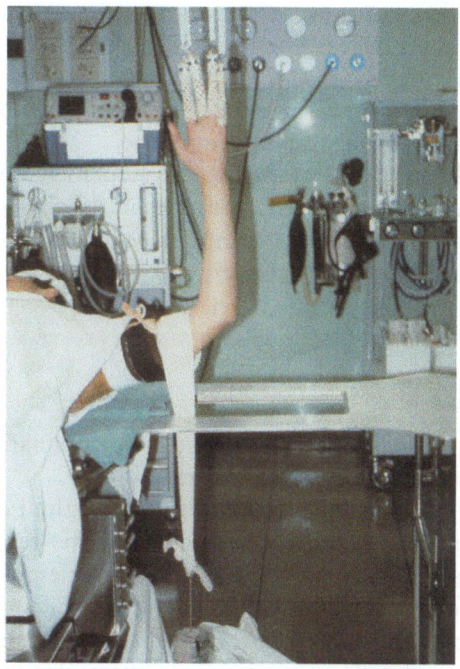

Fig. 2. Sistema di trazione con finger-traps e controtrazione al braccio

gnostico da verificare. Previo riconoscimento dei punti di repere, si esegue una piccola incisione longitudinale cutanea (lama 15). L'incisione non deve raggiungere il piano capsulare e sarà la successiva introduzione del trocar e della camicia dell'artroscopio a permettere l'ingresso nell'ambiente articolare. La fuoriuscita di soluzione fisiologica dell'ago, posizionato in una delle altre vie, e dalla camicia, una volta rimosso il trocar, ci consente di poter affermare con certezza di "essere in articolazione". La seconda via di accesso (4-5, 6R) può essere identificata mediante transilluminazione, saggiata con l'introduzione di un ago, al fine di verificare con l'ottica il possibile campo di manovra del secondo strumento. Classicamente, almeno nelle prime fasi, l'ottica è in 3-4, l'uncino in 6R o 4-5, l'inflow sull'ottica o in 6U, l'out-flow altrettanto sull'ottica od in 6U.

Dopo alcuni tentativi per verificare il tipo di ingrandimento più redditizio al fine di una buona visione (bisogna porre molta attenzione a non sovrastimare le varie lesioni), l'ottica più consigliabile ci sembra quella di diametro 3,2, che garantisce un campo visivo sufficientemente ampio e di un numero di ingrandimenti tale da avere una visione precisa, ma non eccessiva dei particolari. L'uso della telecamera è obbligatorio in quanto l'ottica è più corta rispetto all'ottica da ginocchio e, se l'intervento fosse eseguito senza telecamera, si contaminerebbe il campo operatorio. Utile, ma non obbligatorio, l'uso della pompa da artroscopia. L'uncino palpatore è di grande aiuto al fine di saggiare i vari legamenti intrarticolari, nonché le componenti ossee. È importante inoltre per valutare le dimensioni delle diverse lesioni al fine di non sopra o sottostimarle. Molti strumenti sono usati nella seconda via di accesso, fra questi riteniamo necessari:

un basket (2,7 mm), una pinza da presa (2,7 mm), strumenti motorizzati con lame di 2,7 mm, che presentano le caratteristiche identiche a quelle normalmente usate nell'artroscopia di altre articolazioni. Ovviamente lo strumento motorizzato deve essere collegato con l'aspiratore, in quanto il ristagno di detriti all'interno di un'articolazione così piccola può ostacolare le manovre chirurgiche.

Al termine dell'intervento, dopo abbondante lavaggio, è meglio suturare le vie di accesso (al contrario di quanto taluno esegue a livello, per esempio, del ginocchio) in quanto un buon affrontamento delle superfici cutanee impedisce la formazione di cicatrici esuberanti fastidiose a livello dorsale del polso.

Artroscopia diagnostica

La presenza di un dolore cronico al polso, specialmente a livello dorso-ulnare [2, 6], può risultare come esito a distanza di un comune trauma.

L'esame clinico, comprendente la palpazione di possibili tumefazioni e localizzazioni dolorose e test dinamici per eventuali instabilità della radio-carpica e della medio-carpica, può essere utile per localizzare la lesione e può suggerire un appropriato approccio diagnostico [7, 8].

L'esame radiografico standard può mostrare solo alterazioni della componente ossea [9]. La presenza, per esempio, di un plus ulnare può essere estremamente suggestivo per una possibile lesione del TFCC [2, 7]. Le radiografie dinamiche e la fluoroscopia possono dimostrare solo indirettamente segni di instabilità del polso, ma non direttamente visualizzare lesioni legamentose o della fibrocartilagine triangolare [9, 10]. L'artrografia dimostra lesioni del TFCC in modo indiretto attraverso l'evidenziazione del passaggio del mezzo di contrasto nella medio-carpica o nella radio-ulnare distale [1, 9, 11-17]. L'artrografia con tripla iniezione del mezzo di contrasto può essere utile per definire l'esatta posizione della lesione del TFCC e può suggerire l'origine traumatica o degenerativa della lesione [2, 18]. La TAC [9, 19] è stata recentemente introdotta nella diagnosi della patologia carpale, ma non presenta particolari vantaggi, se non nella diagnostica della radio-ulnare distale. Alcuni Autori [20, 21] hanno recentemente descritto l'uso della RMN per lo studio dell'anatomia del polso e di diverse condizioni patologiche, come per esempio tumori delle parti molli, necrosi avascolari, sindrome del tunnel carpale. Koenig [22] ha descritto lesioni dei legamenti della radio-ulnare distale mediante la RMN. L'artroscopia ha aumentato le conoscenze sull'origine del dolore a livello carpale.

Paragonando il valore diagnostico dell'artroscopia all'artrografia a singola iniezione, Roth e Haddad [1] hanno rilevato che l'artroscopia ha accuratezza, specificità e sensibilità superiore all'artrografia nelle lesioni del TFCC. L'artroscopia è stata valutata da altri Autori in comparazione all'artrografia ed alla RMN nella diagnosi delle lesioni del TFCC [23, 24]. Pur mantenendo artrografia e RMN una loro validità dal punto di vista dell'accuratezza, specificità e sensibilità (80%), la tecnica artroscopica ha manifestato il 100% di accuratezza, specificità e sensibilità per lesioni del TFCC.

Artrografia

L'artrografia a singola iniezione di mezzo di contrasto rimane una tecnica valida per le lesioni del TFCC, potendo in alcuni casi precisare anche la sede di lesione. In circa il 20% dei casi può dar luogo a dei falsi negativi; questo può succedere per lesioni del disco articolare ricoperte da tessuto sinoviale, che non permette il passaggio del mezzo di contrasto nella radio-ulnare distale, e per meccanismo di chiusura del flap del disco articolare a livello del tramite o nelle lesioni non a tutto spessore.

Inoltre, in casi di capsulite adesiva [13] è difficile ottenere buona affidabilità dell'esame per scarso ingresso del mezzo di contrasto. Non c'è possibilità di evidenziare lesioni condrali, sinovitiche, osteoartrosico-degenerative.

RMN

Le immagini in polsi sani sono state studiate da diversi Autori [23].

È consigliabile eseguire immagini di confronto a livello del polso controlaterale.

Le strutture legamentose appaiono con intensità a basso segnale sia in T1 che in T2.

Nella nostra esperienza tale esame ha presentato capacità diagnostiche di poco superiori all'artrografia, dando, in alcuni casi, la possibilità di evidenziare la sede di lesione, ma non le dimensioni. Solo raramente può evidenziare lesioni condrali, sinovitiche, degenerative. Probabilmente, l'uso di un sistema di RMN tipo MPGR (multi planar gradient recalled) con l'acquisizione del volume può migliorare la capacità diagnostica della RMN.

Tale esame può evidenziare lesioni non a tutto spessore del disco articolare, ma rimane un esame costoso ed ancora molto legato alla capacità interpretativa del radiologo.

Artroscopia

La tecnica artroscopica ha permesso un'ulteriore evoluzione delle conoscenze a livello del polso. La visione diretta permette una buona osservazione di lesioni sinovitiche, condrali e degenerative. Inoltre la possibilità di inserire uno strumento palpatore ha permesso di apprezzare la consistenza degli elementi anatomici.

Le immagini artroscopiche hanno dato informazioni precise sulle dimensioni delle lesioni e sulla sede, a livello del TFCC. Permettono inoltre di rilevare lesioni non a tutto spessore del TFCC, che l'artrografia non riesce a mettere in evidenza. L'artroscopia consente un completamento diagnostico migliore rispetto agli esami precedenti, ha costi minori rispetto alla RMN, permette il trattamento ed è l'unico esame in grado di garantire una visione diretta degli elementi anatomici, nonché di apprezzarne la consistenza.

Anatomia artroscopica

Radio-carpica

La tecnica artroscopica applicata al polso permette una buona visualizzazione degli elementi osteo-legamentosi del carpo mediante l'uso delle vie di accesso per la radio-carpica e la medio-carpica. Non è possibile osservare le faccette superiori della seconda filiera carpale e le faccette volari di tutte e due le filiere. Procedendo in senso radio-ulnare (Fig. 3), si osserva all'estremo radiale dell'articolazione radio-carpica, un ispessimento a livello della parete dovuto al legamento collaterale radiale; più ulnarmente la stiloide radiale, la fossetta per lo scafoide dell'epifisi distale del radio, la cresta interossea, la fossetta per il semilunare. Superiormente si osserva il polo prossimale dello scafoide, il corpo, il legamento scafo-lunare, che si può apprezzare come una piccola depressione nel profilo osseo fra scafoide e semilunare oppure ricoperto da una ridondanza di tessuto sinoviale. Più ulnarmente si apprezza il corpo del semilunare. Fra la prima filiera carpale e l'epifisi distale del radio, si osserva un gruppo di legamenti: il più radiale è il legamento radio-scafo-capitato; affiancato a questo è il legamento radio-luno-piramidale. Più ulnarmente è il legamento radio-scafo-lunato ricoperto spesso da un batuffolo di sinoviale. Procedendo ulnarmente si osserva l'inserzione del disco articolare a livello del radio (porzione più ulnare del radio) di consistenza gommosa, che si estende a ricoprire la testa dell'ulna in continuità con il menisco omologo sito ancora più ulnarmente. A livello della prima filiera è presente la depressione del legamento luno-piramidale ed il piramidale. Fra la prima filie-

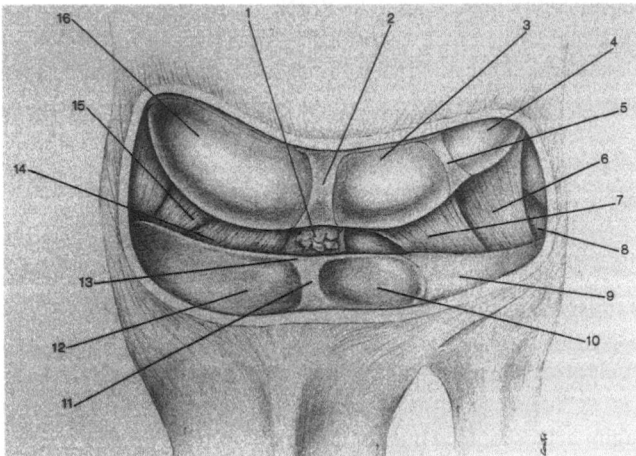

Fig. 3. *1*, batuffolo adiposo, *2*, legamento scafo-lunare; *3*, semilunare; *4*, piramidale; *5*, legamento luno-piramidale; *6*, legamento ulno-piramidale; *7*, legamento ulno-lunare; *8*, recesso prestiloideo; *9*, disco articolare; *10*, fossetta per il semilunare; *11*, cresta interossea; *12*, fossetta per lo scafoide; *13*, legamento radio-scafo-lunato; *14*, legamento radio-luno-piramidale; *15*, legamento radio-scafo-capitato; *16*, scafoide

ra e l'epifisi distale dell'ulna sono situati i due legamenti ulno-carpali, l'ulno-piramidale e l'ulno-lunato.

Un cenno particolare merita il complesso della fibrocartilagine triangolare, struttura con funzioni molto importanti a livello ulno-carpico: di resistenza al carico assiale del polso per il 40% della resistenza totale, di stabilizzatore della radio-ulnare distale e di naturale aumento della congruenza articolare [25, 26]. Gli studi anatomici di Mikic [27, 28] hanno permesso di individuarne diverse componenti: il disco articolare (Fig. 4), i legamenti radio-ulnari dorsali e volari, il menisco omologo ed il legamento collaterale ulnare. Questi elementi anatomici sono in continuità e non risulta facile differenziarli neppure al tavolo autoptico.

Secondo diversi Autori il legamento triangolare può presentare lesioni, sintomatologicamente silenti dopo la terza decade di vita, ciò va tenuto presente in quanto non sempre la presenza di lesioni può essere la causa della patologia in atto. È pertanto importante eseguire la palpazione di tutti i margini della lesione, verificare la presenza di flaps (Fig. 5), valutare le condizioni della testa dell'ulna sottostante, visibile attraverso la lesione, osservare possibili lesioni concomitanti della superficie opposta del disco articolare. Per eseguire la palpazione del disco articolare è necessario saggiare tutta la superficie del disco con l'uncino palpatore, non limitandosi solamente alla porzione centrale (Fig. 6). In alcuni casi, specie nelle lesioni ulnari, un accumulo di tessuto sinoviale può risultare spia di una lesione sottostante.

Nella nostra esperienza abbiamo potuto notare lesioni dorsali, radiali, centrali, ulnari. Sono descritte da altri Autori [2] anche lesioni volari che non abbiamo mai riscontrato. La presenza di diverse lesioni condiziona il trattamento.

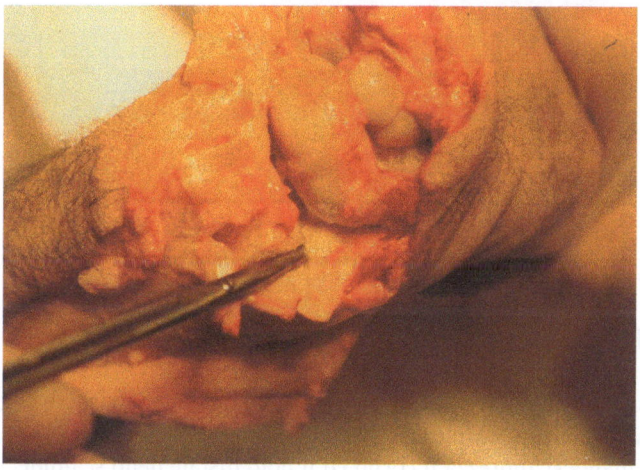

Fig. 4. Dissenzione su cadavere: evidenziazione del disco articolare

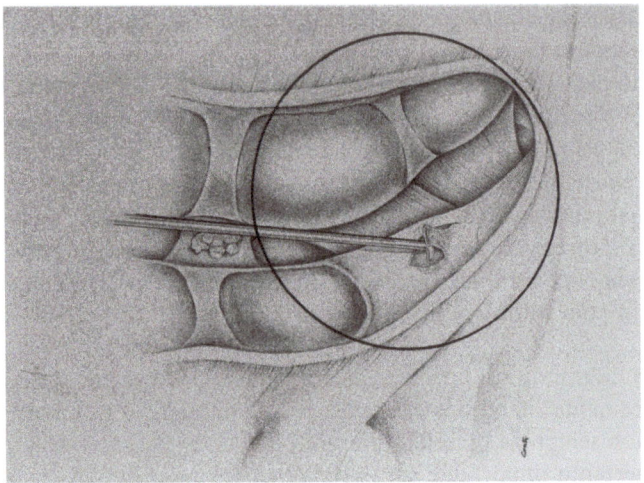

Fig. 5. Lesione centrale del disco articolare: palpazione con l'uncino

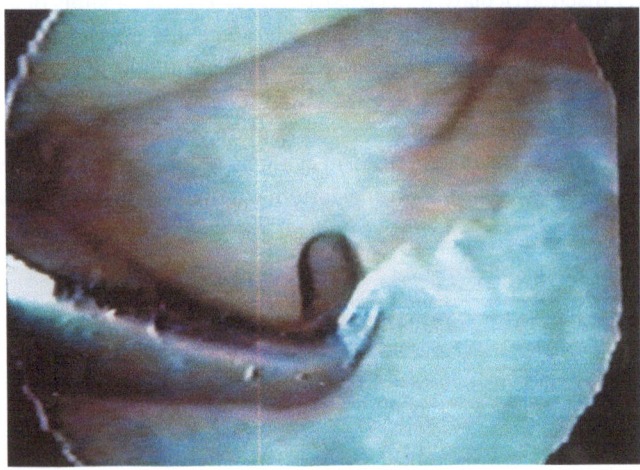

Fig. 6. Palpazione mediante uncino del disco articolare della fibrocartilagine triangolare

Medio-carpica

Attraverso le vie di accesso MCU ed MCR si ha una buona visione degli elementi anatomici della medio-carpica (Fig. 7).

Radialmente si apprezza il corpo ed il polo distale dello scafoide, il trapezoide, il trapezio. Al centro si osserva la convessità del capitato che giace al di sopra delle facce superiori dello scafoide e del semilunare. Sicuramente la visione dello scafoide è migliore dalla medio-carpica, potendone ulteriormente valutare

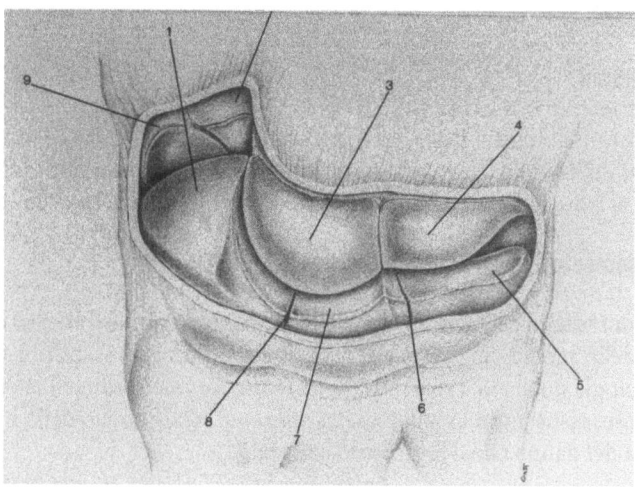

Fig. 7. *1*, scafoide; *2*, trapezoide; *3*, capitato; *4*, uncinato; *5*, piramidale; *6*, legamento luno-piramidale; *7*, semilunare; *8*, legamento scafo-lunato; *9*, trapezio

i rapporti con il semilunare. Quest'ultimo può presentare un'unica faccetta articolare convessa oppure due diverse faccette per il capitato e per l'uncinato [29]. Se lo spazio fra semilunare e scafoide è eccessivo, è possibile scendere con l'artroscopio a livello della radio-carpica a testimoniare la lesione totale del legamento S-L. Il mancato passaggio, ma l'eccessivo distanziamento delle faccette articolari, può rappresentare un segno di lesione parziale. Spostandosi ulnarmente, è possibile osservare lo spazio fra semilunare e piramidale, visto dorsalmente, per il quale valgono gli stessi concetti espressi per le lesioni del legamento S-L. Al di sopra del piramidale si evidenzia l'uncinato, spesso sede di lesioni condritiche. Mediante studi biomeccanici [30] sono stati valutati movimenti delle ossa carpali in artroscopia, RMN, cineradiografia, e si è rilevato come il punto di contatto fra uncinato, capitato, semilunare e piramidale sia particolarmente sottoposto a stress nei movimenti che vanno dalla estensione-supinazione alla pronazione-flessione.

Per concludere, fra capitato e piramidale è possibile osservare uno spesso legamento, il capito-piramidale, che potrebbe giocare un importante ruolo nella instabilità medio-carpica.

DRUJ

L'articolazione radio-ulnare distale non viene spesso esaminata artroscopicamente; essa si presenta con una superficie convessa ed una concava a delimitare la gola sigmoide. Può essere sede di corpi mobili. Si può accedere a tale articolazione mediante due vie di accesso, una sottostante l'altra di circa 7-8 mm.

Casi particolari

Lesioni condrali

Nelle lesioni condrali si può avere qualche indicazione dalla RMN, rimangono però molti dubbi sulle lesioni che non si estendono alla zona subcondrale. È quindi solo in artroscopia che si può avere una visione precisa delle lesioni condrali.

Lesioni legamento S-L

Nelle lesioni totali l'artrografia è positiva per il passaggio del mezzo di contrasto a livello della medio-carpica; nelle lesioni parziali, responsabili in certi casi di sintomatologia dolorosa, crediamo che l'artroscopia sia l'esame di elezione al fine di verificare, associando lo studio della radio-carpica a quello della medio-carpica, l'entità del danno che il legamento ha subito.

Fratture articolari

In corso di fratture articolari con gradino superiore ai 2 mm, abbiamo usato la tecnica artroscopica per ottenere una riduzione perfetta del frammento articolare. In tal senso, al di là della buona riduzione del gradino articolare, sono state riscontrate [31] altre alterazioni articolari: lesioni del TFCC, lesioni legamentose, frammenti ossei instabili non riconosciuti all'esame Rx che hanno richiesto la sintesi o l'asportazione. Riserviamo l'artroscopia di polso in caso di fratture con step intrarticolare di 2 mm, in pazienti giovani o con alte richieste funzionali o con step intrarticolare inaccettabile per dimensioni.

Lesioni TFCC

Come già affermato in precedenza, riteniamo artrografia e RMN esami validi da un punto di vista diagnostico per le lesioni del TFCC; sicuramente l'artroscopia ha una maggiore completezza diagnostica, senza dimenticare che permette spesso il trattamento della lesione stessa.

Sinoviti

Possono essere osservate in RMN, senza però avere idee precise sulle dimensioni e sulla sede. Si dimostra importante, invece, stabilire questi parametri, poiché in certi casi una sinovite reattiva ad un trauma può essere responsabile di sintomatologia dolorosa, soprattutto quando riguarda recessi articolari particolarmente sottoposti a stress.

Conclusioni

Il dolore cronico del polso, specialmente a livello dorso-ulnare, ha sempre rappresentato un problema di non facile soluzione. L'evoluzione delle indagini diagnostiche (artrografia, TAC, scintigrafia, RMN) e l'introduzione della tecnica artroscopica hanno permesso una migliore comprensione dei vari quadri clinici ed in certi casi un più corretto approccio chirurgico. Inoltre l'artroscopia, al contrario degli interventi artrotomici, permette, a livello del polso come a livello di altre articolazioni, un recupero funzionale più rapido, una minore componente dolorosa postoperatoria, un minor rischio infettivo e di rigidità articolare.

I casi particolari offrono lo spunto per verificare e puntualizzare aspetti relativi alla capacità diagnostica dell'artroscopia. La comparazione fra le tecniche diagnostiche, per lesioni del TFCC, ha stabilito come l'artroscopia, pur essendo una tecnica invasiva, rappresenti una metodica in grado di offrire una diagnosi precisa, evidenziando la sede, le dimensioni della lesione, nonché l'eventuale presenza di flaps o di lesioni sinovitiche o degenerative associate. Riteniamo fondamentale, da un punto di vista tecnico, l'uso delle vie 3-4, 4-5 e 6R con l'avvertenza di cambiare via per l'artroscopio e per gli strumenti operativi secondo le zone e le caratteristiche delle lesioni incontrate. Molto importante è porre attenzione all'incisione cutanea, specie a livello 1-2 e 6U.

L'artroscopia è un esame estremamente esauriente, ma è pur sempre una tecnica invasiva. Dal punto di vista economico ha costi maggiori rispetto all'artrografia e minori rispetto alla RMN. Certamente presenta rischi di complicanze maggiori rispetto alle altre due tecniche (lesioni tendinee, nervose, vascolari, ossee); tuttavia non dobbiamo dimenticare che molte delle patologie incontrate durante l'esame artroscopico possono essere risolte nel medesimo intervento.

A conclusione possiamo affermare che le indagini diagnostiche in corso di patologia carpale, possono partire dall'esame Rx standard, i successivi approfondimenti dipendono da ciò che l'esame Rx ha evidenziato. Qualora sia disponibile la RMN, è consigliabile il suo uso, altrimenti l'artrografia rimane un'indagine da eseguire. Esami complementari, ma in certi casi di estrema utilità, sono la cineradiografia, specie in corso di instabilità, e la scintigrafia. L'artroscopia ha un'ottima capacità diagnostica che raggiunge il 100% nelle lesioni del TFCC; viene usata in tutti i casi in cui gli esami precedenti hanno rivelato una patologia che può essere trattata artroscopicamente. Qualora gli esami precedenti non abbiano rivelato particolari lesioni in presenza di sintomatologia persistente, l'esame artroscopico ci ha sempre permesso la risoluzione del dubbio diagnostico.

Bibliografia

1. Roth JH, Haddad RG (1986) Radio-carpal arthroscopy and arthrography in the diagnosis of ulnar wrist pain. Arthroscopy 2:234-243
2. Palmer AK (1989) Triangular fibrocartilage complex lesions: a classification. J Hand Surg [Am]14:594-606
3. Whipple TL (1988) Clinical application of wrist arthroscopy. In: Lichtman DM (ed) The wrist and its disordes. WB Saunders, Philadelphia, pp 118-128
4. Roth JH (1988) Wrist arthroscopy. In: Lichtman DM (ed) The wrist and its disorders. WB Saunders, Philadephia, pp 220-231

5. Palmer AK, Glisson RR, Werner FW (1984) Relationship between ulnar variance and triangular fibrocartilage complex thickness. J Hand Surg [Am]9:681-683
6. Edwards GS, Jupiter JB (1988) Radial head fractures with acute distal radio-ulnar dislocation. Essex -Lopresti revisited. Clin Orthop 234:61-69
7. Taleisnik J (1987) Pain on the ulnar side of the wrist. Hand Clin 3:51-68
8. Brown DE (1988) Physical examination of the wrist. In: Lichtman DM (ed) The wrist and its disorders. WB Saunders, Philadelphia, pp 74-81
9. Destouet JM, Gilula LA, Reinus WR (1988) Roengtenographic diagnosis of wrist pain and instability. In: Lichtman DM (ed) The wrist and its disorders. WB Saunders, Philadelphia, pp 82-95
10. Gilula LA, Totty WG, Weeks PM (1983) Wrist arthrography. The value of fluoroscopy spot viewing. Radiology 146:555-557
11. Ganel A, Engel J, Ditzian R, Farin I, Militeanu J (1979) Arthrography as a method of diagnosing soft tissue injuries of the wrist. J Trauma 19:376-380
12. Levinsohn EM, Palmer AK (1983) Arthrography of the traumatized wrist. Radiology 146:647-651
13. Maloney MD, Sauser DD, Hanson EC, Wood VE, Thiel AE (1988) Adhesive capsulitis of the wrist: arthrographic diagnosis. Radiology 167:187-190
14. Manaster BJ (1986) Digital wrist arthrography: precision in determining the site of radio-carpal-midcarpal communication. AJR 147:563-566
15. Mikic ZD (1984) Arthrography of the wrist joint. An experimental study. J Bone Joint Surg [Am]66:371-378
16. Palmer AK, Levinsohn EM, Kuzma GR (1983) Arthrography of the wrist. J Hand Surg [Am]8:15-23
17. Reinus WR, Hardy DC, Totty WG, Gilula LA (1987) Arthrographic evaluation of the carpal triangular fibrocartilage complex. J Hand Surg [Am]12:495-503
18. Zimberg EM, Palmer AK, Coren AB, Levinsohn EM (1988) The triple injection wrist arthrogram. J Hand Surg [Am]13:803-809
19. Zucker-Pinchoff B, Hermann G, Rajachandran S (1981) Computed tomography of the carpal tunnel: a radioanatomical study. J Comput Assist Tomogr 5:525-528
20. Baker LL, Hajek PC, Bjoekengren A e coll (1987) High-resolution magnetic resonance imaging of the wrist: normal anatomy. Skeletal Radiol 18:128-132
21. Weiss KL, Beltran J, Lubbers L (1986) High-field MR surface coil imaging of hand and wrist. Part II. Pathologic correlations and clinical relevance. Radiology 160:147-152
22. Koenig H, Lucas D, Meissner R (1986) The wrist: a preliminary report on high resolution MR imaging. Radiology 160:463-467
23. Zlatkin MB, Chao PC, Ostermann AL, Schnall MD, Dalinka MK, Kressel HY (1989) Chronic wrist pain: evaluation with high resolution MR imaging. Radiology 173:723-729
24. Pederzini L, Luchetti R, Soragni O, Alfarano M, Montagna G, Cerofolini E, Colombini R, Roth J (1992) Evaluation of the triangular fibrocartilage complex tears by arthroscopy, arthrography and MRI. Arthroscopy 8:191-197
25. Palmer AK, Werner FW (1981) The triangular fibrocartilage complex of the wrist: anatomy and function. J Hand Surg [Am]6:153-162
26. Palmer AK, Werner FW (1984) Biomechanics of the distal radio-ulnar joint. Clin Orthop 187:26-35
27. Mikic DZ (1978) Age changes in the triangular fibrocartilage of the wrist joint. J Anat 126:367-384
28. Mikic ZD (1989) Detailed anatomy of the articular disc of the distal radio-ulnar joint. Clin Orthop 245:123-132

29. Viegas SF (1992) Midcarpal Arthroscopy: anatomy and technique. Arthroscopy 8:385-390
30. Pederzini L, Luchetti R, Soragni O, Ghinelli D (1991) La biomeccanica del polso nel tennista. Scienze Motorie Sportive, pp 83-88
31. Hanker G (1992) Arthroscopic evaluation in distal radial fracture. American Academy of Orthopaedic Surgeon, Specialty Day in Hand Surgery, Washington

Il complesso della fibrocartilagine triangolare

G.G. POEHLING, D.S. RUCH, L.A. KOMAN, W.W. CURL

Le lesioni della fibrocartilagine triangolare (TFCC) e dei legamenti ulno-carpici sono cause comuni di dolore al polso in sede ulnare [1, 2]. Esiste ancora dibattito su quali anomalie siano causa di dolore al lato ulnare del polso [3-8]. L'inserzione periferica della fibrocartilagine triangolare è ben vascolarizzata, mentre il disco articolare centrale è sottile e non vascolarizzato. Le porzioni centrali hanno scarsa capacità di guarigione. Le porzioni periferiche, invece, hanno una buona capacità di guarigione dopo un evento traumatico, in quanto meglio vascolarizzate. Con questo lavoro si esaminano le alterazioni della fibrocartilagine triangolare e la loro classificazione ai fini diagnostico-terapeutici.

Classificazione anatomica delle lesioni del complesso della fibrocartilagine triangolare

Palmer ha classificato le lesioni del TFCC in due categorie: traumatica (Tipo 1) e degenerativa (Tipo 2), sulla base dell'aspetto artroscopico e della localizzazione delle lesioni [9, 10] (Tab. 1).

Tabella 1. Classificazione di Palmer

Lesioni del TFCC di tipo traumatico	
1A	Lesioni centrali
1B	Lesioni ulnari
1C	Lesioni radiali con associate lesioni dei legamenti ulno-carpici
1D	Lesioni radiali
Lesioni del TFCC di tipo degenerativo	
2A	TFCC assottigliato
2B	2A + condromalacia del semilunare
2C	2B + perforazioni TFCC
2D	2C + lesione parziale del legamento luno-piramidale
2E	2C + artrosi diffusa

---

[1] Department of Orthopaedic Surgery, The Bowman Gary School of Medicine, Winston-Salem, North Carolina

Lesioni traumatiche

Palmer ha descritto quattro tipi di lesioni traumatiche del TFCC.

Il Tipo 1A è una lesione orizzontale del disco articolare. Queste lesioni sono lineari da dorsale a palmare e adiacenti all'incisura sigmoidea del radio (Fig 1). Sono il tipo più comune di lesioni traumatiche del TFCC e sono spesso conseguenti ad un trauma in iperestensione o in torsione del polso sottoposto ad una forza compressiva.

Il Tipo 1B è una disinserzione periferica o avulsione dell'inserzione del TFCC alla base della stiloide ulnare (Fig. 2). Questo tipo di lesione può essere associata a fratture dell'estremo distale del radio o ad altre lesioni dell'arto superiore, distanti dal TFCC stesso.

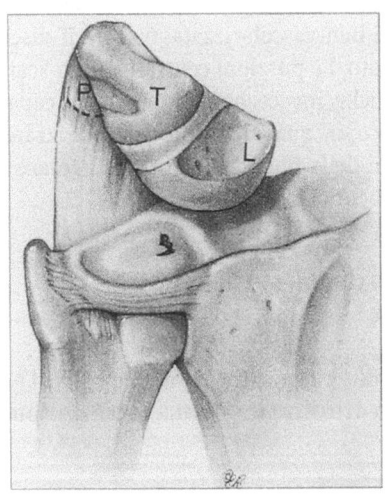

Fig. 1. Lesione traumatica palmare di Tipo 1A del TFCC. Questa è la lesione più frequentemente osservata; vi è normalmente un piccolo lembo instabile. La regolarizzazione del lembo rimuove normalmente la sintomatologia dolorosa del paziente. *P*, pisiforme; *T*, piramidale; *L*, semilunare

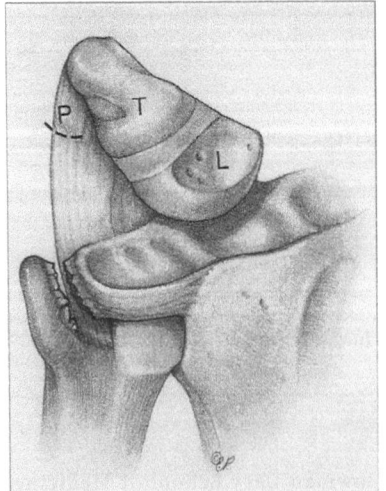

Fig. 2. Lesione traumatica palmare di Tipo 1B del TFCC. Vi è un'avulsione dall'ulna. Può includere o non includere una frattura della stiloide ulnare. La risultante perdita di tensione nel TFCC può causare sintomi al lato ulnare del polso. *P*, pisiforme; *T*, piramidale; *L*, semilunare

Il Tipo 1C è caratterizzato da lesioni dei legamenti ulno-carpici (ulno-lunato e ulno-piramidale) ed è solitamente determinato da un trauma diretto al lato ulnare della mano (Fig. 3).

Il Tipo 1D è una disinserzione completa dell'inserzione radiale del TFCC dall'incisura sigmoidea del radio (Fig. 4). Una porzione d'osso rimane solidale al TFCC.

Questa lesione è di solito associata ad un'instabilità dell'articolazione radio-ulnare distale ed è determinata da un trauma diretto di notevole intensità o da un trauma distorsivo del polso e dell'avambraccio.

La maggior parte dei pazienti con lesioni traumatiche del TFCC lamentano dolore al lato ulnare del polso che si accentua in ogni attività che richieda rotazione dell'avambraccio. I pazienti riferiscono perdita di forza, sensazione di blocco e la percezione di uno scatto. Nonostante il dolore possa migliorare con il ripo-

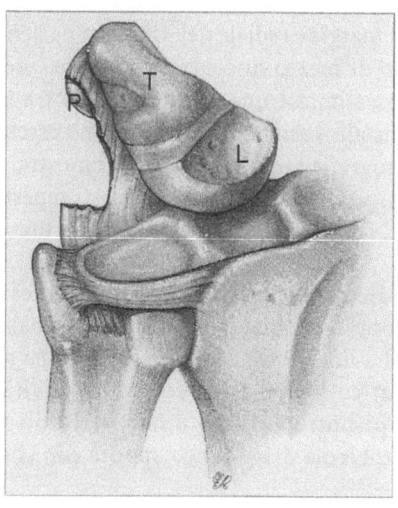

Fig. 3. Lesione traumatica palmare di Tipo 1C del TFCC. È una lesione del complesso del legamento ulno-carpico che espone l'osso pisiforme. *P*, pisiforme; *T*, piramidale; *L*, semilunare

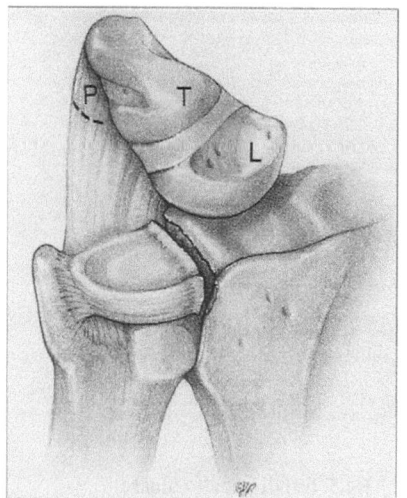

Fig. 4. Lesione traumatica palmare di Tipo 1D del TFCC. È un'avulsione del lato ulnare dall'incisura sigmoidea. Associate a fratture, spesso guariscono poiché vi sono margini ossei ad entrambi i lati dell'avulsione. *P*, pisiforme; *T*, piramidale; *L*, semilunare

so, la sintomatologia viene spesso esacerbata con il ritorno alle normali attività.

L'esame obiettivo dimostra spesso dolore sul versante dorsale del TFCC. La stabilità dell'articolazione radio-ulnare distale deve essere saggiata su tutto l'arco di rotazione dell'avambraccio. È da ricercarsi il segno da impatto ulnare. Nell'esecuzione di questo test l'esaminatore stabilizza l'avambraccio (Fig. 5) e successivamente porta il polso in massima dorsiflessione e deviazione ulnare, determinando quindi una compressione del lato ulnare del carpo tra l'epifisi ulnare ed il TFCC. In pazienti con lesioni del TFCC con associata sinovite del lato ulnare del polso, questa manovra determina di solito un vivo dolore. È necessario comparare, rispetto al polso normale, l'entità della traslazione dorso-palmare del carpo ulnare e la stabilità dell'articolazione radio-ulnare distale.

L'esame radiografico deve comprendere radiografie standard e sotto stress. In pazienti con lesioni del Tipo 1A e 1D, gli artrogrammi con tripla iniezione dimostrano il passaggio del mezzo di contrasto dall'articolazione radio-carpica all'articolazione radio-ulnare distale attraverso il margine radiale del TFCC; in pazienti con lesioni 1B è caratteristico l'accumulo di mezzo di contrasto alla base del processo stiloideo ulnare, nonostante si possa notare una comunicazione tra le articolazioni radio-carpica e radio-ulnare distale. Lesioni Tipo 1C possono essere associate ad instabilità ulnare distale e l'artrografia radio-carpica può dimostrare comunicazione tra le articolazioni radio-carpica e medio-carpica. Questi reperti possono far confondere una lesione Tipo 1C con una lesione del legamento luno-piramidale.

L'artroscopia chirurgica di polso è indicata in pazienti che all'anamnesi, all'esame obiettivo e radiografico, presentano un quadro di lesione su base meccanica del TFCC. Di solito il paziente ha una storia di pregresso trauma al polso che con il riposo diventa asintomatico ma, alla ripresa delle attività, compaiono dolore, scatto e sensazione di blocco al lato ulnare del polso. Inoltre, la lesione si presenta o come un problema diagnostico oppure con sin-

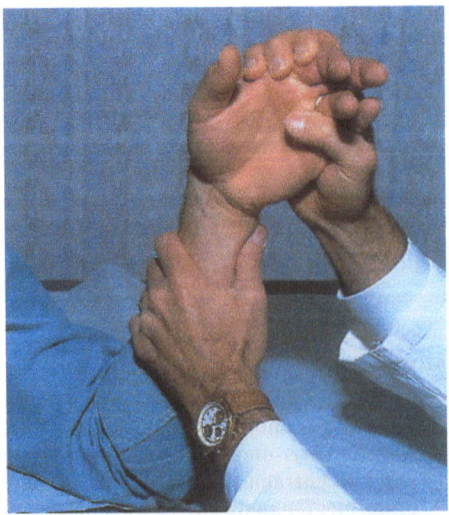

Fig. 5. Test di impatto ulnare

tomatologia persistente e resistente al trattamento conservativo, che consiste nell'immobilizzazione con tutore ed in un ciclo di terapia con FANS. Dal punto di vista diagnostico, l'artroscopia aggiunge ulteriori informazioni sull'anatomia patologica del TFCC, come pure una visione delle articolazioni radiocarpica e medio-carpica, cosicché successivi trattamenti possono basarsi su una migliore conoscenza del quadro anatomico.

L'artroscopia diagnostica viene effettuata usando l'apparato di trazione standard. Vengono di solito utilizzati gli accessi 3-4, 4-5 e 6R al fine di ottenere una completa visualizzazione e palpazione del TFCC, dei legamenti luno-piramidale e scafo-lunato, così come delle superfici articolari del semilunare, del trapezio e dell'estremo distale del radio.

Si inizia inserendo l'ottica nel portale 3-4, con il palpatore nell'ingresso 4-5 e l'infusione controllata dalla pompa, nell'accesso 6R. Una volta stabilita per visualizzazione diretta la diagnosi di una lesione del TFCC di Tipo 1A (Fig. 1), viene usato il palpatore al fine di saggiare la stabilità della lesione. Viene quindi effettuata una regolarizzazione della porzione instabile del TFCC con basket di 2.9 mm o con basket con aspirazione, così come con basket e strumento motorizzato. Noi preferiamo usare una punta tipo "full radius" da 3 mm attraverso l'accesso 4-5 con l'artroscopio posizionato nell'ingresso 3-4. I bordi irregolari della lesione vengono regolarizzati con strumento motorizzato. Viene quindi inserito un basket con aspirazione nel portale 4-5 e vengono quindi regolarizzati i margini palmare e radiale della lesione fino a raggiungere il tessuto stabile. Viene quindi rimosso l'artroscopio dall'ingresso 3-4 ed inserito nell'ingresso 4-5, mentre viene inserito il basket nell'ingresso 3-4, cosicché possono essere regolarizzate le porzioni dorsale ed ulnare della lesione. L'ultima regolarizzazione viene effettuata con strumento motorizzato in modo da non lasciare margini irregolari del residuo del TFCC. Viene applicata una valva da polso post-operatoria per 2 giorni, iniziando successivamente esercizi di mobilizzazione attiva. Ci si aspetta un miglioramento della sintomatologia ed un ritorno ad un completo arco di movimento entro 6-12 settimane dall'intervento. Raramente è stato necessario rioperare questi polsi, nonostante talvolta possa svilupparsi una seconda lesione in un'area precedentemente regolarizzata. Questa lesione risponde bene ad una nuova regolarizzazione.

Lesioni di Tipo 1B (Fig. 2) sono associate ad una estesa sinovite del lato ulnare del polso, cosa che richiede una pulizia per una completa visualizzazione. L'aspetto del lato radiale, centrale, dorsale e palmare del disco articolare appare normale. Con l'artroscopio inserito nell'ingresso 3-4, il palpatore nell'ingresso 4-5 e la cannula per l'infusione con il sistema di flusso controllato nel portale 6R, ogni diminuzione della normale tensione del disco articolare suggerisce una lesione periferica del TFCC all'inserzione capsulare ed alla base della stiloide ulnare. Poiché la vascolarizzazione di quest'area del TFCC è eccellente, raccomandiamo la riparazione di questa lesione utilizzando una tecnica di sutura per via artroscopica. Lo shaver viene inserito nell'ingresso 6R ed i margini del disco articolare vengono regolarizzati assieme alla superficie adiacente della capsula dorsale. Viene effettuata un'incisione da 1 a 1,5 cm di lunghezza direttamente sopra il tendine dell'estensore ulnare del carpo e la sinoviale dorsale del tendine viene incisa longitudinalmente. Il tendine viene retratto per esporre il retinacolo intra-tendineo. Un ago cannulato viene quindi fatto passare attraverso la capsula dorsale ed il retinacolo degli estensori fin dentro al disco articolare a livello della lesione. Un "wire-loop suture retriver" viene passato allo stesso modo attraverso la capsula e la sutura viene passata attraverso l'ago cannulato e portata all'esterno con il "wire-loop suture retriever". Il disco articolare viene quindi suturato alla capsula dorsale ed al retinacolo degli estensori. Il numero dei punti da applicare è determinato dalla visione diretta mediante l'artroscopio inserito nel portale 4-5.

Un metodo alternativo di riparazione delle lesioni di Tipo 1B è di usare un ago del tipo Toughy 20-G. Questo è il tipico ago usato dagli anestesisti per introdurre un catetere epidurale. L'artroscopio viene posizionato nell'ingresso 4-5 e la lesione viene quindi visualizzata. L'ago viene inserito nell' ingresso 1-2 e spinto attraverso la periferia della lesione nel TFCC e successivamente attraverso la capsula e la pelle del polso in sede ulnare. Viene quindi fatto passare un filo di sutura PDS 2-O attraverso l'ago (Fig. 6a); la punta dell'ago viene quindi riportata nell'articolazione per essere reinserita 5-10 mm più distante dal primo foro e successivamente passato attraverso il disco articolare, la capsula e la pelle (Fig. 6b). Il filo viene quindi rimosso dalla punta dell'ago, che a sua volta viene ritirato (Fig. 6c). Al termine si avrà un punto di sutura orizzontale attraverso il TFCC lesionato. Viene quindi effettuata un'incisione longitudinale di 1-2 cm tra le suture, al fine di visualizzare la capsula, i fili vengono annodati nella ferita sopra la capsula, prestando molta attenzione a non intrappolare il nervo sensitivo ulnare. Questa procedura solidarizza fermamente il bordo ulnare del TFCC alla capsula.

Le lesioni di Tipo 1C (Fig. 3) vengono trattate con la pulizia dei margini di tessuto legamentoso per prevenire un conflitto ed una interferenza dei normali movimenti di scivolamento delle superfici articolari del polso. La maggior parte di queste lesioni sono parziali e mantengono una sufficiente stabilità, cosicché una ricostruzione successiva non è necessaria. Abbiamo osservato che la maggior parte dei pazienti ha un eccellente miglioramento della sintomatologia con la sola pulizia articolare nei casi in cui l'unico problema è una lesione del TFCC.

Le lesioni di Tipo 1D (Fig. 4) sono poco comuni e vengono trattate come le lesioni di Tipo 1A. La regolarizzazione dei margini instabili dà di solito un'articolazione stabile e non dolente.

Lesioni degenerative

Palmer ha descritto cinque tipi di lesioni del Tipo 2 (degenerative), che si pensa siano tutte correlate alla sindrome da conflitto ulno-carpico (Tab. 1) [10, 11].

Il Tipo 2A è lo stadio più precoce del conflitto ulno-carpico ed è caratterizzato dall'assottigliamento del disco articolare senza perforazione franca. Nel Tipo 2B vi è assottigliamento del disco articolare con alterazioni di consistenza della cartilagine ialina e condromalacia delle superfici adiacenti del caput ulnae e del semilunare. La perforazione del disco articolare con condromalacia dell'epifisi distale dell'ulna e del seminulare viene osservata nelle lesioni di

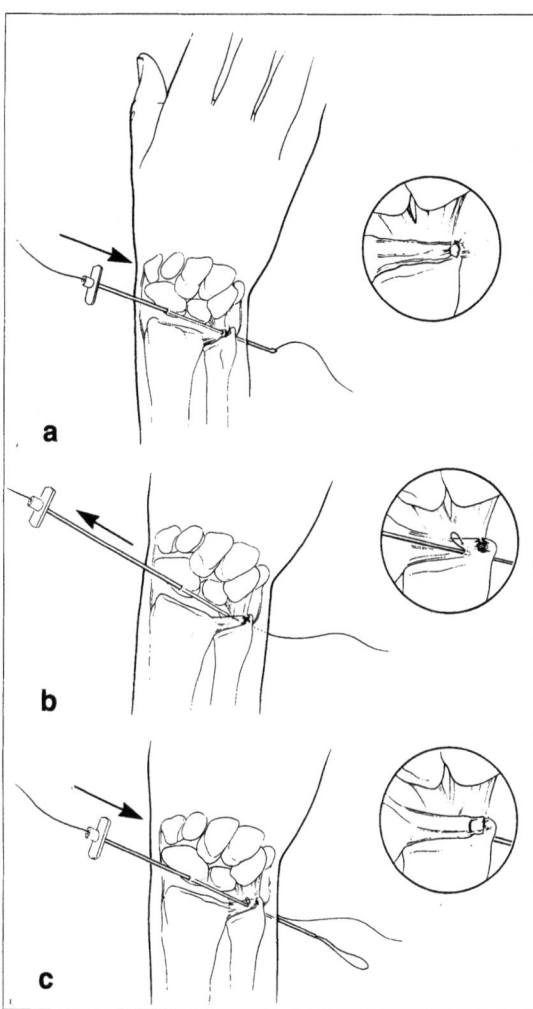

Fig. 6a-c. a Visualizzazione e pulizia di una lesione di Tipo 1C. (*Inserto*) Posizionamento di ago "Toughy" con filo di sutura PDS 2-O. b L'ago viene retratto nell'articolazione mentre i due capi del filo vengono tenuti fuori dalla pelle. (*Inserto*) L'ago viene spostato dorsalmente e reinserito. c L'ago viene fatto passare oltre la pelle con il filo di sutura adiacente all'ago e passante attraverso l'ago stesso (*inserto*). Il filo viene tirato attraverso l'ago che viene successivamente rimosso lasciando un punto di sutura orizzontale

Tipo 2C. Progredendo verso lesioni di Tipo 2D, si osserva una lesione parziale del legamento luno-piramidale, un maggiore danno della cartilagine articolare ed alterazioni dell'osso subcondrale. Queste lesioni sono immediatamente precedenti a lesioni più gravi delle superfici articolari, caratteristiche delle lesioni di Tipo 2E. In queste lesioni vi sono fibrillazione e fissurazione delle superfici articolari dell'articolazione radio-ulnare, con distruzione del disco articolare e del legamento luno-piramidale associata a sinovite. Le lesioni degenerative interessano quasi sempre la porzione centrale del disco articolare, sono rotondeggianti con margini irregolari e derivano dall'impatto del carpo ulnare con l'epifisi distale dell'ulna.

Il trattamento artroscopico include la regolarizzazione della porzione instabile del disco articolare, con resezione intrarticolare dell'epifisi distale dell'ulna (la cosiddetta "wafer procedure"), e la regolarizzazione della porzione instabile della lesione del legamento luno-piramidale. Con l'artroscopio posizionato nell'ingresso 3-4, lo shaver da 2, 9 mm nell' ingresso 4-5 e lo scarico in 6R, viene regolarizzata la porzione instabile del TFCC in pazienti con lesioni di Tipo 2A o 2B. Anche nelle lesioni di Tipo 2C può essere necessaria la regolarizzazione delle lesioni a lembo delle superfici articolari. Vengono accuratamente esaminate le superfici articolari adiacenti del semilunare, del piramidale e del caput ulnae (Fig. 7); il polso viene stressato in deviazione ulnare per saggiare qualsiasi conflitto del carpo ulnare con l'ulna distale. L'informazione ottenuta durante l'artroscopia viene correlata con la valutazione clinica preoperatoria per valutare se la resezione dell'ulna è necessaria (Fig. 8).

La regolarizzazione del disco articolare è necessaria per una completa visualizzazione prima della resezione del caput ulnae. Questa resezione viene effettuata con l'artroscopio nell'ingresso 3-4 e lo strumento motorizzato abrader da 2,9 mm.

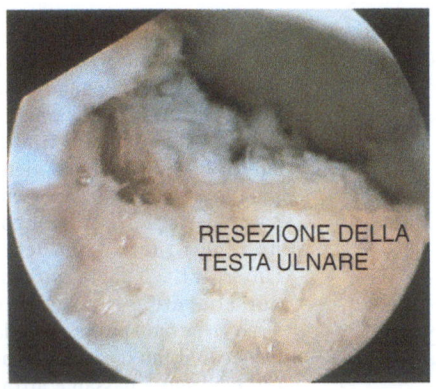

Fig. 7. La sindrome da impatto ulnare può essere trattata resecando una piccola porzione della testa ulnare

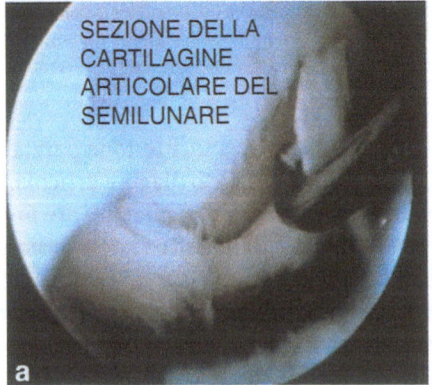
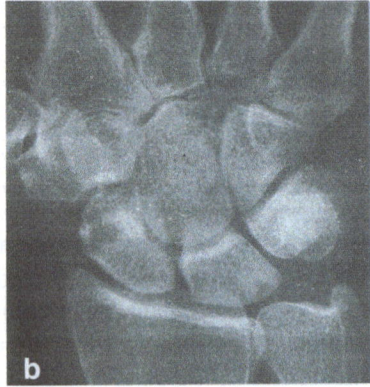

Figura 8. a,b. a L'epifisi ulnare vista attraverso la lesione del TFCC con evidenziazione di una condromalacia del semilunare. b Radiografia dello stesso paziente con impatto dell'ulna sul semilunare e lesione del semilunare

nell'ingresso 4-5. Viene rimossa, visualizzandola direttamente, la parte distale dell'ulna (2-3 mm), includendo la cartilagine articolare e l'osso subcondrale. È necessario ruotare completamente l'avambraccio per esporre in modo completo il caput ulnae attraverso la lesione del TFCC. La cartilagine articolare dell'articolazione radio-ulnare distale viene lasciata intatta per preservare la normale prono-supinazione (Fig 9). È necessaria un'abbondante irrigazione per allontanare tutti i frammenti ossei e cartilaginei. (Abbiamo trovato utile l'esame artroscopico anche per valutare l'adeguatezza della resezione dopo una "wafer procedure" aperta o per valutare il conflitto ulno-carpico dopo procedure di riduzione della diafisi ulnare).

Le lesioni di Tipo 2D sono frequentemente associate ad instabilità dell'articolazione luno-piramidale. È necessario introdurre un palpatore nell'ingresso 3-4 con l'artroscopio nell'ingresso 4-5 per saggiare la stabilità dell'articolazione. Il palpatore viene introdotto nell' articolazione nel tentativo di separare le due ossa. Viene inoltre effettuata una trazione manuale dell'articolazione luno-piramidale sotto diretta visualizzazione al fine di valutare la stabilità dorso-palmare. Se l'articolazione appare stabile, ma c'è una lesione parziale, la regolarizzazione viene effettuata con uno shaver nell'ingresso 3-4 e con l'artroscopio in 4-5. Se viene notata un'instabilità allora vengono rimossi tutti i frammenti mobili o instabili fino ad arrivare ad un tessuto irrorato. Successivamente l'articolazione luno-piramidale viene ridotta sotto controllo artroscopico diretto e fissata con fili percutanei posizionati sotto controllo radiografico. È necessaria un'artroscopia sia radiocarpica che medio-carpica per assicurare un allineamento anatomico dell'articolazione luno-piramidale. Spesso questi pazienti richiedono una pulizia del disco articolare ed un accorciamento dell'ulna, come precedentemente descritto.

Pazienti con lesioni di Tipo 2E non rispondono bene alle procedure di pulizia articolare, poiché l'artrosi avanzata non beneficia di un trattamento artroscopico.

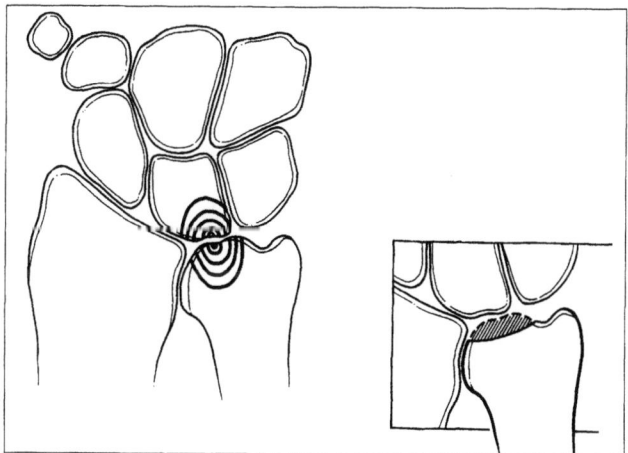

Fig. 9. La resezione dei 2-3 mm distali dell'ulna decomprimono efficacemente il conflitto ulno-lunato preservando la stabilità ulnare

Bibliografia

1. Palmer AK (1987) The distal radioulnar joint. Anatomy, biomechanics and triangular fibrocartilage complex abnormalities. Hand Clin 3:31-40
2. Palmer AK, Werner FW (1981) The triangular fibrocartilage complex of the wrist-anatomy and function. J Hand Surg [Am]6:153-162
3. Brown DE, Lichtman DM (1984) The evaluation of chronic wrist pain. Orthop Clin [Am] 15:183-192
4. Green DP (1985) The sore wrist without a fracture. Instr Course Lect 34:300-313
5. Menon J, Wood VE, Schoene HR, Frykman GK, Hohl JC, Bestard EA (1984) Isolated tears of the triangular fibrocartilage of the wrist: Results of partial excision. J Hand Surg [Am]9:527-530
6. Palmer AK, Whipple TL, Poehling GG (1991) Arthroscopy of the distal radioulnar joint. In: McGinty JB, Caspari RW, Jackson RW, Poehling GG (eds) Operative Arthroscopy. Raven, New York, pp 659-662
7. Poehling GG, Siegel DB, Koman LA, Chabon SJ (1993) Arthroscopy of the wrist and elbow. In: Green DB (ed) Operative Hand Surgery, 3rd edn. Churchill Livingstone, New York, pp 189-214
8. Roth JH, Haddad RG (1986) Radiocarpal arthroscopy and arthrography in the diagnosis of ulnar wrist pain. Arthroscopy 2:234-243
9. Chidgey LK (1991) Histologic anatomy of the triangular fibrocartilage. Hand Clin 7:249-262
10. Palmer AK (1989) Triangular fibrocartilage complex lesions: A classification. J Hand Surg [Am]14:594-606
11. Palmer AK (1990) Triangular fibrocartilage disorders: Injury patterns and treatment. Arthroscopy 6:125-132

Chirurgia artroscopica delle lesioni del legamento triangolare

H. Hempfling, K. Bauer, R. Beickert

Il legamento triangolare dell'articolazione del polso appartiene ad un sistema legamentoso complesso dell'articolazione radio-ulnare distale che, assieme alla membrana interossea dell'avambraccio, rende il radio stabile durante la rotazione sull'ulna e fissa quest'ultima al carpo [1]. Il legamento triangolare si estende sulla superficie articolare del capitello ulnare. È una struttura fibrosa cartilaginea, lunga circa 15 mm, di forma triangolare. Origina dall'estremità distale del radio, in corrispondenza del margine distale dell'incisura ulnare, e si protende in direzione ulnare fino al processo stiloideo dell'ulna. Ma il legamento triangolare rientra a far parte di un sistema legamentoso più complesso che si porta, quindi, verso l'osso piramidale e l'osso uncinato, fino alla base del V osso metacarpale. Sia sul lato palmare che su quello dorsale vi sono delle strutture fibrose, che avvolgono tutto il capitello dell'ulna. Sono inclusi anche il menisco omologo, il legamento collaterale ulnare e la guaina del muscolo estensore ulnare del carpo.

Vesely [2] ha descritto queste strutture anatomiche, soffermandosi sulla funzione delle componenti volare e dorsale del legamento triangolare (Fig. 1).

Con l'artroscopia è possibile valutare direttamente il legamento triangolare intra-articolare, e indirettamente le circostanti strutture legamentose. I cambiamenti patologici del legamento triangolare vengono suddivisi in rotture traumatiche e degenerative. Il legamento triangolare può presentare quadri anatomo-patologici diversi, che vanno dalle lesioni complete a quelle parziali, con fori nel bordo libero [3]. In tutti i casi in cui la continuità del legamento triangolare è interrotta, l'artrografia fornisce un risultato di positività. Per questo l'artrografia non è adatta a quantificare la lesione del legamento triangolare. In presenza di una sintomatologia a carico della mano, Cantor [4] ha eseguito delle artrografie bilaterali da cui risultava anche nel lato asintomatico un'alta percentuale di risultati atrografici positivi. Per tale motivo, già Pomsel [5] aveva

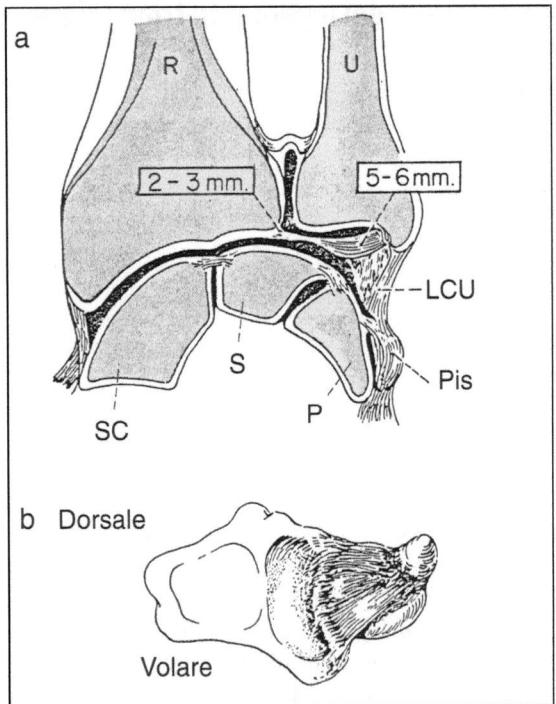

Fig. 1a,b. a Taglio sagittale del complesso fibro-cartilagineo del legamento triangolare. **b** Visione tangenziale del legamento triangolare con le sue componenti, dorsale e volare [2] *Sc*, scafoide; *S*, semilunare; *P*, piramidale; *Pis*, pisiforme; *LCU*, legamento collaterale ulnare; *R*, radio; *U*, ulna

affermato che, in presenza di sintomi non chiari, con il reperto artrografico di un collegamento tra articolazione radio-ulnare ed articolazione radio-carpale, solo l'artroscopia può distinguere le varie lesioni del legamento triangolare, degenerative o post-traumatiche.

Per distinguere una lesione degenerativa del legamento triangolare da un danno causato da un trauma, è di ulteriore aiuto l'esame delle strutture adiacenti, valutate in modo attendibile solo con l'artroscopia. Le lesioni degenerative del legamento triangolare sono spesso associate a lesioni del legamento luno-piramidale, oltre che a lesioni del capitello ulnare [6]. I danni degenerativi isolati delle ossa ulnari del polso sono relativamente rari (Fig. 2). Più frequenti sono le lesioni degenerative del legamento triangolare associate a quelle del legamento luno-piramidale o a lesioni ossee ulnari del carpo, ma nella maggior parte dei casi il trauma coinvolge tutte e tre le strutture (Tab. 1). Quando il legamento triangolare degenerato si rompe per cause traumatiche, coesistono le zone degenerate e le lacerazioni provocate dal trauma [8].

Palmer classifica le lesioni del legamento triangolare sulla base della localizzazione (Fig. 3). Oltre alla lesione centrale vera e propria del legamento triangolare, si distinguono lacerazioni in sede ulnare, palmare e radiale (accanto alla fossa sigmoide).

La visione artroscopica e la valutazione mediante l'uncino palpatore sono ausili fondamentali per diagnosticare le lesioni del legamento triangolare [9].

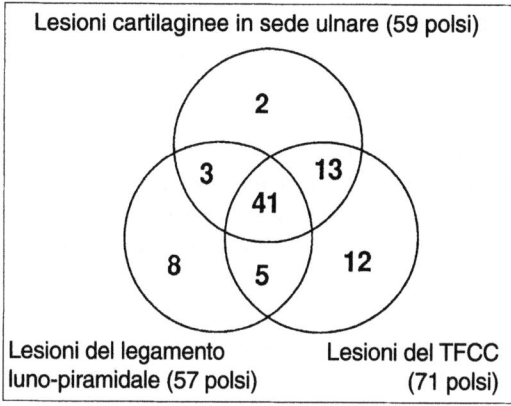

Fig. 2. Distribuzione delle lesioni del TFCC e del legamento luno-piramidale e dell'usura della cartilagine in 84 polsi. I rimanenti 25 polsi non presentavano anomalie, oppure avevano una rottura isolata del legamento scafo-lunato. Queste lesioni erano frequentemente associate

Tabella 1. Lesioni associate a traumi del TFCC (7)

Sede	Frequenza %
Scafo-lunato	29
Luno-piramidale	32
Scafo-lunare + luno-piramidale	53

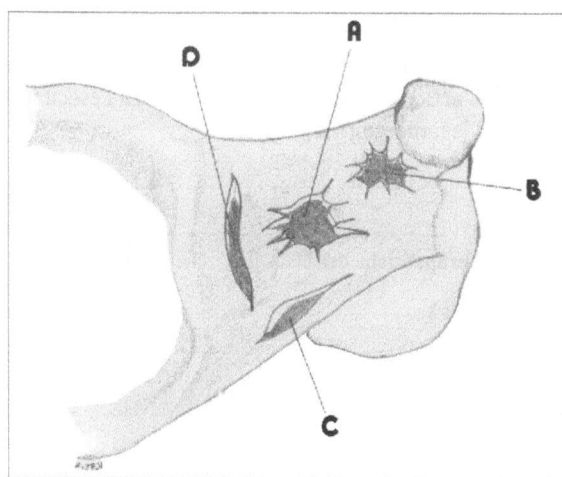

Fig. 3a-d. Localizzazione delle lesioni traumatiche del legamento triangolare (polso destro, proiezione assiale). **a** lesione centrale; **b** avulsione ulnare (inserzione mediale); **c** lesione palmare; **d** lesione radiale (inserzione laterale nella fossa sigmoidea)

Procedura chirurgica

Nella BG-Unfallkiinik di Murnau l'esame artroscopico è stato standardizzato. È preceduto da un'artrografia, sia per localizzare una possibile fuoriuscita del mezzo di contrasto in sede prossimale di polso, sia per visualizzare anche lesioni nascoste del legamento triangolare. È possibile che con l'artrografia

possano sfuggire piccole lesioni del legamento triangolare, pertanto è necessario saggiare tale legamento con l'uncino palpatore. Per l'artroscopia diagnostica scegliamo l'accesso dorso-radiale, per l'uncino palpatore l'accesso dorso-ulnare. Gli accessi ventrali non vengono di solito utilizzati per la diagnostica.
Il paziente è posto in decubito supino; l'anestesia è locale.

Nella BG Unfallklinik di Murnau, nel periodo compreso tra il 1987 ed il 1995, sono state eseguite 392 artroscopie del polso. In 39 pazienti abbiamo eseguito un trattamento chirurgico del legamento triangolare sotto controllo artroscopico (Tab. 2). Nonostante nella nostra clinica l'artroscopia diagnostica del polso abbia avuto un lungo periodo di applicazione, il trattamento del legamento triangolare è stato eseguito per la prima volta solo nel 1991.
Si possono effettuare due trattamenti diversi a carico del legamento triangolare:
- la resezione
- la sutura

Resezione

La regolarizzazione parziale del legamento triangolare viene eseguita secondo le regole che valgono per gli interventi sul menisco del ginocchio, secondo la massima "quanto è necessario, il meno possibile". L'asportazione del legamento triangolare deve essere evitata, perché ne conseguirebbe un'instabilità ulnare del polso. Si esegue la resezione dal portale dorso-ulnare per mezzo di pinze apposite; più di rado, in presenza di lacerazioni dei lembi marginali, l'artroscopio deve essere applicato all'ingresso dorso-ulnare e la pinza può essere utilizzata dal portale dorso-radiale. È obbligatorio eseguire l'esame istologico del materiale prelevato. Al termine dell'intervento si esegue un lavaggio dell'articolazione. La Figura 4 mostra l'esecuzione tecnica della resezione parziale del legamento triangolare.

Tabella 2. Artroscopie di polso

Anno	Diagnostiche (D)	Terapeutiche del TFCC (T)	Frequenza % (D/T)
1987	24	–	
1988	25	–	
1989	17	–	
1990	41	–	
1991	63	10	6,3
1992	37	2	5,4
1993	47	6	12,8
1994	100	16	16,0
1995	38	5	13,2
Totale	392	39	9,9

Sutura

Mentre la resezione parziale del legamento triangolare è relativamente facile, la sua fissazione è tecnicamente difficile. La reinserzione ai margini ulnari è più agevole che la reinserzione nella fossa sigmoidea. Nelle lesioni con distacco dai margini ulnari è necessario utilizzare due aghi (Fig. 5). Dopo l'introduzione di un ago, si inserisce un ago da spinale, con un calibro maggiore del precedente, attraverso il quale si fa passare un filo. Si passa a ponte dei margini della lesione con l'ausilio di un filo a cappio. Tramite il primo ago, più sottile, si introduce un filo nell'articolazione e tramite il filo a cappio, che afferra il filo singolo, si trascina quest'ultimo attraverso il secondo ago fuori dall'articolazione (Fig. 6), con una tecnica identica alla corrispondente "outside-inside" per la sutura del menisco. Il filo viene poi annodato a livello sottocutaneo. È possibile applicare questa metodica sia in sede palmare che dorsale rispetto al processo stiloideo. Nel caso di concomitante lesione

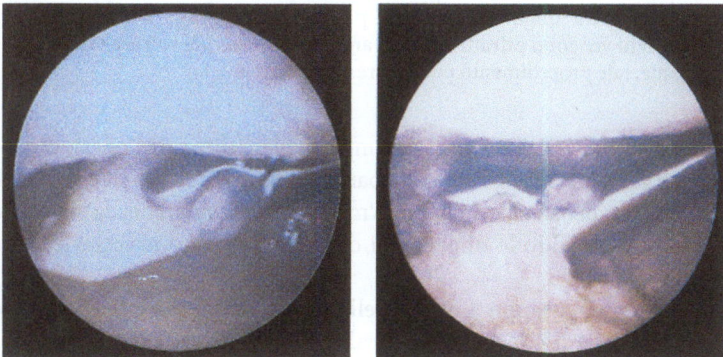

Fig. 4a, b. Tecnica della resezione parziale del legamento triangolare. **a** Resezione dei lembi. **b** Levigatura di un danno degenerativo

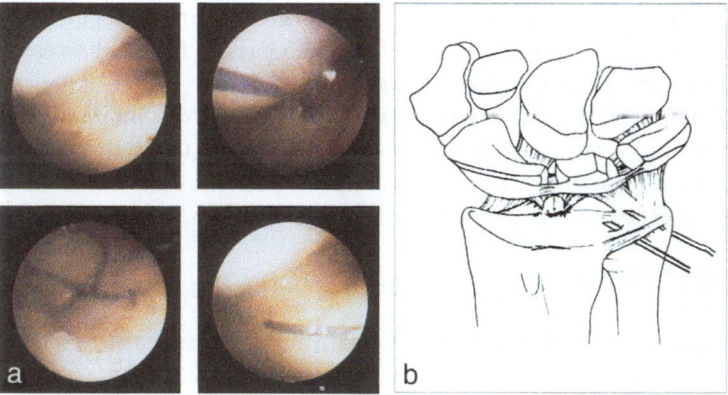

Fig. 5a,b. Sutura dei margini del legamento triangolare a livello ulnare. **a** Tempi artroscopici di intervento. **b** Tecnica con due aghi (*schema*)

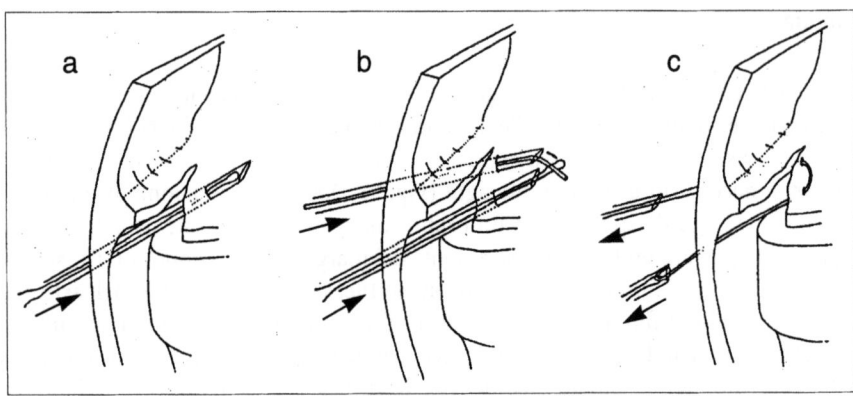

Fig. 6a-c. Tecnica con due aghi per la sutura del legamento triangolare secondo Stanley [11]. **a** Il primo ago viene introdotto prossimalmente alla sede della lesione e perfora la cartilagine triangolare sotto controllo artroscopico. **b** Il filo a cappio viene spinto in sede articolare. Viene introdotto un secondo ago nel legamento triangolare, sempre sotto controllo artroscopico. Un filo singolo viene fatto passare in quest'ago e quindi nel cappio. **c** Entrambi gli aghi vengono estratti ed il filo annodato. In caso di rotture estese con instabilità importante, tale procedimento può essere ripetuto

del processo stiloideo dell'ulna (per esempio, nelle fratture di Colles), si fa passare un filo nel legamento triangolare dalla parte palmare ed un filo dalla parte dorsale del processo stiloideo, realizzando in tal modo in contemporanea la sintesi del processo stiloideo. Secondo le dimensioni della lesione sono necessarie una o due manovre.

Nelle lesioni da strappo a livello della fossa sigmoide è necessario eseguire due tunnel da 2 mm con decorso parallelo. Tramite i fili fatti passare in due aghi, come nella tecnica applicata in caso di lesioni da strappo in sede ulnare, si chiude la lesione creando un ponte sul legamento triangolare. Tecnicamente è possibile utilizzare dei centrapunte appositi, ma poiché devono essere estremamente sottili, essi non sono adatti a creare una perforazione stabile. Poiché gli aghi non possono essere piegati all'interno del canale eseguito, è talvolta necessario infilare il filo nel cappio facendolo passare tramite l'accesso dorsoulnare per mezzo di una piccola pinza afferra-fili.

Le suture del legamento triangolare fin qui descritte, si limitano alle lesioni dei margini. Le rotture centrali fino ad oggi non sono mai state riparate artroscopicamente, soprattutto nella zona quasi priva di irrorazione sanguigna, dove si esegue la resezione parziale della porzione lesa.

Trattamento successivo

Dopo la resezione del legamento articolare non è necessaria alcuna immobilizzazione.

Dopo l'intervento di sutura artroscopica è necessaria un'immobilizzazione, con una valva gessata volare, da 6 a 8 settimane.

Valutazioni a distanza

Tra il 1987 ed il 1995, sono state eseguite 392 artroscopie di polso, di cui 39 sono state effettuate per la riparazione del legamento triangolare. In pratica, il 9.9% di tutti gli interventi artroscopici di polso è stato eseguito per riparare il legamento triangolare. Ma dal 1993 il 14.6% delle artroscopie di polso si è concluso con un intervento sul legamento triangolare (Tab. 2).

Noi consideriamo giustificate le suture del legamento triangolare solo in caso di lesioni acute. Nella casistica prevalentemente d'elezione dei pazienti della BG-Unfallklinik di Murnau, le lesioni acute si presentano raramente, mentre prevalgono le lesioni croniche post-traumatiche ed anche le lesioni associate intrarticolari che richiedono uno studio più accurato. Da ciò dipende l'alto numero (30) di interventi di resezione del legamento triangolare, rispetto al numero totale dei pazienti (Tab. 3).

Abbiamo sottoposto i pazienti ad un questionario sul risultato dell'intervento, prendendo in considerazione la funzionalità articolare, la forza e, soprattutto, l'assenza di dolore. Di solito, il dolore rappresentava l'indicazione principale per eseguire in primo luogo un'artroscopia diagnostica. Il follow-up medio dopo la resezione del legamento triangolare è stato di 25 mesi (range da 3 a 48 mesi). Ulteriori elaborazioni dei dati finora disponibili non sono significativi, a causa del limitato numero di casi.

Dei 30 pazienti sottoposti a resezione del legamento triangolare, l'86.7% si è dichiarato soddisfatto dell'esito dell'intervento, il 13.3% presentava ancora disturbi. Dei 9 pazienti sottoposti a sutura del legamento triangolare, 6 hanno manifestato soddisfazione, perché non presentavano più disturbi (Tab. 4); 3 pazienti presentavano gravi lesioni intra-articolari associate, come ad esempio lesioni del legamento scafo-lunare, condromalacie ed anche discontinuità "a gradino" conseguenti a fratture del radio.

Tabella 3. Interventi artroscopici sul legamento triangolare

Anno	Resezione	Sutura
1987	–	–
1988	–	–
1989	–	–
1990	–	–
1991	7	3
1992	2	0
1993	5	1
1994	11	5
1995	5	0
Totale	30	9

Tabella 4. Frequenza dei risultati dopo il trattamento artroscopico del legamento triangolare

	Successo %	Insuccesso %
Resezione	86,7	13,3
Sutura	66,7	33,3

Scelte terapeutiche

I trattamenti artroscopici eseguiti sul legamento triangolare dell'articolazione del polso permettono la sintesi delle lesioni legamentose oltre che la resezione parziale. Oggi abbiamo ampiamente abbandonato l'asportazione del legamento triangolare, poiché ne conseguirebbe una instabilità ulnare di polso e con carico pressorio a livello dell'articolazione radio-carpale, col risultato di shifting ulnare e di degenerazione artrosica della prima filiera carpale.

Tenendo conto dell'irrorazione del legamento triangolare (simile a quella meniscale del ginocchio), le lesioni centrali, situate nella zona in cui l'irrorazione è ridotta o assente, non sono adatte a una riparazione. Per tale motivo, queste lesioni sono state trattate con resezione parziale del legamento triangolare e conservazione del margine stabile.

Nella zona marginale, relativamente ben irrorata, si può eseguire un intervento di ricostruzione. Anche lesioni croniche dei margini possono essere trattate con una sutura, tuttavia i maggiori successi si ottengono nelle lesioni acute di natura traumatica. Ci si chiede quali possano essere i risultati utilizzando un trattamento conservativo. La soluzione sta nel porre un'adeguata diagnosi. Purtroppo ancora oggi le lesioni acute del polso, con diagnosi di distorsione, contusione o stiramento, vengono sottoposte ad un trattamento di funzionalità precoce, senza eseguire una corretta procedura diagnostica, specialmente in presenza di un emartro di origine traumatica. Naturalmente non tutte le distorsioni o gli stiramenti del polso possono essere esaminati artroscopicamente, e ciò non è nemmeno necessario. Ma, in presenza di un versamento ematico, bisognerebbe eseguire il trattamento artroscopico. Attualmente questo esame non è ancora eseguito con la stessa frequenza con la quale si indagano gli emartri del ginocchio, in assenza di diagnosi certa di lesione ossea o legamentosa mediante i comuni accertamenti diagnostici. Così come per il ginocchio, si può effettuare una puntura evacuativa per accertare l'emartro.

La diagnosi delle lesioni del legamento triangolare si può porre con l'artrografia, ma si ricorre sempre più alla risonanza magnetica. L'artroscopia è sicuramente un'ottima metodica diagnostica, ma la sua validità si esprime nella possibile combinazione diagnosi-trattamento. L'artrografia come accertamento diagnostico per distinguere una rottura del legamento triangolare da un difetto dello stesso, appare oggi non attendibile [5]. Un esame molto discusso è la risonanza magnetica (Tab. 5), la cui sensibilità e specificità sono state sopravalutate, secondo uno studio su 70 esami eseguito nella BG-Unfallklinik di

Tabella 5. Diagnostica del legamento triangolare: RMN vs artroscopia

Autore	Sensibilità	Specificità	Precisione
Zlatkin	89%	92%	90%
Gnlimbu	93%	–	95%
Pederzini	82%	100%	82%
Hempling[a]	55%	74%	63%

[a] I dati riportati in tabella sono desunti dal presente lavoro dell'Autore

Murnau. Così l'artroscopia si è imposta come metodica di scelta, soprattutto perché permette anche il trattamento, a seguito della positività dell'esame clinico e di altri esami diagnostici.

I due trattamenti praticati nella nostra clinica sono la resezione e la sutura del legamento triangolare. Il tipo di trattamento dipende dall'eziologia della lesione e soprattutto dalle dimensioni. Se vi è una lesione isolata del legamento triangolare, per esempio "a manico di secchio", si ottiene un risultato migliore di quello che si potrebbe ottenere quando vi siano in contemporanea anche lesioni del legamento luno-piramidale e del rivestimento cartilagineo dell'ulna. Il danno degenerativo del legamento luno-piramidale, da distinguere dall'instabilità luno-piramidale di origine traumatica, può richiedere in determinati casi un'artrodesi luno-piramidale. Si comprende quindi come l'associazione della resezione parziale del legamento triangolare e della lesione del legamento luno-piramidale non può ottenere dal bilancio artroscopico una valutazione prognostica. Tuttavia, data la scarsa morbilità dell'intervento, è possibile eseguire una parsimoniosa resezione del legamento triangolare, con l'obiettivo di una migliore evoluzione.

Sulla base della classificazione di Palmer [8] riguardo le lesioni del legamento triangolare, nell'ambito del congresso della American Society for Surgery of the Hand [15], si è giunti alla conclusione che la regolarizzazione delle lesioni centrali del legamento triangolare porta ad un miglioramento per l'88% dei pazienti, ed il 78% dei pazienti, dopo l'intervento, recupera una presa di forza del tutto normale. Nella nostra casistica questi numeri risultano più bassi. Ciò si spiega in quanto una grande percentuale di pazienti trattati riferiva la lesione come esito di un incidente sul lavoro e, quindi, con ovvie ripercussioni infortunistiche e previdenziali. Infatti, indagini analoghe su altre articolazioni, eseguite nella nostra clinica, indipendentemente dal tipo di lesione e dal trattamento, fanno riscontrare una variabilità del 30% fra risultati buoni e ottimi, in rapporto all'ambiente in cui il trauma si è verificato, lavorativo o domestico, o se provocato da un incidente stradale.

A causa del ridotto spazio, nell'articolazione del polso prevalgono le tecniche di riparazione "outside-inside" [11, 16].

Tuttavia, con uno strumentario adeguato, sono possibili anche le tecniche "inside-outside" [17], benché questo tipo di sutura del legamento triangolare sia da considerare ancora a rischio, a causa delle possibili complicazioni.

La metodica di Stanley e Saffar [11] è identica alla procedura che noi utilizziamo dal 1989. Oltre al sistema a due aghi, nella tecnica "outside-inside" viene praticata una sutura ad U nello spessore del legamento triangolare (Fig. 6). Zachee [16] preferisce la tecnica con un solo nodo. Secondo il metodo "outside-inside", un filo può essere introdotto nel polso per mezzo di un ago, una pinza afferrafili supplementare prende il filo che esce dall'articolazione, in modo che questo filo possa essere annodato su se stesso al di fuori dell'articolazione. Se a questo punto si tira indietro il filo, si riesce a mettere in compressione la lesione del legamento triangolare (Fig. 7). Con questo metodo occorrono almeno 2 nodi, che potranno essere poi annodati extra-articolarmente a livello sottocutaneo.

In forma modificata, avvalendosi di entrambe le tecniche citate, Poehling [17] propone una tecnica "inside-outside" con l'utilizzo di un ago da spinale (Fig. 8). Quest'ago viene fatto uscire dalla periferia della sede della lesione verso l'esterno ("outside") creando un ponte. Poi viene passato nell'ago un filo di PDS, che si fa uscire ulnarmente. Quindi l'ago può essere nuovamente trazionato in articolazione ed infine, attraverso la lesione, la capsula e la cute, è riportato all'esterno e qui il filo viene annodato.

Finora non si dispone di successi indiscutibili riguardo le ricostruzioni del legamento triangolare. Questa tecnica di ricostruzione può trovare applicazione solo nelle rotture di tipo intra-articolare. Per le lesioni traumatiche del legamento triangolare all'inserzione ulnare, Sennwald [18] propone ancora la sutura aperta con accorciamento dell'ulna, secondo la propria tecnica.

In conclusione, sulla base dell'eziologia della lesione e dell'artroscopia diagnostica del legamento triangolare, si stabiliscono gli atti terapeutici (Tab. 6). Tali atti possono essere: la sutura del legamento, la resezione dello stesso, la denervazione, la resezione e la denervazione, oltre alla possibilità di eseguire un trattamento conservativo, limitandosi ad un lavaggio articolare.

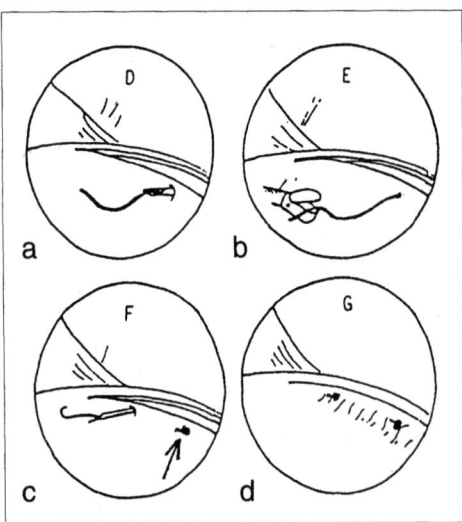

Fig. 7a-d. Tecnica secondo Zachee [16]. **a** Ago singolo con filo per creare un ponte sulla rottura del legamento triangolare. **b** Il filo viene fatto uscire in direzione extra-articolare per fare un nodo. **c** Il nodo viene tirato indietro in direzione intra-articolare per fissare il legamento (freccia) ed esecuzione di un secondo nodo. **d** Stabilizzazione della rottura per mezzo di 2 nodi con ancoraggio extra-articolare

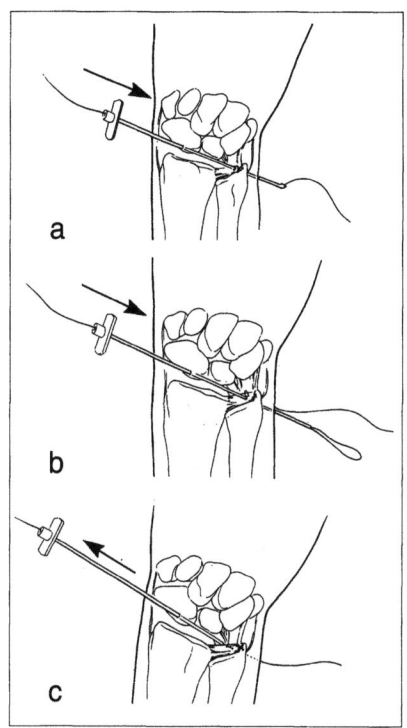

Fig. 8a-c. Tecnica "inside-outside" secondo Poehling [17]. **a** L'ago, che crea un ponte sullo strappo del legamento triangolare, viene portato da intra-articolare a extra-articolare sul lato ulnare. **b** L'ago viene riportato indietro dopo avervi introdotto un filo e dopo avere effettuato una seconda perforazione a ponte sulla rottura del legamento triangolare. **c** Rimozione dell'ago

Il trattamento artroscopico del legamento triangolare dipende, quindi, dal tipo di lesione, classificate da 1A a 1D, così come da 2A a 2E, secondo le indicazioni di Ostermann e Terrill [19]. Si ribadisce, inoltre, l'importanza e l'eventuale ricorso anche alle tecniche a cielo aperto (Tab. 7).

Possiamo quindi concludere che, fino ad oggi, esistono solo delle indicazioni di massima e che i protocolli di riferimento nel trattamento delle lesioni del legamento triangolare, sia isolate che di tipo complesso, devono ancora essere elaborati.

Tabella 6. Scelte terapeutiche per le lesioni del legamento triangolare

Trattamento	Lesione traumatica	Lesione degenerativa
Sutura	5	0
Resezione	7	3
Denervazione	5	0
Resezione+Denervazione	2	1
Conservativo	2	1
Totale	21	5

Tabella 7. Indicazioni per il trattamento artroscopico delle lesioni del TFCC [18]

Tipo di lesione		Trattamento
Tipo 1A	Lesione centrale a fessura	Debridement
Tipo 1B	Lesione periferica dalla base della stiloide ulnare	Sutura sotto controllo artroscopico
Tipo 1C	Lesione periferica a livello del semilunare e del piramidale	Osteotomia con accorciamento dell'ulna
Tipo 1D	Lesione periferica dell'inserzione radiale	Debridement
Tipo 2A	Lesione degenerativa a livello medio-orizzontale	Debridement
Tipo 2B	Degenerazione avanzata del tipo 2A	Osteotomia aggiuntiva di accorciamento dell'ulna, in presenza di una concomitante condromalacia del semilunare
Tipo 2C	Perforazione completa	Debridement e resezione del capitello dell'ulna
Tipo 2D	Lesione parziale del legamento luno-piramidale	Debridement
Tipo 2E	Stadio avanzato dell'artrosi ulno-carpale	Debridement ed artrodesi

Bibliografia

1. Rabinowitz RS, Light TR, Havey RM, Gourineni P, Patwardhan Ag, Sartori Mj, Vrbos L (1994) The role of the interosseous membrane and triangular fibrocartilage complex in forearm stability. J Hand Surg [Am]19:385-393
2. Vessely DG (1967) The distal radio-ulnar joint. Clin Orthop 51:75-91
3. Jeffries AO, Craigen Mac, Stanley JK (1994) Wear patterns of the articular cartilage and trigangular fibrocartilaginous complex of the wrist: a cadaveric study. J Hand Surg [Br]19:306-309
4. Cantor RM, Stern PJ, Wyrick JD, Michaels SE (1994) The relevance of ligament tears or perforations in the diagnosis of wrist pain: an arthrogra- phic study. J Hand Surg [Am]19:945-953
5. Pomsel Th, Kreusch-Brinker R, Ahmadi A (1989) Die arthroskopische Diagnostik der Handgelenks-Discusverletzung. Z Orthop 127:331-335
6. Uchiyama S, Nakatsuchi Y (1994) Anatomical and radiological evaluations of the triangular fibrocartilage complex of the wrist. J Hand Surg [Br]19:319-324
7. Wright TW, Del Charco M, Wheeler D (1994) Incidence of ligament lesions and associated degenerative changes in the elderly wrist. J Hand Surg [Am]19:313-318
8. Palmer AK (1989) Triangular fibrocartilage complex lesions: a classification. J Hand Surg [Am]14:594-606
9. Adolfsson I (1994) Arthroscopic diagnosis of ligament lesions of the wrist. J Hand Surg [Am]19:505-512
10. Cooney WP, Linscheid RL, Dobyns JH (1994) Triangular fibrocartilage tears. J Hand Surg [Am]19:143-154
11. Stanley J, Saffar P (1994) Wrist arthroscopy. Martin Dunitz, London
12. Zlatkin MB e coll (1989) Chronic wrist pain: evaluation with high-resolution MR imaging. Radiology 173:723-729
13. Golimbu CN e coll (1989) Tears of the triangular fibrocartilage of the wrist: MR imaging. Radiology 173:731-733
14. Pederzini L e coll (1992) Evaluation of the triangular fibrocartilage complex tears by arthroscopy, arthrography and magnetic resonance imaging. Arthroscopy 8:191-197
15. Buterbaugh H (1994) American Society for Surgery of the Hand, Birmingham
16. Zachee B, De Smet L, Fabry G (1993) Arthroscopic suturing of TFCC lesions. Arthroscopy 9:242-243
17. Poehling GC (1994) Arthroscopy of the Wrist and Elbow. Raven, New York
18. Sennwald GR, Lauterburg M, Zdravkovic V (1995) A new technique of reattachment after traumatic avulsion of the TFCC at its ulnar insertion. J Hand Surg [Am] 20:178-184
19. Osterman Al, Terrill RG (1991) Arthroscopic treatment of TFCC lesions. Hand Clin 7:277-281

Il ruolo dell'artroscopia nelle instabilità carpali

H. Hempfling, R. Beickert, A. Ishida

Esiste una vasta bibliografia sulle instabilità intercarpali, la cui diagnosi non necessita l'ausilio dell'artroscopia. Le instabilità isolate del sistema estrinseco, così come le instabilità combinate, in cui si associano anche lesioni del sistema intrinseco, possono essere diagnosticate su base clinica e radiologica.

In artrografia, la fuoriuscita di mezzo di contrasto negli spazi intercarpali non è patognomonica di instabilità. Infatti una minima quantità di contrasto la si può riscontrare anche in polsi normali. Martinek [1] afferma che la presenza di mezzo di contrasto tra scafoide e lunato e lunato e piramidale è da considerare patologica solo se associata ad un reperto clinico; Haage [2] parla di instabilità intercarpale quando si reperta uno spazio eccessivo nell'articolazione radiocarpica e tra le due filiere carpali.

Oltre alle instabilità combinate del sistema estrinseco ed intrinseco, esistono instabilità isolate dei legamenti intercarpali. Mediante l'artroscopia dell'articolazione radio-carpica, si possono valutare le connessioni legamentose presenti tra scafoide e semilunare o tra semilunare e piramidale. Queste instabilità possono essere complete (instabilità carpali dissociative o CID (Carpal Instability Dissociative) o incomplete (instabilità carpali non dissociative o CIND, Carpal Instability Non Dissociative).

Biomeccanica dell'instabilità carpale

Lambrinudi [3] afferma che il carpo è costituito da una catena di articolazioni e, in quanto tale, altamente instabile. Il complesso articolare è costituito da radio, semilunare e capitato, con il semilunare che rappresenta il segmento intermedio (intercalated).

Secondo Dobyns e coll. [4], le principali instabilità intercarpali originano dal complesso articolare intermedio. Queste si evidenziano radiologicamente, osservando in particolar modo la deviazione del semilunare nella proiezione laterale. Quando il semilunare si sposta dorsalmente, si parla di instabilità dorsale del segmento intermedio o DISI (Dorsal Intercalated Segment Instability), così come l'orientamento volare viene definito VISI (Volar Intercalated Segment Instability). Oltre a queste due forme, Dobyns e coll. [4] distinguono una deviazione ulnare e una sublussazione dorsale.

Le instabilità carpali si suddividono in statiche e dinamiche: le prime si manifestano anche a riposo, le seconde solo con il movimento. Le instabilità statiche si evidenziano con una radiografia standard, mentre le dinamiche sono evidenziabili con radiografie "sotto stress" o con Röentgencinematografia.

Alla classificazione di Dobyns [4] fa seguito quella di Taleisnik [5], basata sul lavoro di Navarro del 1921 [6]. Navarro infatti aveva suddiviso il carpo in tre colonne longitudinali. Oltre alla colonna centrale, composta da uncinato, capitato e semilunare, aveva distinto una colonna radiale, composta da scafoide, trapezio e trapezoide ed una colonna ulnare, rappresentata solo dal piramidale.

La forma più frequente di instabilità carpale è la dissociazione scafo-lunata, che, secondo Taleisnick, corrisponde all'instabilità laterale del carpo, mentre secondo Dobyns alla DISI [5, 6].

La dissociazione scafo-lunata non trattata va incontro a fenomeni degenerativi secondari, che evolvono in 3 stadi:
- stadio 1: artrosi a livello della stiloide radiale;
- stadio 2: interessamento anche dell'articolazione mediocarpica, tra capitato e semilunare, con esclusione dell'articolazione radio-carpica nella regione del semilunare (fossa del semilunare). In questo stadio si può anche determinare una degenerazione artrosica a carico dell'articolazione medio-carpica, con un interessamento lieve della stiloide radiale;
- stadio 3: prosegue il processo degenerativo nell'articolazione mediocarpica in senso ulnare, interessando l'uncinato ed il piramidale.

Cooney [7] consiglia appositamente per l'artroscopia di polso una suddivisione delle instabilità carpali in primarie e secondarie. Le instabilità primarie corrispondono all'Instabilità Dissociativa del Carpo (o CID), in cui le lesioni interossee tra scafoide e semilunare o tra semilunare e piramidale possono essere isolate oppure combinate a lesioni dei legamenti volari radio-carpici o ulno-carpici.

Anche le CID possono essere associate a fratture-lussazioni trans-scafoidee.

Anche di fronte ad artrografie e/o artroscopie di polso negative, non è esclusa una Instabilità Carpale Secondaria, o CIND. La prima filiera carpale, priva di inserzioni muscolari, può lussarsi dorsalmente o volarmente, nel caso si associ una instabilità legamentosa in sede volare o dorsale, determinando una DISI o una VISI.

Oltre ai dati anamnestici e alla radiologia standard è importante il contributo dei test clinici per verificare piccole lacerazioni del disco articolare, un'instabilità scafo-lunata o luno-piramidale, oppure una CIND. Vanno sempre distinti i sintomi di provenienza intrarticolare da quelli extrarticolari. Cooney afferma che l'artroscopia di polso andrebbe fatta per meglio classificare le instabilità carpali e porre l'eventuale indicazione al trattamento chirurgico [7]. Aggiunge inoltre che la diagnosi di instabilità carpale deve essere tempestiva, con l'ausilio dell' artroscopia, per poter trattare chirurgicamente un'eventuale lesione legamentosa, o per lo meno per evidenziare un versamento ematico con un'artrocentesi evacuativa.

Quando il carpo è interessato da lesioni legamentose intercarpali, si determina una dissociazione nella cinetica di scafoide e piramidale, che si manifesta clinicamente con sensazione di scatto, blocchi articolari, crepitii o dolore sotto sforzo. L'orientamento errato delle ossa della prima filiera carpale genera forze di taglio sulle superfici cartilaginee, soprattutto dello scafoide, e può determinare il collasso del carpo in sede radiale (Scapho-Lunate Advanced Collapse o SLAC-Wrist) [8-15].

Le strutture legamentose di sostegno della prima filiera carpale si trovano in sede palmare e sono costituite dai cosiddetti legamenti a V, che decorrono ad arco dal radio al semilunare ed al capitato, ed inoltre dall'ulna al piramidale in senso distale, e tra le ossa del carpo sotto forma di legamenti interossei, scafo-lunato e luno-piramidale [13, 16-18].

Non si è ancora giunti ad una conclusione unanime per descrivere l'eziopatogenesi dell'instabilità del carpo e stilarne una classificazione unica. Una suddivisione semplice e utile ai fini artroscopici è quella che tiene conto dell'integrità o meno delle strutture legamentose perilunari. In caso di lesione dei legamenti SL o LP si determina un'instabilità carpale dissociativa (CID), mentre nel caso in cui non siano interessati tali legamenti si determina un'instabilità carpale non-dissociativa (CIND) [10, 11, 14, 19].

La biomeccanica del condilo carpale evidenzia che scafoide, semilunare e piramidale presentano assi di movimento diversi tra loro durante l'escursione articolare del polso, così che si creano diverse forze di pressione e di taglio in corrispondenza delle superfici di contatto delle ossa carpali. Questa disposizione meccanica si rispecchia nella conformazione biologica e strutturale dei legamenti che controllano i complessi movimenti del carpo e che devono compensare le forze di trazione, di pressione e di taglio [12, 20-22].

Tutte le teorie sull'instabilità del carpo hanno in comune il concetto dell'integrità dei legamenti interossei, in particolar modo il legamento scafo-lunato è fondamentale per la normale funzionalità del polso e la perdita della stabilità legamentosa comporta alterazioni degenerative dell'articolazione [9, 10, 13, 19, 23]. In altre parole, una lesione del legamento scafo-lunato determina il "Pivot Shift" del polso.

Esperienza clinica

Nel corso di 226 artroscopie di polso, effettuate tra il 1987 e il 1993 presso l'Ospedale Ortopedico e Traumatologico di Murnau, è stato valutato l'aspetto dei legamenti interossei tra scafoide e semilunare e tra semilunare e piramidale, a prescindere dall'indicazione al trattamento posta sulla base delle indagini di routine.

Tecnica dell'artroscopia di polso

Tutte le artroscopie sono state effettuate in anestesia regionale, secondo il metodo di Bier. L'artroscopia è preceduta sempre da un'artrografia. Noi eseguiamo l'artroscopia con il polso in estensione, per ottenere una distensione sufficiente dell'articolazione e, dopo aspirazione evacuativa, per ridurre la pressione articolare.

Dopo aver valutato in modo globale l'articolazione, si passa a visionare le varie strutture seguendo un iter standardizzato: dapprima i legamenti flessori, poi il passaggio scafo-lunato, anche con l'ausilio dell'uncino palpatore. Si prosegue osservando le superfici cartilaginee dello spazio radio-carpico per verificare instabilità isolate. Di norma, la superficie di scafoide, semilunare e piramidale è ricoperta da cartilagine ed appare liscia. Si rileva soltanto un piccolo solco tra scafoide e semilunare a livello della cresta del radio (Figg. 1, 2).

Un reperto diverso, ma non patologico, è quello in cui la cartilagine è a forma di fungo nel punto di passaggio tra scafoide e semilunare (Fig. 3) o tra semilunare e piramidale. Questo rilievo cartilagineo è consistente alla palpazione e non vi sono segni di instabilità intercarpale.

Con il supporto degli esami radiografici nelle due proiezioni standard e di una verifica intraoperatoria della mobilità reciproca delle filiere carpali, per mezzo dell'uncino palpatore e con una distrazione di 5 kg, con il polso in

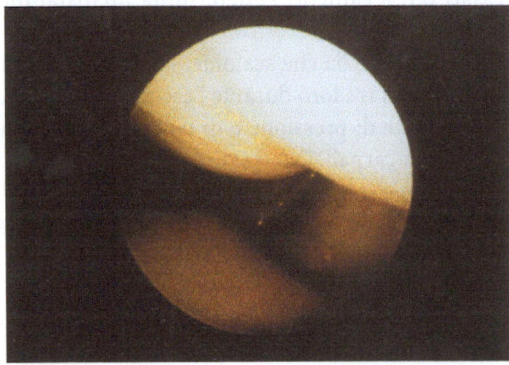

Fig. 1. Spazio poco approfondito tra scafoide e semilunare senza formazione di gradino

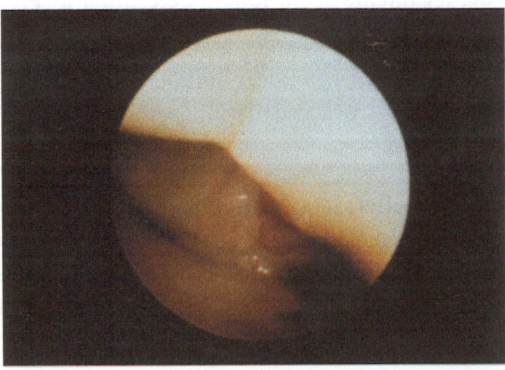

Fig. 2. Cresta interossea del radio

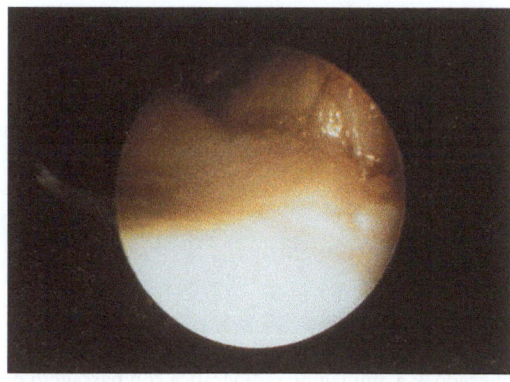

Fig. 3. Variante fisiologica del passaggio scafo-lunato con prominenza stabile della cartilagine

estensione, abbiamo classificato le lesioni legamentose SL e LP in quattro gradi in base ai rilievi macroscopici e palpatori:
- grado I usura della cartilagine (Fig. 4)
- grado II usura della cartilagine con iniziale instabilità (Fig. 5)
- grado III lacerazione con o senza instabilità
- grado IV difetto (Fig. 6)

Un grado I si potrebbe interpretare come una degenerazione dovuta all'età,

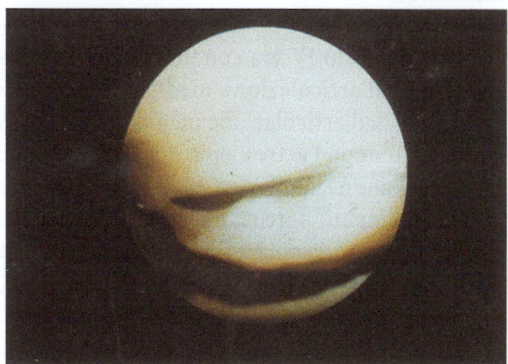

Fig. 4. Grado I: alla palpazione, punti molli tra lo scafoide ed il semilunare con mancanza della cartilagine

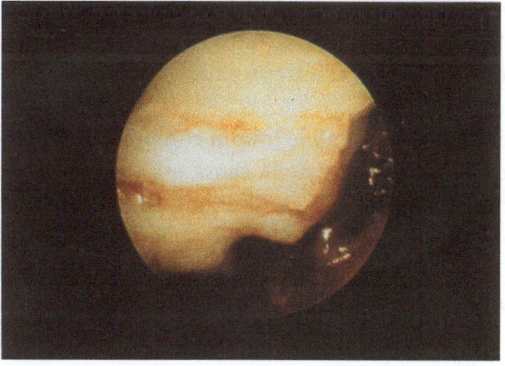

Fig. 5. Grado II: formazione di cratere e lassità scafo-lunata

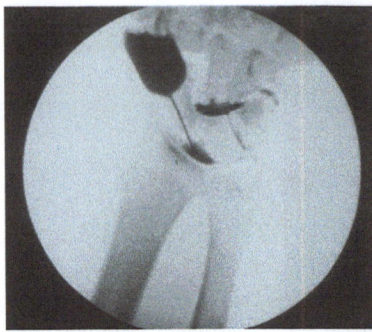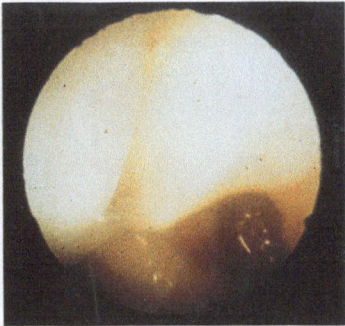

Fig. 6a,b. Instabilità luno-piramidale di grado 3; **a**, immagine radiografica con passaggio di mezzo di contrasto nello spazio luno-piramidale; **b**, immagine artroscopica con evidente lesione

il grado II come esito di trazione o come aspetto costituzionale senza significato patologico, il grado III come lesione recente ed il grado IV come quadro completo di una dissociazione scafo-lunare.

Si sospettava una ridotta tensione quando la distanza SL nella proiezione radiografica antero-posteriore misurava più di 3 mm o quando, sia al controllo radiografico che artroscopico, era visibile uno spostamento in estensione (gradino tra scafoide e angolo del semilunare).

Non abbiamo eseguito con regolarità un esame artroscopico dell'articolazione mediocarpica. Nei casi di una lesione di grado IV era comunque facile scivolare, tramite lo spazio articolare deteso, nell'articolazione mediocarpica; negli altri stadi abbiamo eseguito un'artroscopia dell'articolazione medio-carpica solo quando la diagnosi lasciava qualche dubbio dopo l'artroscopia dell'articolazione radio-carpica. Infatti l'esame dell'articolazione medio-carpica ha senso solo quando si prevede un trattamento dei legamenti, perché, nel caso di un danno esteso alla cartilagine nell'articolazione medio-carpica, l'indicazione per una plastica dei legamenti diventa controindicata [16, 24, 25].

Abbiamo riscontrato danni al legamento SL o LP in 66 delle 226 artroscopie: al legamento SL 52 dopo traumi e 4 senza trauma ed al legamento LP 10 lesioni traumatiche. Di base si poteva riscontrare una frattura del radio, una distorsione del polso, ma anche lesioni limitate al medio-carpo (Tab. 1). È riportata la frequenza dei vari tipi di lesione riscontrati nelle 199 artroscopie effettuate dopo traumi. Tali lesioni sono state suddivise sulla base della gravità (Tab. 2).

Si può riscontrare come le più frequenti siano le lesioni con una buona tensione articolare, SL o LP, nelle quali probabilmente la causa era l'usura da età [22] o una degenerazione di carattere generale. Nell'esame artroscopico si visiona prima di tutto il terzo centrale del legamento SL, che possiede una ridotta vascolarizzazione ed un contenuto scarso di fibre collagene rispetto alle altre porzioni dello stesso legamento. Per tale motivo è più frequentemente soggetto a lesioni degenerative.

Tabella 1. Lesioni post-traumatiche dei legamenti SL o LP

Tipo di lesione	Legamento SL	Legamento LP
Frattura distale del radio	14	5
Distorsioni	22	2
Traumi del polso	14	2
Altro	2	1

Tabella 2. Classificazione delle lesioni post-traumatiche dei legamenti SL o LP

Classificazione	Legamento SL	Legamento LP
Grado I	29	5
Grado II	10	4
Grado III	4	1
Grado IV	9	-

Il sintomo più frequente riscontrato nei nostri pazienti è stato il dolore sul compartimento ulnare, che si manifestava alla supinazione ed ulnarizzazione contro resistenza e scompariva a riposo. In 65 pazienti questa diagnosi ha portato all'artroscopia. Fra questi, in 31 pazienti (47%) sono state riscontrate lesioni del legamento triangolare ed in 14 (21,5%) lesioni dei legamenti interossei, classificati però solo in 3 casi (4,6%) come danni di IV grado, cioè come dissociazione.

Una percezione di scatto ha portato in 23 casi all'artroscopia, mentre solo in 17 casi la causa è stato un trauma. Un danno al legamento SL è stato diagnosticato 10 volte (2 volte senza trauma) e 3 volte al legamento LP, mentre in 9 casi sono stati diagnosticati lesioni al disco articolare (6 degenerative, 3 rotture traumatiche).

Il trattamento è stato vario, tanto quanto le lesioni legamentose riscontrate. I 3 interventi artroscopici eseguiti fino alla fine del 1993 si limitavano ad un debridement, dei 10 trattamenti a cielo aperto 6 sono serviti ad eliminare il dolore (Tab. 3).

Al controllo ad un anno, 47 pazienti su 66 hanno compilato un semplice questionario per avere informazioni sui risultati del trattamento. I pazienti dovevano giudicare se i risultati dopo il trattamento erano buoni o sufficienti, se non avevano riscontrato alcuna variazione della sintomatologia o se avevano notato un peggioramento. I casi trattati chirurgicamente sono stati quelli con i migliori risultati. A causa dello scarso numero di casi e della molteplicità dei metodi di trattamento, tuttavia, questi "risultati" hanno solo valore indicativo (Tab. 4).

Tabella 3. Trattamento delle lesioni dei legamenti SL e LP (1987-1993)

Trattamento		Casi
Conservativo		53
Operatorio		
	denervazione e artrodesi	1
	denervazione	3
	artrodesi	1
	rimozione viti	1
	asportazione del ganglio	1
	resezione del disco articolare (a cielo aperto)	1
	sutura del disco articolare (a cielo aperto)	1
	neurolisi del nervo mediano	1
	resezione del disco articolare (artroscopica)	2
	debridement	1
Totale		66

Tabella 4. Risultati del trattamento delle lesioni dei legamenti SL e LP (1987-1993); 47 risposte (71%) su 66 pazienti trattati

Risultato	Conservativo	Operatorio
Buono	9	2
Discreto	6	8
Non migliorato	17	3
Peggiorato	9	2

Nei primi 10 mesi del '94 sono state eseguite 60 artroscopie di polso. In 26 casi la lesione ha riguardato il legamento SL ed in 7 casi il legamento LP. È stata tentata in 11 casi una ricostruzione artroscopica (cruentazione, colla di fibrina, artrodesi temporanea), in 10 casi è stata effettuata una denervazione parziale del polso. I risultati non sono ancora disponibili (Tab. 5).

Tabella 5. Confronto tra risonanza magnetica e artroscopia nella diagnostica delle lesioni dei legamenti scafo-lunari (Artroscopia "Golden-standard")

Parametri statistici	Incidenza
Sensibilità	64 %
Specificità	62,5 %
Falsi positivi	64 %
Falsi negativi	62,5 %

Anatomia, indicazioni e trattamento chirurgico

Le lesioni legamentose scafo-lunari si presentano sia isolate, per un trauma da iperestensione del polso, che associate a fratture-lussazioni perilunari, fratture dello scafoide, fratture distali del radio o anche a traumi distorsivi apparentemente innocui. La lassità dei legamenti scafo-lunari può essere anche di origine costituzionale o può verificarsi dopo malattie da sovraccarico (ad esempio, nello sport). I legamenti SL e LP vanno incontro ad un processo di degenerazione, che è probabilmente collegato alle forti sollecitazioni meccaniche. Secondo Wright [22] è colpito specialmente il terzo medio del legamento SL (Tab. 6).

Non esiste un trattamento unico dell'instabilità cronica del carpo prossimale. Le ricostruzioni legamentose o le artrodesi parziali sono gravate da un'alta percentuale di insuccessi, anche se ogni tanto vengono comunicati buoni risultati [14, 26, 27].

Il successo del trattamento si attiene esclusivamente a criteri soggettivi, eliminare il dolore è più importante del raggiungimento della funzione. Perciò anche la denervazione parziale del polso è un successo [28].

Per le lesioni croniche dei legamenti scafo-lunari non esiste un trattamento artroscopico. Già il concetto "cronico" viene usato in vario modo. Poehling [29] considera il periodo di 3-6 mesi dopo un trauma come fase "acuta". L'esperienza traumatologica, in genere, insegna che le ricostruzioni dei legamenti oltre le due settimane dall'incidente diventano poco sicure, il riassorbimento è talmente avanzato che non permette una guarigione stabile con una cicatrizzazione valida. Guarigioni incomplete diventano così frequenti. Per quanto riguarda il legamento SL non è stato ancora chiarito se anche una guarigione incompleta con instabilità parziale si possa considerare un successo, perché comporta un'assenza di disturbi senza collasso carpale [23, 24, 30].

Tabella 6. Diagnostica del legamento triangolare. Risonanza magnetica vs artroscopia

Caratteristiche del legamento SL
– particolarmente elastico [12]
– più spesso dorsalmente (6 mm), ben irrorato, ricco di collagene [18, 20]
– minor spessore in sede volare (4 mm), minor collagene
– sottile in sede centrale (2 mm), poco irrorato, di consistenza cartilaginea [18, 20, 29]
– degenerazione legata all'età senza instabilità (29-36%) [22]
– la DISI presuppone una lesione non isolata del legamento SL
– rottura e stiramento a causa dell'iperestensione

Caratteristiche del legamento LP
– zona avascolare ulnare all'inserzione radiale del disco articolare
– degenerazione legata all'età senza instabilità 32% [22]
– associato con "ulnar impaction/ulnar impingement"
– raramente VISI, presuppone più di una lesione del legamento LP
– disfunzione LP, raramente trauma
– trattamento nel quadro della lesione TFCC

Le lesioni di vecchia data o croniche del legamento SL sono così frequenti perché la lesione acuta spesso passa inosservata ed una guarigione spontanea non ha luogo a causa di una mancata o inadeguata immobilizzazione [31]. Specialmente determinate fratture distali del radio (fratture del processo stiloideo), le fratture comminute ed i traumi con distacco del processo stiloideo dell'ulna sono molto a rischio di lesioni concomitanti dei legamenti SL o LP, in particolare i traumi da iperestensione senza danno osseo [16, 17, 29, 32-38]. Mentre le instabilità croniche sono ben individuabili con l'esame clinico e con altre indagini non invasive e l'artroscopia può servire a confermare la diagnosi e a pianificare la terapia, la lesione acuta dei legamenti non è individuabile con i comuni esami non invasivi. Particolarmente sospetta è ad esempio una dissociazione tra scafoide e lunato in presenza di frattura distale del radio o dopo posizionamento di fissatore esterno [35, 36], oppure un dolore compressivo, continuo, localizzato in sede estensoria centrale del polso, dopo trauma iperestensorio. Dopo che uno studio comparato, eseguito nella nostra clinica, ha dimostrato che il danno legamentoso acuto o di vecchia data può essere evidenziato con la risonanza magnetica in circa il 63% dei casi (Tab. 5), l'artroscopia diventa il metodo d'indagine più sicuro anche se invasivo [7, 14, 16, 17, 28, 29, 32, 34, 35, 38-42].

Entro un periodo di 2-3 settimane la rottura di un legamento si riconosce come tale ed è sicuramente distinguibile da una lesione di vecchia data. Il trattamento è semplice e dà buoni risultati:
- riduzione sotto controllo artroscopico;
- rimozione della trazione;
- eventualmente con l'aiuto di "joy-sticks";
- fissazione con 3 fili di Kirschner più un filo tra scafoide o piramidale, e capitato;
- apparecchio gessato per 8-12 settimane

La classificazione delle lesioni dei legamenti SL e LP non sostituisce quella delle instabilità carpali, ma ne costituisce una parte [14]. Dovrebbe essere basata sul trattamento semplice e riproducibile. Tuttavia l'artroscopia sarebbe riproducibile e quindi obiettiva solo con una documentazione fotografica dei reperti. Perciò l'artroscopia di polso può rappresentare solo un completamento di un iter diagnostico che si avvale esclusivamente dei referti radiologici (compreso l'artrografia), anche se la sua sensitività, specificità e il valore prognostico sono alti in confronto con altri metodi diagnostici [7, 9, 10, 14, 19, 23-25, 28, 37-40].

Il criterio più importante per la terapia è la tempestività rispetto al trauma, vale a dire la distinzione tra recente-pregresso o "acuto-cronico". Il confine tra recente e pregresso viene definito in modo molto diverso, dura da 4 settimane [24, 35] fino a 6 mesi [29]. Più breve è il tempo trascorso dal trauma, tanto meglio; oltre le 4 settimane riteniamo che una sutura legamentosa abbia poche probabilità di successo.

Il secondo criterio da considerare quantifica il danno, tenendo conto di tutte le patologie che possono essere diagnosticate con la clinica, la radiologia e l'artroscopia. Il grado di danno della nostra classificazione, tiene conto delle alterazioni costituzionali e degenerative [11, 12, 23].

Per la scelta della terapia è essenziale sapere se c'è una lassità del legamento SL e con eventuali conseguenze meccaniche. E ciò è visibile solo radiograficamente, con torsione dello scafoide e del semilunare. Almquist [24] parla di un distacco incompleto o completo. La differenza è nella rotazione del semilunare che avviene oltre alla torsione dello scafoide, visibile come un aumento della distanza tra semilunare e scafoide di oltre 3-4 mm (Tab. 7).

Quando in presenza di una dissociazione incompleta o completa, sono visibili radiologicamente lesioni degenerative anche solo nella rima articolare scafo-radiale, oppure tra semilunare e capitato, Almquist [24] parla del tipo 3 (a o b) e Poehling [29] di grado III. Con questo si vuole indicare che in tali casi soltanto le artrodesi parziali dell'articolazione del polso possono avere successo.

Il grado II della nostra classificazione descrive una lassità del legamento senza lacerazione visibile, cioè la continuità rimane conservata, alcune fibre del legamento possono essere tirate nello spazio articolare, le ossa carpali possono essere distanziate sotto pressione. Una traslazione non è visibile in estensione. Questo grado di lesione corrisponde al distacco incompleto: una lesione al legamento SL si è verificata, ma si è risolta con una cicatrizzazione, oppure si trattava di una lassità da sforzo. Lesioni ad altri legamenti sono improbabili, in particolare al legamento radio-scafo-capitato. Il trattamento conservativo è preferibile, perché non c'è da temere un collasso carpale e non c'è dissociazione.

La lesione di grado III è la lesione recente o una lacerazione di vecchia data. L'uncino palpatore affonda nello spazio SL, la differenza dal grado II sta nella presenza di segni di una lesione recente o relativamente recente, indipendentemente dal fatto se esistono ulteriori lesioni o una dissociazione. La presenza di una lesione recente è decisiva con quindi possibilità di guarigione tramite riduzione e artrodesi temporanea (o sutura tradizionale con artrodesi).

Il danno di grado IV è quello che Almquist [24] definisce come distacco completo. Qui utilizziamo il termine dissociazione, con deformità in DISI. Artroscopicamente si evidenzia un difetto al posto del legamento SL, talvolta lo spazio articolare può essere completamente riempito di tessuto cicatriziale, che però è senza valore biomeccanico. Esiste la possibilità di un trattamento mediante una plastica del legamento, quando mancano danni importanti alla cartilagine. In questo caso diventa necessaria anche un'ispezione dell'articola-

Tabella 7. Diagnostica radiologica della dissociazione scafo-lunata

Dissociazione incompleta o parziale

- angolo scafo-radiale > 70°
- scafoide mobile (Watson-test)
- semilunare stabile
- distanza scafo-lunare < 4 mm

Dissociazione completa con instabilità

- semilunare instabile (deformità DISI)
- distanza scafo-lunare > 4 mm

zione mediocarpica. Con un controllo di routine della mediocarpica si riscontrano lesioni legamentose, specialmente in sede ulnare, non visibili con la sola artroscopia radio-carpica [25]. In altri termini, si conferma che nelle instabilità carpali post-traumatiche possono essere danneggiate altre strutture, e non solo i legamenti interossei [14, 21, 27]. D'altra parte, ciò è già descritto nella distinzione tra "distacco" incompleto e completo (grado II e grado IV).

L'importanza dell'artroscopia dell'articolazione radio-carpica nelle instabilità carpali è indubbia: la diagnosi può essere fatta soltanto tramite artroscopia nei casi di traumi acuti poco chiari, il trattamento sotto controllo artroscopico ha successo, ed infine l'artroscopia permette di dare indicazioni importanti per il trattamento dell'instabilità carpale cronica [15]. Una classificazione del reperto endoscopico patomorfologico dei legamenti colpiti è necessaria per distinguere una lesione recente da una di vecchia data ed alterazioni fisiologiche da processi degenerativi.

Conclusioni

L'esame clinico e radiologico dell'articolazione del polso, dopo un trauma, non può escludere con sicurezza un'instabilità scafo-lunare o luno-piramidale. Come hanno evidenziato le artroscopie post-traumatiche dell'articolazione del polso, possono esistere anche instabilità isolate intercarpali e quindi una classificazione in 4 gradi è utile. Con questa suddivisione si può stabilire la terapia. Non esistono ancora dati sulla necessità di artrodesi intercarpali o plastiche dei legamenti in base al reperto artroscopico. Ulteriori esami possono essere effettuati per risolvere questo problema. Sarà però necessario utilizzare l'artroscopia per chiarire se il dolore post-traumatico del polso è resistente alla terapia. L'esame artroscopico permette di definire con precisione il substrato patomorfologico.

Per concludere, non bisogna mai dimenticare che prima di qualsiasi terapia si dovrebbe porre una diagnosi corretta, per permettere una terapia causale.

Bibliografia

1. Martinek H, Spaengler H (1977) Zur Traumatologie des Discus articularis des Handgelenkes. 2. Teil: Operative Behandlung und Ergebnisse. Arch Orthop Unfallchir 87:299-308
2. Haage H (1966) Die Arhtrographie des Handgelenkes.I. Das normale Gelenk und seine Variationen. Radiologe 6:50-57
3. Gilford WW, Bolton RH, Lumbrinudi C (1943) The mechanism of the wrist joint with special reference to fractures of the scaphoid. Guy's Hosp Rep 92:52-49
4. Dobyns JH e coll (1975) Traumatic instability of the wrist. Am Acad Orthop Surg Instr Course Lect 24, 182
5. Taleisnik J (1985) The wrist. Churchill Livingstone, New York

6. Navarro A (1921) Luxaciones del carpo. An Fac Med (Montevideo) 6:113
7. Cooney WP, Dobyns JH, Linscheid RL (1990) Arthroscopy of the wrist. Anatomy and classification of carpal instability. Arthroscopy 6:133-140
8. Kauer J (1974) The interdependence of carpal articulation chains. Acta Anatomica 88:481-501
9. Linscheid RL, Dobyns JA, Beabout JW, Bryan RS (1972) Traumatic instability of the wrist: diagnosis, classification and pathomechanisms. J Bone Joint Surg [Am]54:1612-1632
10. Linscheid RL, Dobyns JH (1993) Karpale Instabilitäten. Orthopaede 22:72-78
11. Mayfield JK, Johnson RP, Kilcoyne RK (1980) Carpal dislocations: Pathomechanics and progressive perilunar instability. J Hand Surg [Am]5:226-241
12. Mayfield JK (1984) Wrist ligamentous anatomy and pathogenesis of carpal instability. Orthop Clin North [Am]15:209-216
13. Sennwald G (1989) Das Handgelenk. Springer, Berlin Heidelberg New York, pp 94-97
14. Sennwald G, Kern HP, Jacob HAC (1993) Die Arthrose des Handgelenkes als Folge der karpalen Instabilität. Therapeutische Alternativen Orthopaede 22:65-71
15. Watson HK, Ashmead D, Marklouf MV (1988) Examination of the scaphoid. J Handsurg [Am]13:657-660
16. Hanker GJ (1991) Diagnostic and operative Arthroscopy of the wrist. Clin Orthop 236:165-174
17. Hempfling H (1995) Farbatlas der Arthroskopie aller Gelenke. Fischer, Stuttgart, pp 20-25
18. Hixson ML, Stewart CH (1990) Microvascular anatomy of the radioscapholunate ligament of the wrist. J Hand Surg [Am]5:279-282
19. Taleisnik J (1980) Posttraumatic carpal instability. Clin Orthop 149:73-82
20. Berger RA, Landsmeer JMF (1990) The palmar radiocarpal ligaments: A study of adult and fetal wrist joints. J Hand Surg [Am]15:847-854
21. Blevens AD, Light TR, Jablonski WS, Smith DG, Patwardhan AG, Guay ME, Woo TS (1989) Radiocarpal articular contact characteristics with scaphoid instability. J Hand Surg [Am]14:781-790
22. Wright TW, Del Charco M, Wheeler D (1994) Incidence of ligament lesions and associated degenerative changes in the elderly wrist. J Hand Surg [Am]19:313-318
23. Watson HK, Ballet FL (1984) The SLAC-wrist: Scapholunate advanced collapse pattern of degenerative arthritis. J Hand Surg [Am]9:358-365
24. Almquist EE, Bach AW, Sack JT, Fuhs STE, Newman D (1991) Four-bone ligament reconstruction for treatment of chronic complete scapholunate separation. J Hand Surg [Am]16:322-327
25. Fischer M, Sennwald G (1992) Die Arthroskopie in der Diagnostik der karpalen Instabilität. Helv Chir Acta 59:693 696
26. Kleinmann WB, Carroll IV CH (1990) Scapho-trapezio-trapezoid arthrodesis for treatment of chronic static and dynamic scapholunate instability: A 10-year perspective on pitfalls and complications. J Hand Surg [Am]15:408-414
27. Simmen BR, Bloch HR (1993) Handwurzelteilarthrodesen beim fortgeschrittenen karpalen Kollaps (SLAC-wrist) bei chronischer skapholunärer Instabilität und nach Skaphoidpseudarthrose. Orthopäde 22:79-85
28. Hempfling H (1992) Die Arthroskopie am Handgelenk. Wiss Verlagsgesellschaft, Stuttgart, pp 73-74
29. Poehling GG (1994) Arthroscopy of the Wrist and Elbow. Raven, New York
30. Jacob HAC, Kunz C, Sennwald G (1992) Zur Biomechanik des Carpus - Funktionelle Anatomie und Bewegungsanalyse der Carpalknochen. Orthoaede 21:81-87

31. McGinty (1991) Operative Arthroscopy. Raven Press, New York
32. Adolfsson L (1994) Arthroscopic diagnosis of ligament lesions of the wrist. J Hand Surg [Br]9:505-512
33. Conyers DJ (1990) Scapholunate interosseus reconstruction and imbrication of palmar ligaments. J Hand Surg [Am]15:690-700
34. Dautel G, Goudot B, Merle M (1993) Arthroscopic diagnosis of scapho-lunate instability in the absence of X-Ray abnormalities. J Hand Surg [Br]18:213-218
35. Fortems Y, Mawhinney I, Lawrence T, Stanley JK (1994) Traction radiographs in the diagnosis of chronic wrist pain. J Hand Surg [Br]19:334-337
36. Mugdal C, Hastings H (1993) Scapho-lunate diastasis in fractures of the distal radius. J Hand Surg [Br]18:725-729
37. North ER, Thomas S (1988) An anatomic guide for arthroscopic visualization of the wrist capsular ligaments. J Hand Surg [Am]13:815-822
38. North ER, Meyers S (1990) Wrist injuries: Correlation of clinical and arthroscopic findings. J Hand Surg [Am]15:915-920
39. Herbert TJ, Faithfull RG, McCann DJ, Ireland J (1990) Bilateral arthrography of the wrist. J Hand Surg [Br]15:233-235
40. Levinsohn EM, Palmer AK (1984) Arthrography of the traumatized wrist. Correlation with radiography and the carpal instability. Radiology 146:647-651
41. Kelly EP, Stanley JK (1990) Arthroscopy of the wrist. J Hand Surg [Br]15:236-242
42. Manaster BJ, Mann RJ, Rubenstein S (1989) Wrist pain: Correlation of clinical and plain film findings with arthrographic results. J Hand Surg [Am]14:466-473

Letture consigliate

Haage H (1996) Die Arthrographie des Handgeleuks. Orthopaede 22:72-78
Hempfling H (1986) Die arthroskopische Untersuchung des Schultergelenkes und des Ellenbogengelenkes, des oberen Sprunggelenkes, des Hand- und des Hüftgelenkes. Orthopädische Praxis 22:97-102
Hempfling H (1988) Neue Techniken der Arthroskopie. 2. Handgelenks Arthroskopie. Chir Praxis 39:231-244
Hempfling H (1988) Die Arthroskopie des Handgelenkes. In: Feldmeier Ch (ed) Sporttraumatologie 1 - Verletzungen und Schäden der Hand. W Zuckschwerdt, Müenchen Bern Wien, pp 328-332
Hempfling H (1991) Arthroskopische Operationen am Handgelenk. Klinische Arthrologie. Diagnostik-Klinik-Behandlung. Handbuch und Atlas für Klinik und Praxis. Ecomed, Landsberg, pp 58-63
Hempfling H (1991) Diagnostische Arthroskopie am Handgelenk. Klinische Arthrologie. Diagnostik-Klinik-Behandlung. Handbuch und Atlas für Klinik und Praxis. Ecomed, Landsberg, pp 32-34
Jacob HAC, Kunz C, Sennwald G (1992) Zur Biomechanik des Carpus - Funktionelle Anatomie und Bewegungsanalyse der Carpalknochen. Orthopaede 21:81-87
Martinek H (1977) Zur Traumatologie des Discus articularis des Handgelenkes. 1. Teil: Klinik und Diagnostik. Arch Orthop Unfallchir 87:285-297
Poehling G, Roth JH (1991) Articular Cartilage lesion of the wrist in operative arthroscopy. Raven, New York, pp 635-639

Le lesioni del legamento scafo-lunato nelle lesioni acute di polso. Diagnosi artroscopica, trattamento e risultati a medio termine

G. Peicha, F.J. Seibert, M. Fellinger, W. Grechenig

Il risultato finale del trattamento di fratture intrarticolari dell'estremità distale del radio è condizionato dal grado di riduzione ottenuta e dalla eventuale associazione di lesioni carpali. In particolar modo, lesioni legamentose intercarpali, misconosciute in urgenza, possono esitare in un quadro degenerativo dell'articolazione del polso. Con l'avvento dell'artroscopia, queste lesioni possono essere evidenziate e trattate precocemente.

Dal 1993, 30 pazienti con fratture intrarticolari distali di radio sono stati trattati con l'ausilio dell'artroscopia. In 12 casi (40%) sono state riportate anche lesioni del legamento scafo-lunato. Utilizzando la classificazione di Geissler [1], le lesioni riscontrate sono state in un caso di grado I, in 3 di grado II, in 6 di grado III ed in 2 di grado IV. I casi con lesioni di grado III e IV sono stati trattati chirurgicamente con una temporanea artrodesi scafo-lunata e scafo-capitata, per una marcata instabilità.

7 pazienti di questo gruppo (87.5%), sono stati rivisti clinicamente e radiologicamente con un follow-up medio di 3 anni. L'esame clinico prevedeva la valutazione del range articolare ed una valutazione soggettiva, mediante un questionario relativo al dolore ed alla capacità lavorativa. La forza di presa è stata misurata con il Jamar-test e comparata al polso controlaterale. Le proiezioni radiografiche sono state in AP, in LL ed in deviazione radiale ed ulnare.

I dati sono stati elaborati sulla base delle schede di valutazione di Jakim [2] e Cooney [3] e del sistema di valutazione a punti di Gartland e Werley [4], poi modificato da Sarmiento e coll. [5]. Risultati eccellenti sono stati raggiunti nel 100% dei nostri casi usando la scheda di valutazione di Gartland, nell'86% con la scheda di valutazione di Jakim e nel 60% sulla base della scheda di valutazione di Cooney. Relativamente al questionario soggettivo, tutti i casi sono stati eccellenti o buoni.

Le fratture intrarticolari distali di radio sono l'evenienza più frequente nei pazienti traumatizzati. Il trattamento conservativo dà risultati soddisfacenti a lungo termine nella maggior parte dei pazienti. È d'altronde vero che il risultato finale è notevolmente condizionato dalla contemporanea presenza di lesioni carpali [6-9]. Le lesioni concomitanti di solito interessano il complesso della fibrocartilagine triangolare (TFCC) ed i legamenti intrinseci prossimali del carpo.

Universitätsklinik für Unfallchirurgie, Universitätsklinikum, Graz, Österreich

Il legamento scafo-lunato è fondamentale per la biomeccanica e la stabilità del polso [10] e la sua lesione, se misconosciuta, causa disturbi cronici. La lesione completa di questo legamento determina la dissociazione scafo-lunata ed esiti degenerativi del polso [11]. Molti Autori hanno descritto come siano nettamente migliori i risultati dei pazienti trattati in urgenza, rispetto ai casi trattati a distanza di tempo [12, 13].

L'associazione di lesioni del legamento scafo-lunato e di fratture intrarticolari distali del radio è riportata spesso in letteratura. Hanker e collaboratori hanno trovato il 75% di lesioni del legamento scafo-lunato (SL) nei loro casi [14], mentre Geissler e collaboratori nel 32% [1]. In un nostro studio abbiamo diagnosticato lesioni del legamento SL in circa metà dei casi trattati [6, 7] e in un lavoro recente Schädel - Höpfner e collaboratori riportano lesioni del legamento SL con un'incidenza del 59%, tra i casi valutati artroscopicamente per fratture del radio [15].

Il trattamento delle fratture intrarticolari distali di radio può essere difficoltoso, perché spesso in urgenza i segni di lesioni concomitanti del legamento SL sono assenti. Ciò nonostante, esistono segni "indiretti", come l'aumento del gap fra scafoide e semilunare (> 2 mm comparato al polso controlaterale, detto "segno di Terry Thomas"), un profilo triangolare del gap SL, o una rima di frattura che decorre fra le faccette scafoidea e semilunare, diretta verso l'articolazione SL. A causa di questi problemi diagnostici, e la frequente indisponibilità ad eseguire in urgenza esami come la risonanza magnetica nucleare (RMN) o la radiocinematografia, abbiamo introdotto, dal 1993, l'uso dell'artroscopia in urgenza per trattare le fratture intrarticolari distali del radio. Questa metodica offre la possibilità di una visione diretta della superficie articolare fratturata del radio, così come la possibilità di valutare e trattare lesioni carpali concomitanti [16, 6-9]. Precedentemente era stata usata a soli scopi diagnostici per valutare problematiche croniche del polso.

Lo scopo di questo lavoro è quello di dimostrare le possibilità diagnostiche e terapeutiche dell'artroscopia di polso nel trattamento delle fratture distali di radio e delle concomitanti lesioni del legamento scafo-lunato. In seguito sono riportati i risultati a medio-termine di questa procedura artroscopica.

Trattamento chirurgico

Dal 1993, 30 casi con fratture intrarticolari distali di radio sono stati trattati artroscopicamente. L'artroscopia era effettuata se si presumeva una lesione carpale concomitante oppure se il risultato del trattamento conservativo si dimostrava insoddifacente. Il secondo era di solito associato ad un persistente slivellamento intrarticolare. L'artroscopia è stata eseguita in media a 6 giorni dal trauma (range 1-28 gg). Sono stati trattati 18 maschi e 12 femmine con un'età media di 38 anni (range 18-82 aa). In 23 casi sono stati repertati traumi isolati del polso, mentre in 7 casi si è trattato di politraumatizzati. La lesione interessava in 17 casi il lato dominante, mentre 13 pazienti hanno subito le fratture dal lato non-dominante. Utilizzando la cassificazione AO [17], abbiamo rilevato 2 casi B1, 1 caso B3, 7 casi C1, 4 casi C2 e 16 casi C3. Ci sono state, inoltre, due fratture esposte, una di I grado ed una di II grado.

In 12 pazienti (40%) sono state riscontrate anche lesioni del legamento scafo-lunato. Utilizzando la valutazione di Geissler [1] sono risultati 1 caso di I grado, 3 casi di II grado, 6 casi di III grado e 2 casi di IV grado. Negli 8 casi di grado III e IV, è stata riscontrata una marcata instabilità intraoperatoria, praticando il test di Watson modificato (Tab. 1). Questi pazienti sono stati successivamente stabilizzati mediante una tecnica miniinvasiva. A distanza di un periodo medio di 36.3 mesi (range 21-48 mesi), 7 casi di questo gruppo (87.5%) sono stati rivisti clinicamente e radiograficamente (Tab. 2).

Il follow-up consisteva nella valutazione radiografica mediante le proiezioni in AP, LL e sotto stress radiale e ulnare per valutare gli angoli radiali e per una instabilità residua. Nei pazienti consenzienti sono state eseguite Rx bilaterali per una comparazione diretta con il lato sano. La valutazione clinica includeva la misurazione bilaterale dell'escursione articolare (Range Of Motion - ROM) e della forza di presa, mediante il Jamar-dinamometro (Cedaron) (Fig. 1).

L'abilità lavorativa ed il ritorno alle attività quotidiane precedenti sono stati valutati mediante un colloquio. Inoltre i pazienti hanno risposto ad un questionario soggettivo che valutava il dolore, la diminuzione della forza di presa e la diminuzione della articolarità, con punteggi da 0 a 3 punti.

Tabella 1. Casistica

Sesso	Età	Classificazione AO	Lato	Dominante	Lesione legamento SL	Intervento
M	53	B1	Destro	si	IV	X
F	47	C1	Sinistro	no	III	X
F	50	C1	Destro	si	III	X
M	26	C2	Sinistro	no	III	X
M	34	C1	Destro	si	III	X
F	38	C3	Sinistro	no	III	X
F	82	C3	Destro	si	II	
M	34	B1	Sinistro	no	IV	X
F	21	C2	Destro	si	III	X
M	54	C3	Sinistro	no	II	
M	41	C3	Sinistro	no	II	
F	50	C3	Destro	si	I	

Tabella 2. Classificazione delle lesioni del legamento SL secondo Hempfling

Grado	Cartilagine	Legamento	Spazio interosseo
I	Difetto	Stabile	
II	Difetto	Instabile	Aumento dello spazio SL sotto stress
III	Difetto	Distacco parziale	Si può inserire l'uncino palpatore fra scafoide e semilunato
IV	Difetto	Rottura completa	Il palpatore può essere ruotato di 360° e lo spazio può essere attraversato dal palpatore e/o dall'artroscopio

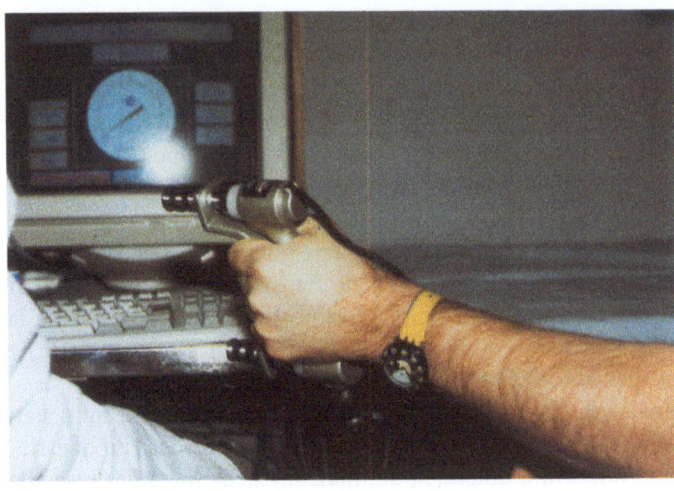

Fig. 1. Il dinamometro di Jamar per la misurazione della forza di presa

Tutti i dati sono stati elaborati mediante le schede valutative di Jakim [2], Cooney [3], così come con il sistema di Gartland e Werley [4] poi modificato da Sarmiento e coll. [5].

Tecnica chirurgica

Sono stati pubblicati vari lavori relativi alla tecnica chirurgica artroscopica [6-9]. Con il paziente posizionato supino sul letto traumatologico, il polso infortunato è sottoposto a moderata trazione mediante un dispositivo dedicato [6, 7] (Fig. 2). La frattura viene ridotta sotto controllo scopico.

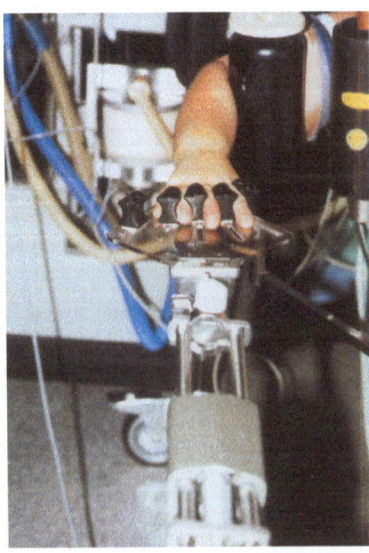

Fig. 2. Tavoletta di trazione (Maquet) con dispositivo speciale di trazione per artroscopia di polso

Viene eseguita un'artrografia in 2 o 3 tempi [18] (Fig. 3). Successivamente l'artroscopia segue i principi dettati da Whipple [19] tramite i portali di accesso standard [20] (Fig. 4) mediante un'ottica a 30° di 2.7 mm.

Quando si esplora con l'artroscopio una frattura in acuto, è necessario l'uso di mini-shavers e di una pompa d'infusione della soluzione fisiologica, al fine di evacuare l'accumulo ematico e permettere un corretto debridement. Solamente con questa metodica è possibile ottenere una buona visibilità intrarticolare e quindi una valutazione accurata della frattura e delle lesioni associate. La riduzione delle fratture radiali è ottenuta con fili di K percutanei [21] (Fig. 5). Questi fili possono essere il trattamento definitivo o servire da guida a viti cannulate.

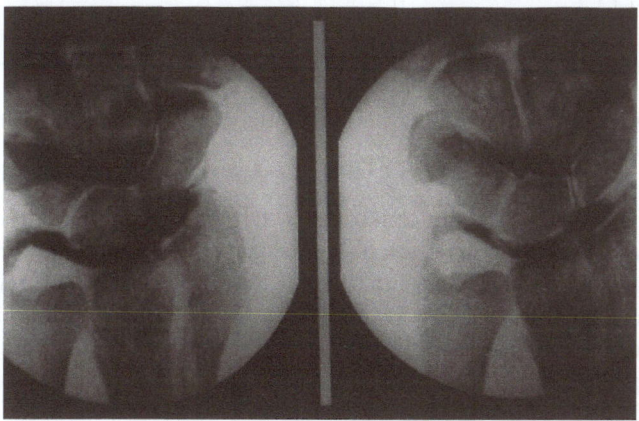

Fig. 3. W.G., 38 anni, femmina, frattura di tipo C, artrografia mediocarpale positiva, il mezzo di contrasto passa attraverso lo spazio scafo-lunato nell'articolazione radiocarpica (lesione SL di III grado)

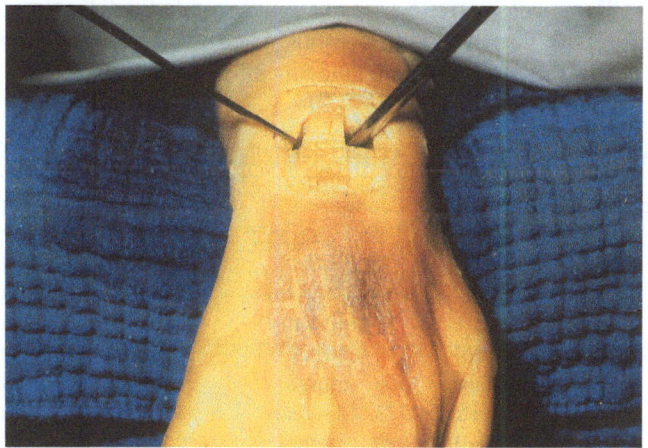

Fig. 4. Preparato anatomico di un polso destro che evidenzia i portali artroscopici. L'artroscopio è posto nel portale 3-4, l'uncino nel portale 6R

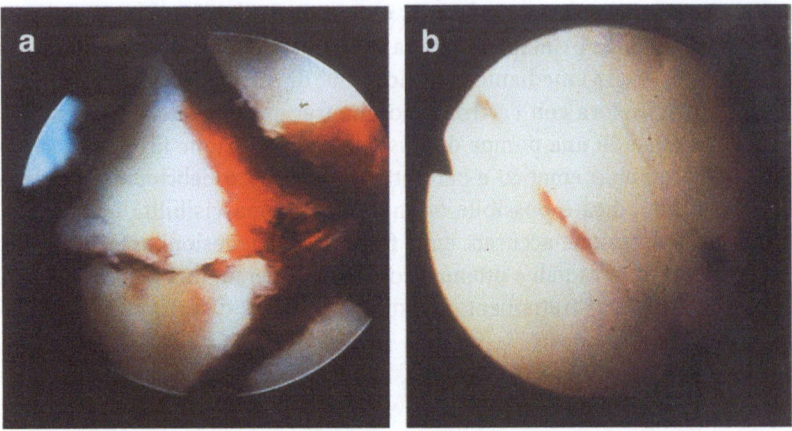

Fig. 5a, b. Quadro artroscopico di una frattura intrarticolare di tipo C, **a** prima e **b** dopo riduzione a cielo chiuso

Recentemente, alcuni casi sono stati trattati con fili di K. perché questi assicuravano una buona stabilità. Dopo aver completato la stabilizzazione della frattura, si procede ad una valutazione artroscopica. Quando si associa una lesione dei legamenti carpali (legamenti intrinseci e TFCC), si pratica un trattamento miniinvasivo in contemporanea. I casi con lesioni di grado I e II, secondo la valutazione di Hempfling [22] (Tab. 3) e Geissler [1], non sono stati trattati chirurgicamente, mentre lesioni di III e IV grado sono state stabilizzate nel caso in cui, in sede intraoperatoria, si repertava un'instabilità col test di Watson modificato (Fig. 6). L'instabilità poteva essere verificata in artroscopia, premendo manualmente sul polo distale dello scafoide sul lato volare. Inoltre, la stabilità è saggiata usando l'uncino palpatore o la scopia. Il sanguinamento intrarticolare è considerato come un segno patognomonico di lesione acuta dei legamenti (Fig. 7). Se l'articolazione SL è instabile, l'allineamento corretto è raggiunto utilizzando fili di K. percutanei, come "joy-sticks" (Fig. 8). La riduzione è assistita in artroscopia tramite i portali radiocarpale o medio-carpale, che permettono una più accurata valutazione.

Tabella 3. Risultati ottenuti mediante i criteri di valutazione di Jakim, Cooney e Gartland

Follow-up	Jakim		Cooney		Gartland*	Soggettivo
51 mesi	100	(ottimo)	100	(ottimo)	0 (ottimo)	ottimo
48 mesi	82	(buono)	65	(discreto)	5 (buono)	buono
46 mesi	89	(buono)	75	(discreto)	2 (ottimo)	buono
36 mesi	95	(ottimo)	100	(ottimo)	1 (ottimo)	ottimo
34 mesi	95	(ottimo)	100	(ottimo)	1 (ottimo)	buono
33 mesi	75	(discreto)	75	(discreto)	3 (buono)	buono
21 mesi	95	(ottimo)	90	(ottimo)	0 (ottimo)	ottimo

*Lo score di Gartland premia il risultato migliore con il punteggio più basso

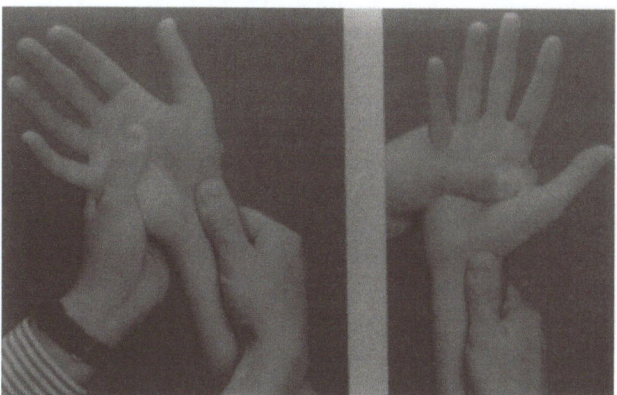

Fig. 6. "Watson-test" modificato

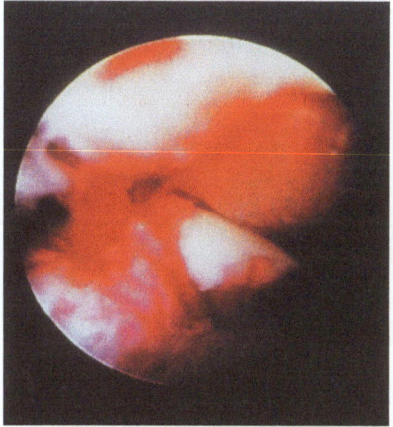

Fig. 7. Quadro artroscopico di una lesione acuta SL di grado III ed una frattura intrarticolare di tipo C

Successivamente le articolazioni SL o luno-piramidale sono stabilizzate mediante un'artrodesi temporanea SL o scafo-capitata (SC) con fili di K. (Fig. 9). La posizione viene poi mantenuta per 8 settimane mediante un apparecchio gessato oppure un fissatore esterno.

Un'artrografia a distanza viene fatta prima di rimuovere i fili di K. Se non c'è passaggio del mezzo di contrasto, si può presumere la guarigione dei legamenti e quindi i fili sono rimossi. Questa situazione è stata trovata in tutti i nostri casi [6, 7] (Fig. 10).

Valutazioni a distanza

Sette degli otto casi con lesioni dello scafo-lunato, trattate chirurgicamente (87.5%), sono stati rivisti dopo un periodo medio di 36.3 mesi (range 21-51 mesi) (Tab. 3).

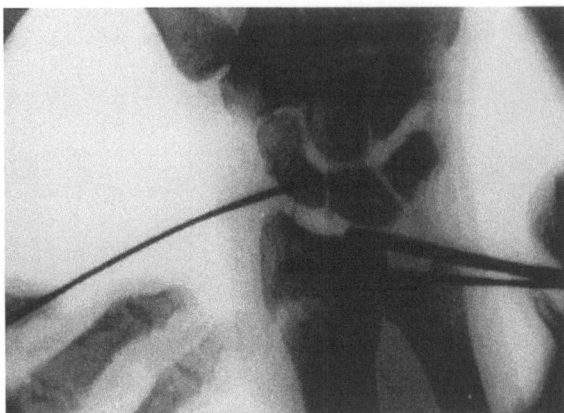

Fig. 8. Riduzione a cielo chiuso e riallineamento dell'articolazione SL usando i fili di K. percutanei come "joy-sticks" (S.C., 21 anni, femmina, frattura di tipo C 2.1, lesione di grado III del legamento SL, lesione del TFCC di tipo I D secondo Palmer). Il filo di K percutaneo sta riducendo lo scafoide sublussato (ruotato)

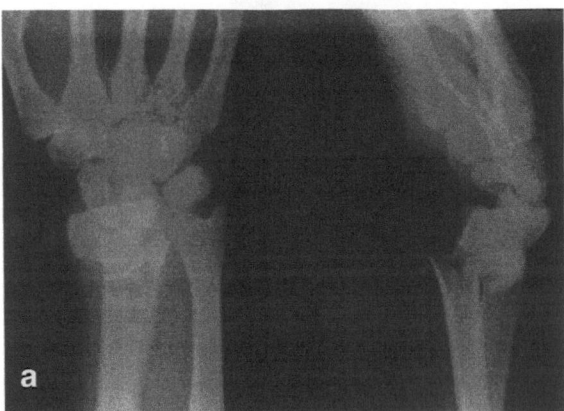

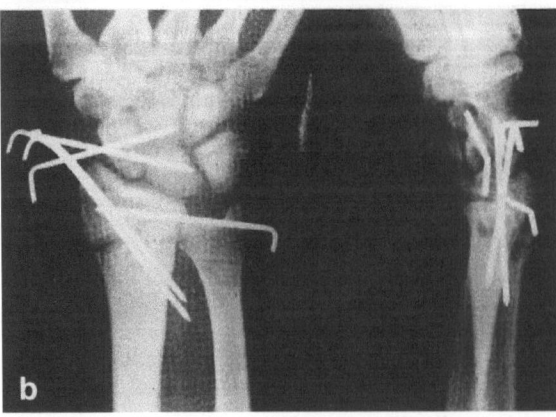

Fig. 9 a,b. S.C. (stesso caso della Fig. 8). **a** Rx pre- e **b** postoperatoria dopo sintesi della frattura e artrodesi temporanea delle SL e SC mediante fili di K. percutanei

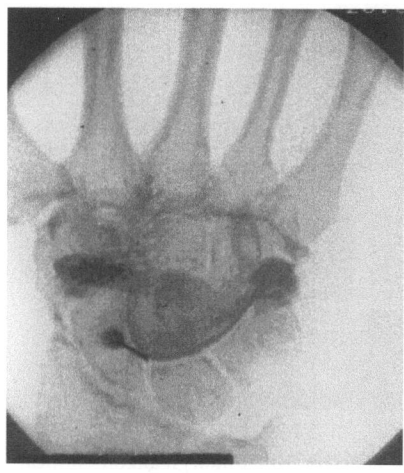

Fig. 10. S.G., 50 anni, femmina, frattura di tipo C1, lesione di III grado del legamento SL. Artrografia di controllo 8 settimane dopo rimozione dei fili: non c'è passaggio di mezzo di contrasto attraverso lo spazio SL

L'età media al follow-up è stata di 35 anni (21-53 aa.). Il rapporto maschi:femmine è stato di 4:3, il rapporto lato dominante: non dominante è stato 3:4.

Follow-up radiologico

Le lesioni degenerative sono state classificate secondo Knirk e Jupiter [23]. Inoltre, abbiamo focalizzato l'attenzione sulla larghezza dell'articolazione scafo-lunata (nelle proiezioni sotto stress) e sugli angoli radio-carpici, paragonandoli ai controlaterali.

In tutti i casi rivisti, controllati radiograficamente, l'angolo radio-carpale, il tilt volare e la lunghezza relativa del radio sono risultati normali. Utilizzando il sistema di Knirk e Jupiter, 3 casi non hanno rivelato segni di artrosi (Fig. 11), mentre 4 casi hanno mostrato degenerazioni di I grado (Fig. 12).

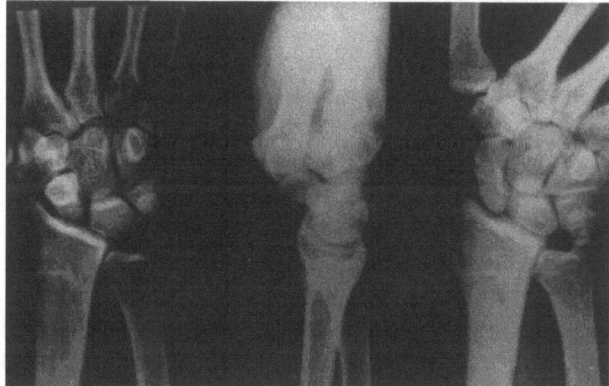

Fig. 11. S.C. (stesso caso della Fig. 3), follow-up a 21 mesi. Non evidenziabili segni di artrosi post-traumatica, gli angoli radiocarpici sono normali, lo spazio SL è leggermente aumentato. Risultato eccellente in tutte le valutazioni (Tab. 2)

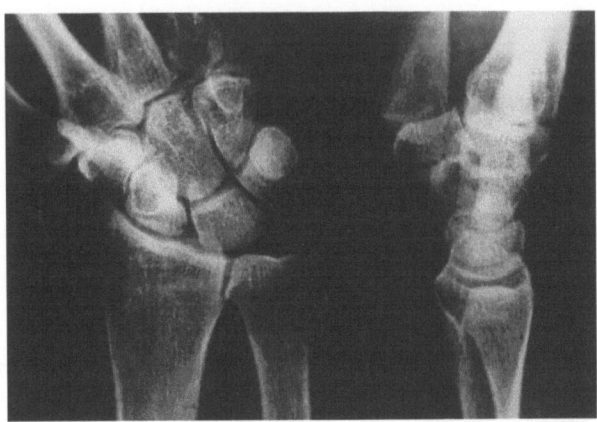

Fig. 12. K.R., 45 anni, femmina, follow-up a 46 mesi. Artrosi di I grado, gli angoli radiocarpici sono normali, lo spazio SL è uguale al controlaterale (1 mm). Risultato da eccellente (Gartland) a discreto (Cooney) (Tab. 2)

4 casi non hanno mostrato modificazioni nel gap SL comparativamente al lato controlaterale. Sebbene abbiamo riscontrato un gap di 6 mm in 1 caso, il valore corrispondeva al controlaterale. Un paziente aveva 1 mm di differenza nella posizione in neutro, mentre un altro aveva 2 mm di differenza in posizione di stress ulnare.

Escursione articolare

La dorsiflessione media del polso infortunato è stata di 51° (range 43-68°) rispetto a 67° (range 54-80°) nel polso controlaterale, con una perdita di escursione di 10°.

La flessione palmare media del polso lesionato è stata di 61° (range 50-70°) rispetto a 63.5° (range 47-77°) del polso controlaterale. La deviazione radiale media non ha evidenziato differenze significative fra il lato colpito (49°, range 40-66°) e l'altro polso (49°, range 46-56°). Così anche la deviazione ulnare non ha evidenziato differenze significative fra il lato traumatizzato (41°, range 38-50°) ed il controlaterale (41.5°, range 28-53°). La supinazione e la pronazione sono state lievemente ridotte nei polsi lesionati di tutti i pazienti.

Forza di presa (Fig. 1)

Se la lesione aveva interessato il lato dominante, la media della forza di presa massimale è stata di 41 Newton (range 36-49) comparativamente alla forza media massimale del lato non interessato di 38 Newton (range 28-55). Se il lato colpito non era il dominante, la media della forza massimale di presa è stata di 32.5 Newton (range 30-36.5) del lato colpito contro i 41.5 Newton (range 28-35) del lato non colpito.

Punteggi (Tab. 2)

Basandoci sul sistema di Jakim (Fig. 13), il punteggio medio è stato di 90 punti (range 75-100), classificati come risultati eccellenti. Utilizzando il sistema di Cooney (Fig. 14), il punteggio medio è stato di 86.4 punti (range 65-100), che identificava risultati buoni. Valutando i casi col sistema di Gartland e Werley (Fig. 15), i pazienti rilevavano una media di 1.5 punti (range 0-5), considerati come risultati eccellenti. Il questionario soggettivo ha dato risultati eccellenti o buoni in tutti i casi (Fig. 16).

Sei pazienti hanno ripreso a lavorare dopo un periodo medio di 14 settimane (range 9-14), un paziente ha interrotto il lavoro per limiti di età in questo periodo.

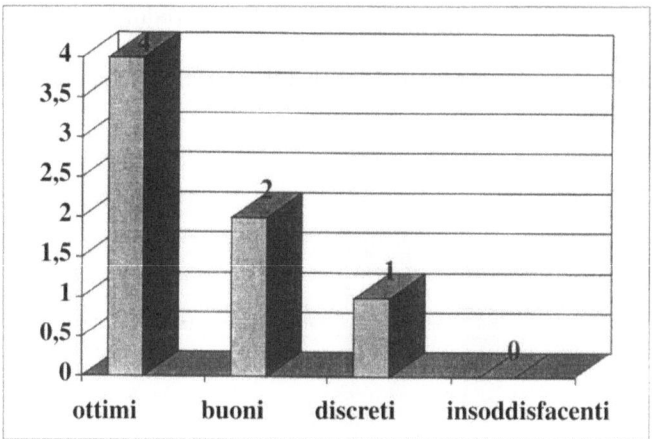

Fig. 13. Risultati secondo la valutazione di Jakim [2]

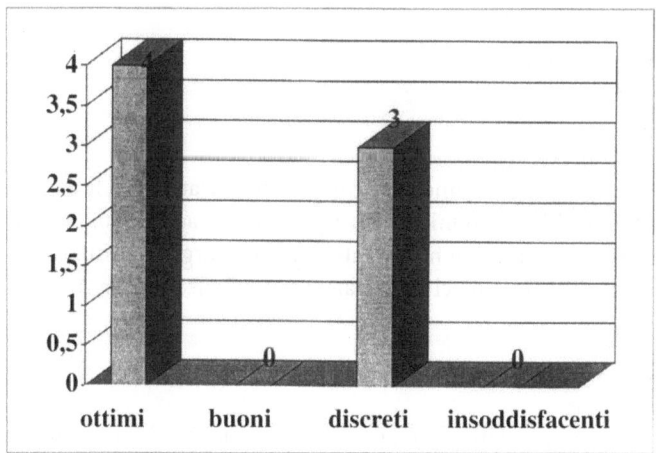

Fig. 14. Risultati secondo la valutazione di Cooney [3]

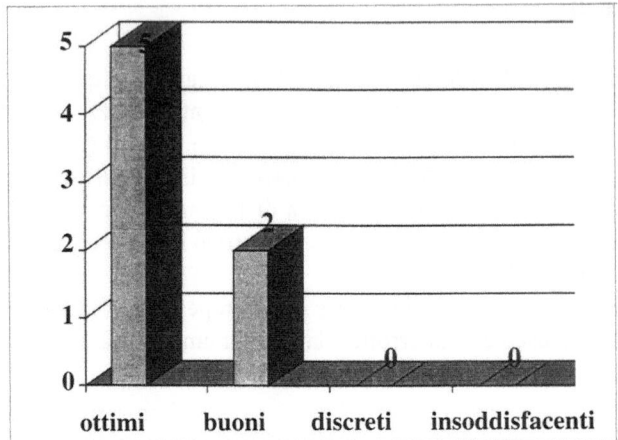

Fig. 15. Risultati secondo la valutazione di Gartland-Wrerley [4] modificata da Sarmiento [5]

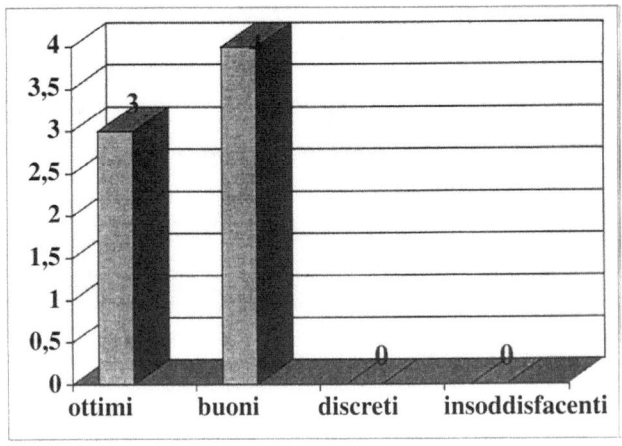

Fig. 16. Risultati del questionario soggettivo

Complicanze

Nessuno dei 7 pazienti ha lamentato complicanze relative alla lesione scafo-lunata o al trattamento chirurgico iniziale. In 1 paziente, a causa di una nuova scomposizione, si è reso necessario un nuovo intervento chirurgico di osteosintesi con placca per frattura di radio. Non ci sono state infezioni o lesioni nervose.

Scelte terapeutiche

La riduzione chiusa delle fratture distali di radio e l'immobilizzazione con apparecchio gessato rimangono il trattamento di scelta in molti casi. Comunque, molti Autori raccomandano un approccio terapeutico individuale nei pazienti giovani e nei soggetti attivi [24-27]. Inoltre, ci sono molte lesioni carpali concomitanti che sono di difficile diagnosi e per questo facilmente misconosciute in urgenza [28-30]. Questo genere di problemi condiziona negativamente l'esito a distanza nella popolazione più giovane [31, 32]. Così che, una diagnosi precoce e precisa delle lesioni dei legamenti intrinseci ed un appropriato precoce trattamento, determinano risultati soddisfacenti [12, 13, 33-35].

Questa è la ragione per cui le lesioni traumatiche acute dei legamenti scafo-lunati devono essere trattate chirurgicamente. Se non sono identificate e corrette in prima istanza, causano disturbi cronici ed alterazioni degenerative, determinati dall'alterata cinematica del polso. La dissociazione del movimento sinergico di scafoide e semilunare determina la degenerazione della cartilagine articolare e, quindi, l'osteoartrosi a lungo termine, esitando alla fine in quella condizione nota come "collasso scafo-lunato avanzato" o "SLAC lesions" (Scapholunate Advanced Collaps) (Fig. 17) [34, 36-38].

Le lesioni del legamento scafo-lunato sono state frequentemente osservate in quei casi di fratture intrarticolari del radio con la rima di frattura posta tra le fossette scafoidea e semilunare del radio [39]. Queste lesioni sono spesso causate dal trauma con la mano dorsiflessa, pronata e ulnarizzata [10, 18, 40]. La concomitanza di lesioni del legamento scafo-lunato con le fratture intrarticolari distali del radio è ben descritta in letteratura [1, 6, 7, 18]. Comunque, la diagnosi in urgenza di lesione del legamento scafo-lunato è difficile mediante la radiografia standard, mentre metodiche come l'artrografia [18] e l'artroscopia [6, 7, 34, 41-43] facilitano di molto tale diagnosi. RMN e cineradiografia sono metodiche buone, ma difficilmente praticabili in urgenza.

I possibili trattamenti delle lesioni dello SL possono essere una temporanea artrodesi della rima carpale prossimale [6-9], ricostruzione a cielo aperto e la sintesi con viti (viti di Herbert-Whipple), così come la fissazione con colla di fibrina. Nel 1994, Viegas [44] ha riportato una tecnica di ricostruzione a cielo aperto successiva ad una valutazione artroscopica.

Oltre alla esatta diagnosi, uno dei vantaggi della metodica artroscopica è

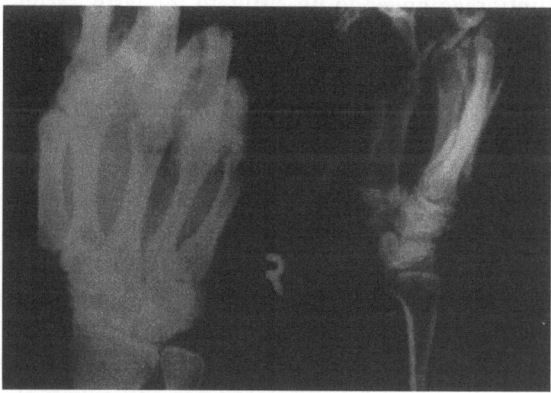

Fig. 17. Lesione di tipo "SLAC" in un paziente di 50 anni, maschio, dopo lesione SL misconosciuta

sicuramente la visualizzazione diretta della stabilizzazione temporanea dell'artrodesi percutanea. Comunque, una riparazione diretta dei legamenti lesionati non è possibile con questa metodica in artroscopia.

Oltre a questi trattamenti chirurgici primari, sono state pubblicate varie tecniche ricostruttive secondarie, come trasferimenti autologhi di tendini [45], ricostruzione transossea dei legamenti [46, 47], artrodesi parziali [48-50] e rimozione della prima filiera carpale [51]. Queste tecniche non sempre offrono risultati brillanti. In un lavoro recente Weiss e coll. [52] hanno riportato i risultati di una tecnica che prevede l'uso di un trapianto osso-retinacolo-osso per la ricostruzione del legamento scafo-lunato, associato ad una artrodesi temporanea con fili di K. al fine di garantire a medio termine una stabilità del sistema.

Comunque, pensiamo che alla luce degli scarsi risultati ottenuti nella maggior parte delle ricostruzioni legamentose secondarie, il trattamento chirurgico in artroscopia d'urgenza nei casi di grado III e IV sia da tenere in considerazione in particolar modo per i pazienti giovani o appartenenti alla quarta e quinta decade di vita. Le lesioni di I e II grado non richiedono trattamenti chirurgici e consolidano in un apparecchio gessato. La tecnica chirurgica artroscopica raffinata è giustificata anche dal punto di vista economico. Specialmente nei casi di instabilità cronica con degenerazioni artrosiche tali da influenzare la capacità lavorativa e produttiva del paziente. Beickert e collaboratori [53] hanno riscontrato condizioni patologiche del legamento scafo-lunato e/o del luno-piramidale nel 31% di una casistica di 199 pazienti sottoposti ad artroscopia per problemi cronici a polsi precedentemente traumatizzati. Un'alta percentuale di questi pazienti ha mostrato lesioni del legamento SL successive a fratture intrarticolari distali di radio.

Considerando la gravità dei quadri fratturativi e le concomitanti lesioni carpali della nostra piccola casistica, il quadro di artrosi rilevato è compreso nel range previsto e non sembra influenzato dalla coincidente lesione del legamento SL.

La larghezza dello spazio SL ad un follow-up di 3 anni non influenza i risultati soggettivi, che sono stati eccellenti in tutti i casi. Un paziente che aveva mostrato un aumento del gap (6 mm in entrambi i polsi) ha totalizzato 82 punti, raggiungendo un risultato buono sulla base del sistema di valutazione di Jakim, e 65 punti, raggiungendo un risultato modesto, secondo il sistema di valutazione di Cooney. L'escursione articolare e la forza di presa sono state nella maggior parte dei casi sovrapponibili al polso controlaterale. I due pazienti che hanno mostrato un aumento del gap SL (rispettivamente 1 e 2 mm) hanno totalizzato risultati eccellenti in tutte le valutazioni, e l'escursione articolare e la forza di presa sono state sovrapponibili.

Soprattutto l'escursione articolare di tutti i pazienti con lesione del legamento SL non ha mostrato differenze significative, rispetto al polso controlaterale, esclusa la dorsiflessione (10° circa di deficit). Comunque, questo non sembra dovuto alla lesione dello SL, ma proprio alle caratteristiche della frattura (soprattutto le fratture C3 secondo la classificazione AO). Non sono significativamente limitate la flessione palmare, la deviazione ulnare e radiale e la prono-supinazione.

Relativamente alla presa di forza, solo i pazienti colpiti al lato non dominante hanno dimostrato una perdita significativa. Questo blocco potrebbe essere recuperato con una intensa fisioterapia.

Conclusioni

L' artroscopia di polso è una tecnica di complessa esecuzione, scarsamente invasiva, che ha recentemente assunto un ruolo sempre maggiore. È la sola tecnica che permette l'esatta riduzione delle fratture intra-articolari distali del radio e la diagnosi diretta e riproducibile delle lesioni dei legamenti intrinseci carpali e del complesso della fibrocartilagine triangolare. L'artrodesi temporanea del carpo, sotto visione artroscopica, può essere effettuata nello stesso tempo chirurgico. Nella nostra esperienza questa tecnica poco invasiva garantisce risultati eccellenti o buoni nel 100% dei pazienti (Fig. 9). Allo stesso modo, in relazione alla scheda di valutazione usata, sono stati ottenuti risultati oggettivi eccellenti o buoni nel 60-100% dei pazienti (Figg. 6-8).

Riteniamo che la tecnica artroscopica sia utile e giustificata per evitare le complicanze tardive causate dalle lesioni legamentose. Ciò nondimeno questo permetterebbe al chirurgo di evitare interventi chirurgici più tardivi che non sempre portano a risultati brillanti. Raccomandiamo il trattamento artroscopico simultaneo delle fratture intrarticolari dell'estremo distale del radio e le lesioni concomitanti del legamento intrinseco scafo-lunato nei pazienti giovani e di mezza età, se le radiografie e l'artrografia evidenziano la loro coesistenza.

Bibliografia

1. Geissler WB, Freeland AE, Savoie FH, McIntyre LW, Whipple TL (1996) Intracarpal soft tissue lesions associated with an intraarticular fracture of the distal end of the radius. J Bone Joint Surg [Am]78:357-365
2. Jakim I, Pieterse HS, Sweet MBE (1991) External fixation for intra-articular fractures of the distal radius. J Bone Joint Surg [Br]73:302-306
3. Cooney WP, Bussey R, Dobyns JH, Linscheid RL (1987) Difficult wrist fractures. Perilunate fracture-dislocations of the wrist. Clin Orthop 214:136-147
4. Gartland JJ, Werley CW (1951) Evaluation of healed Colles' fractures. J Bone Joint Surg [Am]33:895-907
5. Sarmiento A, Pratt GW, Berry NC, Sinclair WF (1975) Colles' fractures: functional bracing in supination. J Bone Joint Surg [Am]57:311-317
6. Peicha G, Seibert FJ, Fellinger M, Grechenig W, Schippinger G (1997) Lesions of the scapholunate ligaments in acute wrist trauma – arthroscopic diagnosis and minimally invasive treatment. Knee Surg Sports Traumatol Arthrosc 5:176-183
7. Peicha G, Fellinger M, Seibert FJ, Grechenig W, Schippinger G (1997) Skapholunäre Bandverletzungen beim akuten Handgelenktrauma. Arthroskopische Diagnose und minimal invasive Therapie. Unfallchirurg 100:430-437
8. Seibert FJ, Fellinger M, Grechenig W (1995) Handgelenksarthroskopie – minimal invasive Versorgung distaler intraartikulärer Radiusfrakturen. Minimal Invasive Chirurgie 4:112–119
9. Seibert FJ, Fellinger M, Grechenig W, Peicha G, Passler J (1995) Radiusfraktur loco typico–arthroskopische Diagnose und minimal invasive Therapie von Zusatzverletzungen. Arthroskopie 8:273-280
10. Mayfield IK, Johnson RP, Kylcoyne RK (1980) Carpal dislocations: pathomechanics and progressive perilunar instability. J Hand Surg [Am]5:226-241

11. Watson HK, Brenner LH (1985) Degenerative disorders of the wrist. J Hand Surg [Am]10:100
12. Cooney WP, Dobyns JH, Linscheid RL (1990) Arthroscopy of the wrist: Anatomy and classification of carpal instability. Arthroscopy 6:133-140
13. Mudgal C, Hastings H (1993) Scapholunate diastasis in fractures of the distal radius: Pathomechanics and treatment options. J Hand Surg [Br]18:725-729
14. Hanker GJ (1991) Arthroscopic evaluation of intraarticular distal radius fractures. 46° Annual Meeting of the American Society for Surgery of the Hand. Orlando, Florida
15. Schädel-Höpfner M, Böhringer G, Lemke T, Gotzen L (1998) Zur Häufigkeit der skapholunären Dissoziation bei distalen Radiusfrakturen. Akt Traumatol 28:71-73
16. Fellinger M, Grechenig W, Seibert FJ, Weiglein A, Peicha G, Clement H (1995) Arthroskopische Refixationstechniken des Diskus triangularis beim frischen Handgelenktrauma. Arthroskopie 8:294-298
17. Müller ME, Allgöwer M, Schneider R, Willenegger H (1992) Die umfassende Klassifikation der Frakturen der langen Röhrenknochen. In: Müller ME et al (eds) Manual der Osteosynthese–AO-Technik. Springer, Berlin Heidelberg New York, pp 134-136
18. Grechenig W, Fellinger M, Seibert FJ, Peicha G (1996) Die Arthrographie des Handgelenkes beim frischen Trauma. Unfallchirurg 99:260-266
19. Whipple TL, Marotta JJ, Powell JH (1986) Techniques of wrist arthroscopy. Arthrosc 2:244-252
20. Grechenig W, Fellinger M, Seibert FJ, Weiglein A (1995) Anatomie der Zugangswege zur Handgelenksarthroskopie. Arthroskopie 8:259-263
21. Wolfe SW, Easterling KJ, Yoo HH (1995) Arthroscopic assisted reduction of distal radius fractures. Arthroscopy 11:706-714
22. Hempfling H (1995) Das Handgelenk. In: Hempfling H (ed) Farbatlas der Arthroskopie großer Gelenke. Fischer, Stuttgart Jena New York
23. Knirk JL, Jupiter JB (1986) Intra-articular fractures of the distal radius in young adults. J Bone Joint Surg [Am]68:647-659
24. Jupiter JB (1997) Complex articular fractures of the distal radius: classification and management. J Am Acad Orthop Surg 5:119-129
25. Petracic B (1997) Indikation zur Behandlung der distalen Radiusfraktur bei Erwachsenen. Akt Traumat 27:2-6
26. Rieger H, Klein W, Dee W, Brug E (1997) Behandlung und Prognose der distalen Radiusfraktur. Akt Traumat 27:61-63
27. Voigt C, Rahmanzadeh R (1997) Verletzungen des Handgelenks einschließlich der Handwurzel. Unfallchirurg 100:56-68
28. Dautel G, Gardot B, Merle M (1993) Arthroscopic diagnosis of scapholunate instability in the absence of X-ray abnormalities. J Bone Joint Surg [Br]18: 213-218
29. Dautel G, Merle M (1997) Chondral lesions of the midcarpal joint. Arthroscopy 13:97-102
30. Gilula LA, Weeks PM (1978) Post-traumatic ligamentous instabilities of the wrist. Radiology 129: 641-651
31. Kwasny O, Schabus R, Hertz H (1990) Ergebnisse von konservativ behandelten Radiusfrakturen an typischer Stelle. Akt Traumatol 20:1-5
32. Pechlaner S (1994) Distorsion am Handgelenk. In: Hempfling H(ed) Die Arthroskopie am Handgelenk. Wissenschaftliche Verlagsgesellschaft, Stuttgart, pp 43-48
33. Kleinman WB, Carroll IV° CH (1990) Scapho-trapezio-trapezoid arthrodesis for treatment of chronic static and dynamic scapho-lunate instability: A 10-year perspective on pitfalls and complications. J Hand Surg [Am]15:408-414

34. Sennwald G, Kern HP, Jacob HAC (1993) Die Arthrose des Handgelenkes als Folge der karpalen Instabilität. Therapeutische Alternativen. Orthopäde 22:65-71
35. Simmen BR, Bloch HR (1993) Handwurzelarthrodesen beim fortgeschrittenen karpalen Kollaps (SLAC-wrist) bei chronischer skapholunärer Instabilität und nach Skaphoidpseudarthrose. Orthopäde 22:79-85
36. Linscheid RL, Dobyns JH, Beabout JW, Bryan RS (1972) Traumatic instability of the wrist. Diagnosis, classification and pathomechanics. J Bone Joint Surg [Am]54:1612-1632
37. Sebald JR, Dobyns JH, Linscheid RL (1974) The natural history of collapse deformities of the wrist. Clin Orthop 104:14-148
38. Watson HK, Ballet FL (1984) The SLAC Wrist: Scapholunate advanced collapse pattern of degenerative arthritis. J Hand Surg [Am]9:358-365
39. Trumble TE, Culp R, Hanel DP, Geissler WB, Berger RA (1998) Intra-articular fracturs of the distal aspect of the radius. J Bone Joint Surg [Am]80:582-600
40. Buck Gramcko D (1985) Karpale Instabilitäten. Handchir Mikrochir Plast Chir 17:194-199
41. Fischer M (1993) Karpale Instabilität. Z Unfallchir Vers Med 86:244-252
42. Green DP (1993) Carpal dislocations and instabilities. In: Green DP, Hotchkiss RN (eds) Operative Hand Surg. Churchill Livingstone, New York
43. Staehlin P (1993) Die Handgelenkarthroskopie. Orthopäde 22:19-24
44. Viegas SF (1994) Ligamentous repair following acute scapholunate dissociation. In: Gelbermann RH (ed) The wrist. Master techniques in orthopaedic Surgery. Raven, New York
45. Almquist EE, Bach AW, Sack JT, Fuhs SE, Newman DM (1991) Four-bone ligament reconstruction for treatment of chronic complete scapholunate separation. J Hand Surg [Am]16:322-327
46. Lavernia CJ, Cohen MS, Taleisnik J (1992) Treatment of scapholunate dissociation by ligamentous repair and capsulodesis. J Hand Surg [Am]17:354-359
47. Minami A, Kaneda K (1993) Repair and/or reconstruction of scapholunate interosseous ligament in lunate or perilunate dislocations. J Hand Surg [Am]18:725-729
48. Eckenrode JF, Louis DS, Greene DL (1986) Scaphoid-trapezium-trapezoid fusion in the treatment of chronic scapholunate instability. J Hand Surg [Am]11: 497-502
49. Hom S, Ruby LK (1991) Attempted scapholunate arthrodesis for chronic scapholunate dissociation. J Hand Surg [Am]16:334-349
50. Watson HK, Ryu J, Akelman E (1986) Limited triscaphoid intercarpal arthrodesis for rotatory subluxation of the scaphoid. J Bone Joint Surg [Am]68:345-349
51. Tomaino MM, Miller RJ, Cole I, Burton RI (1994) Scapholunate advanced collapse wrist: proximal row carpectomy or limited wrist arthrodesis with scaphoid excision? J Hand Surg [Am]19:134-142
52. Weiss APC (1998) Scapholunate ligament reconstruction using a bone-retinaculum-bone autograft. J Hand Surg [Am]23:205-215
53. Beickert R, Utzschneider I (1996) Ergebnisse der Handgelenkarthroskopie. In: Hempfling H, Beickert R, Bauer K, Ishida A (eds) Arthroskopie des Handgelenkes. Ecomed, Erlangen
54. Böhler L (1929) Brüche am unteren Ende der Speiche. In: Böhler L (ed) Die Technik der Knochenbruchbehandlung. Maudrich, Wien, pp 88-92
55. Watson HK, Black DM (1987) Instabilities of the wrist. Hand Clin 3:103-111

Instabilità di polso

C. Grandis[1], F. Bassi[1], P. Tecchio[2]

In termini ontogenetici si è comunemente portati a pensare che la capacità di opporre il pollice sia correlata con il maggior sviluppo del volume encefalico: ciò è vero solo in parte dato che la valenza dell'articolazione radio-ulnare distale ha un significato uguale se non maggiore per quanto riguarda gli aspetti in grado di differenziare gli ominidi altamente sviluppati [1].

La capacità di effettuare il movimento di pronosupinazione, cioè la presenza di un avambraccio che ruota intorno al suo asse, ha un'importanza fondamentale nell'evoluzione dell'uomo, da raccoglitore di cibo a produttore dei propri alimenti [2].

L'articolazione radio-ulnare distale è funzionalmente accoppiata alla radio-ulnare prossimale, formando in questo modo il meccanismo che consente la rotazione longitudinale della mano; assieme formano un'articolazione "bicondilica", dove il "condilo" prossimale, cioè il capitello radiale, ruota assialmente mentre il "condilo" distale, la testa dell'ulna, è fissata per quanto riguarda la rotazione.

Il movimento usuale di un'articolazione condilica, pura rotazione assiale, viene così modificata nella pronosupinazione.

La rotazione è impedita prossimalmente, mentre distalmente il radio ruota attorno alla testa ulnare che funge da perno.

Riteniamo fondamentale distinguere le instabilità di polso pure, che coinvolgono solo il compartimento radio-ulno-carpico, da quelle dovute ad instabilità intercarpiche.

Attualmente, oltre alla clinica, la risonanza magnetica nucleare, la tomografia computerizzata [3], l'artrografia e l'artroscopia consentono di arrivare ad una diagnosi certa.

Verranno qui considerate solo le cosiddette "instabilità pure" che sono

---

[1]Istituto Ortopedico Galeazzi, Milano. [2]Policlinico S. Marco, Zingonia

dovute ad una lesione del complesso fibrocartilagineo triangolare (CFCT); la lussazione dorsale è più frequente della variante palmare e si riscontra di solito in traumi verificatisi con l'avambraccio in pronazione [4].

Riteniamo utile a questo punto richiamare alcuni aspetti anatomici di questa articolazione e del CFCT (Fig. 1).

Abbiamo due superfici scheletriche cilindriche: il radio (R) e l'ulna (S).

La cavità sigmoidea del radio e la testa dell'ulna, ricoperte dal disco articolare (TFC), si articolano con le ossa della prima filiera carpica: scafoide (S), semilunare (L) e piramidale (T) [5].

L'importanza di eventuali dismetrie di radio e ulna è ormai ampiamente documentata: una variante minus dell'ulna può essere la causa dello sviluppo di una malattia di Kiembock [6].

La buona funzione della prono-supinazione è dipendente dall'integrità della menbrana interossea, ed il cardine di questo movimento è dato dall'ancoraggio prossimale dell'ulna con l'omero.

Ricordiamo anche l'importante funzione della fascia dell'avambraccio che mantiene i tendini degli estensori e dei flessori nella loro posizione reciproca durante i movimenti di prono-supinazione e di ulno-radializzazione.

Sul bordo inferiore della cavità sigmoidea radiale è inserito il legamento triangolare, che è contemporaneamente mezzo di unione della radio-ulnare inferiore, superficie articolare con la testa dell'ulna e con il condilo carpale.

In pronazione la stabilità è data dalla congruità articolare e dall'integrità delle fibre articolari volari radio-ulnari (RU), mentre in supinazione sono le fibre articolari dorsali assieme alla congruità articolare a giocare il ruolo preminente nella stabilizzazione dell'articolazione.

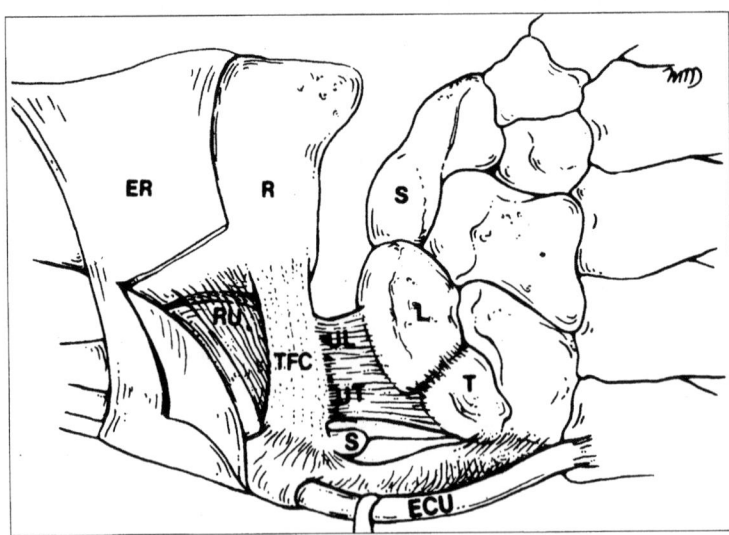

Fig. 1. Schema illustrativo dell'articolazione del polso del CFCT (per concessione del Dr. C.P. Melone J., New York)

Posto l'avambraccio in posizione neutra si ottiene un rilassamento delle compagini legamentose dorsali e volari.

Altre strutture anatomiche sono coinvolte nella stabilizzazione di questa articolazione e tra queste ricordiamo: la guaina tendinea dell'estensore ulnare del carpo (EUC), il muscolo pronatore quadrato e altri tendini della parte ulnare del polso.

Numerosi studi attribuiscono una funzione di questo tipo anche alla configurazione ossea della cavità sigmoidea e della testa ulnare, alla capsula della radio ulnare distale, alla membrana interossea, alla curvatura della diafisi radiale ed ulnare nelle varie posizioni dell'avambraccio, i muscoli estrinseci del polso e motori delle dita, il retinacolo degli estensori (ER) e dei flessori e, non ultima, la pelle [7].

Queste strutture, comunque, non possono prevenire da sole la dislocazione o la sublussazione nella funzione normale se il complesso fibrocartilagineo è lesionato [6].

Questo complesso, che trae il suo apporto vascolare dai rami palmari e dorsali dell'arteria interossea anteriore [8], è il risultato dell'unione di diverse strutture anatomiche, e più precisamente: la fibrocartilagine articolare vera e propria o disco articolare, il menisco omologo o menisco ulno-carpale collaterale (UL-UT), il legamento radio-ulnare dorsale, il legamento radio-ulnare volare e la guaina tendinea dell'EUC.

Questi componenti comunque, non sono chiaramente identificabili come strutture separate, ma sono semplicemente aree anatomiche dell'omogeneo complesso fibrocartilagineo triangolare [7].

A livello istologico, nell'adulto, dato che la struttura si modifica con l'età, troviamo un tessuto formato da una sostanza intercellulare nella quale sono annegati fasci di fibre collagene a forma di onda, con tre specifici tipi di cellule: fibrociti disposti in modo sparso situati ai margini dorsali e palmari, cellule condroidi predominanti e costanti disperse per tutto il disco ed infine reali condrociti distribuiti in special modo nella parte centrale del disco.

Nelle parti centrali sottoposte a pressioni, il tessuto è più cartilagineo, mentre alla pariferia, con margini massicci, maggiormente soggetti a trazione si ritrova una struttura di tipo simil-legamentoso [9].

Gli studi biomeccanici suggeriscono che il CFCT funzioni sia come un ammortizzatore del carpo ulnare, sia come lo stabilizzatore maggiore dell'articolazione radio-ulnare distale.

A questo punto ci sembra doveroso porre attenzione su alcuni aspetti epidemiologici; molte cosiddette instabilità di polso, che giungono all'osservazione del medico con i dati clinici ed anamnestici di una distorsione con contemporanea negatività dell'esame radiografico, normalmente trattate conservativamente con l'applicazione di un bendaggio, sarebbero invece passibili di una rivalutazione "a freddo" per un esame clinico che consenta di porre diagnosi di instabilità di polso.

In caso di positività dei dati clinici si procederà all'esecuzione di indagini complementari.

Nella nostra esperienza rivalutiamo il paziente a distanza di tre settimane e consigliamo, in caso di dubbio, come protocollo, l'esecuzione di un esame radiografico funzionale (in prono-supinazione), una TC e una RMN (per valutare l'entità della lesione) ed eventualmante un'artrografia.

Sono state proposte classificazioni complete di questo tipo di lesione, riguardanti sia il semplice danno legamentoso che le eventuali complicanze osteoarticolari [10-12] dello stesso come proposto da Palmer nel 1989 [13] (Tab. 1).

Un buon protocollo di trattamento è stato proposto da Del Cerro Gutyerrez nel 1993 [14] (Tab. 2): questo comprende una serie di interventi chirurgici, dal più semplice di curettage del CFCT, a quelli più complessi (Sauvè-Kapandji, etc.) [15], resi necessari da una irriducibilità della lussazione e/o dalle alterazioni morfologiche del complesso articolare radio-ulno-carpico [16-19].

Descriveremo ora brevemente alcune di queste varianti chirurgiche: la tenodesi ulno-piramidale con augmentation, la tenodesi dell'estensore e del flessore ulnari del carpo, la resezione a "wafer" dell'ulna distale, la tecnica di emiresezione ed interposizione, la procedura di Sauvè-Kapandji, il trasferimento dell'origine del pronatore quadrato.

La tenodesi ulno-piramidale con augmentation è una tecnica che riduce la sublussazione dorsale dell'ulna usando il tendine del flessore ulnare del carpo, assieme ad una sovrapposizione del legamento dorsale radio-ulnare su se stesso, con un contemporaneo blocco in supinazione dell'avambraccio mediante filo di Kirschner [4].

Tabella 1. Lesioni semplici e complesse CFCT classificazione di Palmer [13]

Tipo 1	**Traumatiche**
A	Perforazione centrale
B	Avulsione ulnare
B1	con frattura della stiloide
B2	senza frattura della stiloide
C	Avulsione distale
D	Avulsione radiale
D1	con frattura della stiloide radiale
D2	senza frattura della stiloide radiale

Tipo 2	**Degenerative**
A	Distruzione del CFCT
B	A + condromalacia ulnare-semiulnare
C	Perforazione CFCT + condromalacia ulnare-semiulnare
D	C + perforazione del legamento luno-piramidale
E	D + artrosi ulno-carpica

Tabella 2. Tecniche di riparazione chirurgica per lesioni semplici e complesse CFCT (Modificata da [7])

Lesione	Trattamento
Danno isolato CFCT	Asportazione CFCT (parziale/subtotale)
Instabilità RU distale	Stabilizzazione RU distale
Incongruenza RUC distale	Resezione o emiresezione dell'epifisi ulnare
Impingement UC	Accorciamento dell'ulna
Impingement + instabilità	Accorciamento e stabilizzazione
Incongruenza + impingement	Resezione epifisi
Incongruenza + impingement + instabilità	Sauvè Kapandji o resezione dell'epifisi + stabilizzazione

La tenodesi dell'estensore e del flessore ulnari del carpo è una tecnica di una certa difficoltà esecutiva che prevede la resezione dell'epifisi ulnare distale e la preparazione di due benderelle dei tendini sopra menzionati che, successivamente, vengono fissate all'ulna tramite due tunnel ossei nella metafisi ulnare e una sutura finale su se stessi [17].

La resezione a "wafer" dell'ulna distale consiste in una osteotomia che viene eseguita da 2 a 4 mm dalla testa ulnare distale, preservando nel contempo il processo stiloideo e i legamenti ad esso inseriti; si effettua anche una plastica del CFCT [18].

La tecnica dell'emiresezione ed interposizione contempla la rimozione del cilindro articolare ulnare assieme all'osso subcondrale, con plastica dei lembi retinacolari e un incremento della fibrocartilagine triangolare deficitaria [16].

La procedura di Sauve-Kapandji include un'artrodesi della radio-ulnare distale con la contemporanea creazione di una pseudoartrosi dell'ulna prossimale al punto in cui si viene a creare la fusione (Fig. 2) [11].

Il trasferimento dell'origine del pronatore quadrato prevede il posizionamento dell'inserzione di questo muscolo in una posizione più dorsale, dando una stabilizzazione dinamica del polso; è prevista un'iniziale stabilizzazione con fili di K.irschner trasversali [13].

Per le lesioni semplici, in cui la lussazione dell'ulna è riducibile e l'articolazione normale (Tab. 3) (Figg. 3, 4), abbiamo utilizzato una nostra tecnica.

Da un esame della nostra casistica, esposta in Tabella 3, si osserva come la prima osservazione in ambiente specialistico sia avvenuta con una media di 4 mesi dalla lesione; ciò indica come assai facilmente la stessa possa inizialmente apparire al paziente stesso o ad un esame superficiale come una banale distorsione.

L'instabilità dorsale dell'ulna è apparsa, in questa casistica, predominante su quella volare (30 casi contro 10) e questo dato è stato da noi interpretato come connesso al meccanismo del trauma con prevalente sollecitazione del CFCT in senso dorsale e, forse, alla maggiore fragilità di questa struttura in questa regione.

Su questa lesione e sul suo trattamento esistono anche ricerche di Autori italiani (Tab. 4) [22-24]; il nostro metodo è una variante alla tecnica proposta

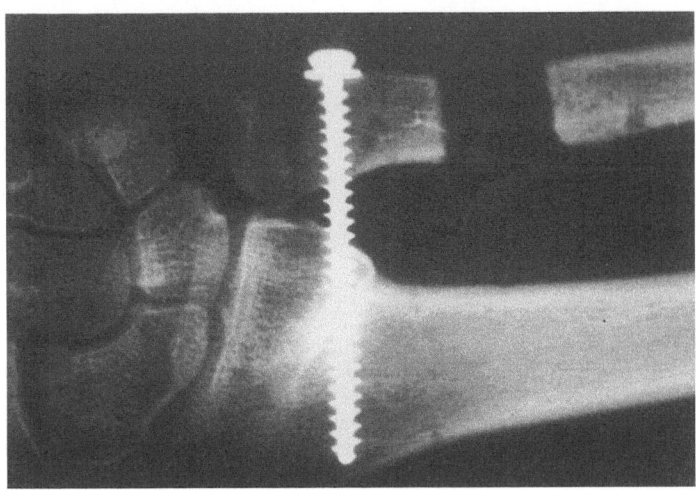

Fig. 2. Immagine radiografica in proiezione antero-posteriore dell'intervento di Sauvè-Kapandji

Tabella 3. Casistica Istituto Ortopedico Galeazzi 1990-1998 su 40 casi trattati

Casi trattati	n
Maschi	25
Femmine	15
Mano dominante	27
Mano non dominante	13
Bilaterale	1
Instabilità ulnare dorsale	32
Instabilità ulnare volare	8
Tempo medio trascorso dalla lesione all'osservazione	4 mesi
Età media	36 anni

Instabilità di polso

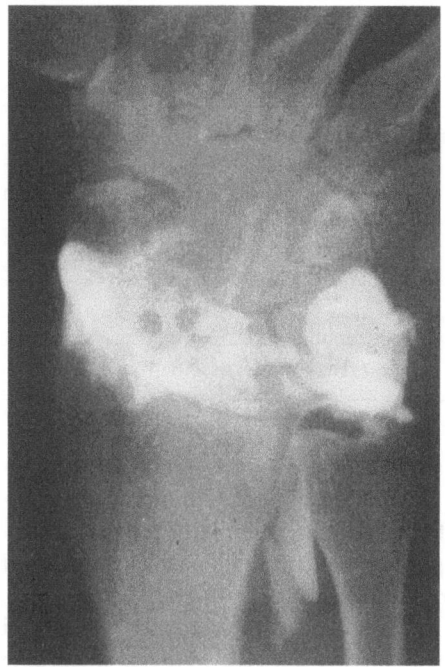

Fig. 3. Immagine di un'artrografia

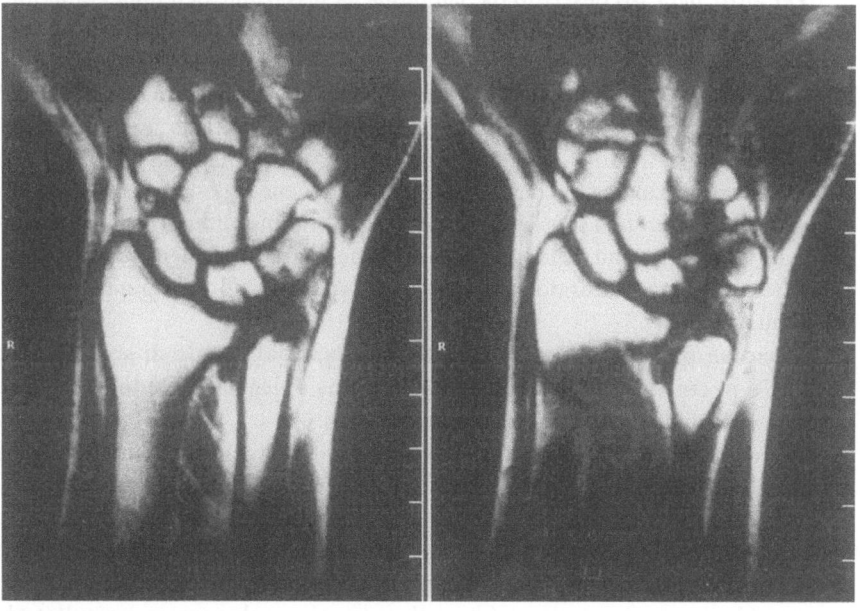

Fig. 4. Immagine di RMN in una instabilità radio-ulnare "semplice"

Tabella 4. Lesioni semplici CFCT

Autore	Tecniche chirurgiche	
	Casi	Trattamento
Cavallazzi e coll. [22]	8	Asportazione del legamento (ulna stabile)
Corrado e coll. [23]	3	Plastica FUC (tunnel osseo)
Grandis e coll. [25]	26	Tenodesi EUC (senza tunnel osseo)

da Corrado nel 1985 [23], semplificata nell'esecuzione, non prevedendo alcun tunnel osseo; viene utilizzata quando l'ulna è instabile e quindi non più sufficiente la metodica di Cavallazzi [22] che consiste nella semplice regolarizzazione della CFCT e che, a nostro avviso, può trovare indicazioni nelle sole lesioni parziali, non essendo in grado di ridare stabilità alla radio-ulnare distale.

Concettualmente abbiamo seguito l'idea di Salomone e Monaco [26], che si basa sul presupposto anatomico e funzionale per cui l'EUC è parte integrante del CFCT e costituisce già di per se stesso un fattore di stabilizzazione della RUC.

Per altro, nel caso descritto da Salomone, la lussazione dell'ulna era irriducibile durante le manovre cliniche, mentre nei casi da noi trattati era sempre ottenibile una riduzione, consentendoci così di esemplificare la procedura.

La tecnica (Fig. 5) consiste nell'aprire il canale di scorrimento dell'EUC e nel ricavare uno split a peduncolo distale dello stesso: ciò si ottiene sezionando longitudinalmente il tendine quanto più possibile in prossimità della giunzione con il suo ventre muscolare; uno dei segmenti ottenuti viene sezionato trasversalmente e può essere derotato prossimalmente dopo averlo inserito in massima tensione in un tunnel ricavato nella compagine legamentosa dorsale dell'UC.

Il tendine viene suturato saldamente alla sua inserzione originaria ed agli elementi capsulari.

Si ricava poi un lembo di tessuto capsulare dal canale di scorrimento dell'EUC in cui viene fatto passare, come in una puleggia, il tendine originale avendo cura di dorsalizzarlo il più possibile (Fig. 6).

Nel decorso post-operatorio si posiziona un tutore antibrachimetacarpale in posizione funzionale per 30 giorni.

Nei controlli ambulatoriali, dei 40 casi operati dal 1990 al 1998 presso la nostra Sezione di Chirurgia della Mano, sono stati considerati come parametri indicativi i vari movimenti fisiologici del polso nei piani ortogonali.

La riduzione estensoria residua alla correzione chirurgica è risultata la meno penalizzata (5 casi) con escursione angolare (ROM) diminuita in media del 5% rispetto al normale, mentre la più penalizzata è risultata la supinazione, ridotta in media del 6% in 15 pazienti.

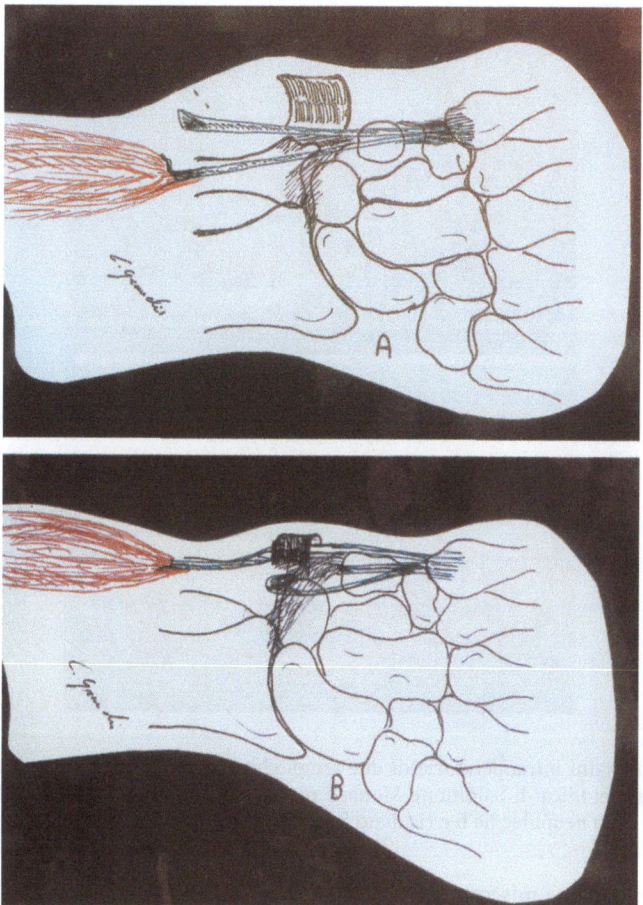

Fig. 5. Rappresentazione schematica della tecnica chirurgica di Salomone-Monaco. (Modificata da [26])

Le complicanze sono state tre, di cui una determinata dalla formazione di un neuroma in continuità del ramo sensitivo dorsale del nervo ulnare per aderenze contratte con i piani profondi capsulari, due dovute a cedimento della tenodesi.

I tre casi sono stati considerati per reintervento (una neurolisi, due revisioni di tenodesi) con esito positivo.

In conclusione, riteniamo che questa metodica abbia ottenuto, nella nostra esperienza, risultati confortanti, a condizione che venga applicata rigorosamente per le lesioni di Tipo 1 (A, B, B2, C, D, D2) e di Tipo 2 (A) della classificazione di Palmer [13] (Tab. 1) che comprende in questo gruppo le lesioni semplici del CFCT in cui non sono associate lesioni scheletriche o alterazioni cartilaginee e articolari dovute all'antichità della lesione e che richiedono interventi correttivi più complessi di stabilizzazione del polso (Sauvè-Kapandji, etc.).

In conclusione, possiamo affermare che le instabilità radio-ulnari distali vengo-

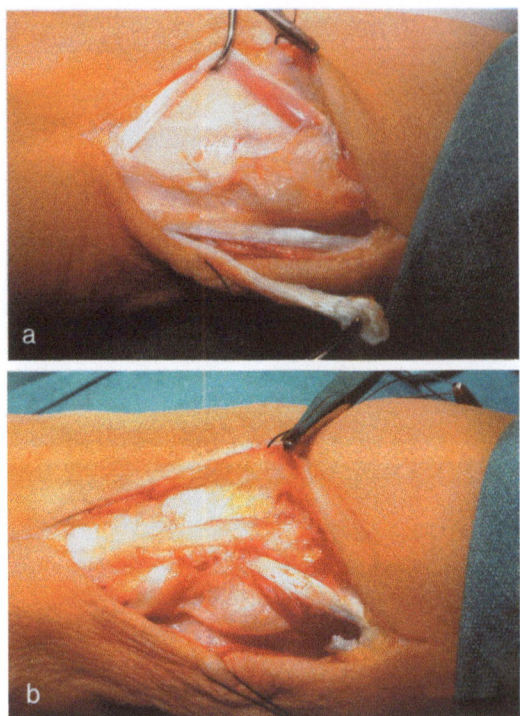

Fig. 6a,b. Immagini intraoperatorie di due tempi chirurgici dell'intervento di tenoplastica secondo la metodica di Salomone-Monaco modificata: **a** passaggio dello split tendineo all'interno della neopuleggia **b** e risultato finale della plastica tendinea

no frequentemente misconosciute, soprattutto se non accompagnate da fratture in questa regione.

La diagnosi precoce è fondamentale per evitare una "strutturazione" della lesione e, se sospettata, è di agevole evidenziazione.

I risultati del trattamento sono legati al momento di riconoscimento della lesione, alla scelta dell'atteggiamento terapeutico e soprattutto alla comprensione dell'azione delle forze meccaniche che agiscono su questa articolazione.

Ricordiamo ancora che un polso doloroso senza fratture deve far sospettare un'instabilità o una lesione del complesso fibrocartilagineo triangolare.

Bibliografia

1. Almquist EE (1992) Evolution of the radioulnar distal joint. Clin Orthop 275:5-13
2. Galen (1968) On the usefulness of the parts of the body. Cornell University Press, Ithaca, New York
3. Mino DE (1983) The role of radiography and computerized tomography in the diagnosis of subluxation and dislocation of the distal radioulnar joint. J Hand Surg [Am]8:23-31

4. Hui FC (1982) Ulnotriquetral augmentation tenodesis: a recostructive procedure for dorsal subluxation of the distal radioulnar joint. J Hand Surg [Am]7:230-236
5. Kapandji IA (1983) Anatomia fisiologica dell'articolazione radio-ulnare inferiore. In: Kapandji IA (ed) Fisiologia Articolare. Marrapese, Roma, pp 116-120
6. Ekenstain F (1992) Anatomy of the distal radio-ulnar joint. CORR 275:14-18
7. Palmer AK, Werner FW, Eng M (1981) The triangular fibrocartilage complex of the wrist. Anatomy and function. J Hand Surg [Am]6:153-162
8. Mikic Z (1992) The blood supply of the human distal radioulnar joint and the microvesculature of its articular disk. CORR 275:19-20
9. Mikic Z (1992) Histologic structure of the articular disk of the human distal radioulnar joint. CORR 275:29-31
10. Bour P, Dap F, Merle M, Foucher G, Michon J (1990) L'articulation radio-cubitale inferieure dans les cals vicieux de l'extremité inferieure du radius: incidentes therapeutiques. Ann Chir Main 9:261-270
11. Morelli E, Abbiati G (1981) Traumatismi dell'articolazione radio-ulnare distale di interesse chirurgico. Riv Chir Mano 28:55-61
12. Zappoli S (1961) Lesioni traumatiche capsulo legamentose. 46° Congresso SIOT, Roma
13. Palmer AK (1989) Triangular fibrocartilage complex lesions: a classification. J Hand Surg [Am]14:594-605
14. Del Cerro Gutyerrez M e coll (1993) Tratamiento de las lesiones del disco articular del fibrocartilago triangular de la muneca. Rev Esp Chir Mano, 20:29-34
15. Kapandji IA (1986) The Kapandji-Sauvè operation, its techniques and indication in non rheumathoid diseases. Ann Chir Main 5:181-183
16. Bowers WH (1985) Distal radioulnar joint arthroplasty: the hemiresection-interposition technique. J Hand Surg [Am]10:169-178
17. Breen TF, Jupiter JB (1989) Extensor carpi ulnaris and flexor carpi ulnaris tenodesis of the unstable distal ulna. J Hand Surg [Am]14:612-617
18. Feldon P, Terrono AL, Belstry MR (1992) Wafer distal ulna resection for triangular fibrocartilage tears and/or ulna impaction syndrome. J Hand Surg [Am]17:731-737
19. Imbriglia JE, Matthews D (1993) Treatment of chronic post-traumatic dorsal subluxation of the distal ulna by hemiresection interposition arthroplasty. J Hand Surg [Am]18:899-907
20. Talesnik J (1992) The Sauvè-Kapandji procedure. CORR 275:110-123
21. Johnson RK (1992) Stabilization of the distal ulna by transfer of the pronator quadratus origin. CORR 275:130-135
22. Cavallazzi R, Petrucci FS, Borghesi M, Morelli A (1979) Rottura del legamento triangolare del carpo. Riv Chir Mano 16:282-286
23. Corrado E, Penza A, Pacelli M (1985) La lussazione dorsale inveterata dell'epifisi distale dell'ulna: tecnica chirurgica. Riv Chir Mano 22:145-149
24. Frignani R, Di Prima F (1971) Precisazioni sul trattamento chirurgico della lussazione distale dell'ulna. Riv Chir Mano 10:151-158
25. Grandis C, Cerizza C, Bassi F (1994) Tenodesi e UC nell'instabilità cronica distale dell'ulna. Riv Chir Mano 31:193-196
26. Salomone G, Monaco L (1968) La tenodesi dell'EUC nella lussazione inveterata distale dell'ulna. Riv Chir Mano 6:184-189

Trattamento artroscopico delle cisti artrogene dorsali del polso

L. Pederzini[1], M. Tosi[1], C. Botticella[1], O. Soragni[2]

Fra tutte le neoformazioni benigne delle parti molli della mano, le cisti artrogene costituiscono il 50-70%.

La cisti artrogena, ripiena di liquido mucinoso, è più frequente nelle donne e si manifesta fra la seconda e la quarta decade di vita; può essere presente anche nei bambini.

Le cisti artrogene si possono sviluppare a livello di ogni singola articolazione del polso, ma più frequentemente presentano localizzazioni specifiche: fra queste la sede elettiva per eccellenza è al di sopra del legamento scafo-lunare (Fig. 1) connessa al legamento tramite un peduncolo di lunghezza variabile. L'alterazione estetica ed il dolore sono i sintomi più frequenti.

L'ezio-patogenesi delle cisti artrogene [1] rimane oscura e la revisione della letteratura conferma questo dato. Lo stesso Ippocrate descriveva la presenza di "nodi" contenenti liquido mucinoso. In un 10% dei casi è presente un evento traumatico antecedente la comparsa della cisti, così come può essere legata a traumi ripetuti. Si possono sviluppare rapidamente oppure formarsi lentamente in diversi mesi.

Le cisti artrogene possono diminuire di dimensione, fino a scomparire con il riposo, possono aumentare con lo sforzo, possono infine rompersi e scomparire spontaneamente, per poi ripresentarsi a distanza di tempo.

Il trattamento conservativo non porta quasi mai a buoni risultati.

Gli Autori, sulla scorta delle osservazioni di Ostermann [2], presentano la tecnica artroscopica per il trattamento delle cisti artrogene dorsali del polso.

---

[1] Centro di Chirurgia Artroscopica, Casa di Cura "Villa Fiorita", Sassuolo (MO). [2] Divisione di Ortopedia e Traumatologia, Ospedale di Stato della Repubblica di San Marino, San Marino

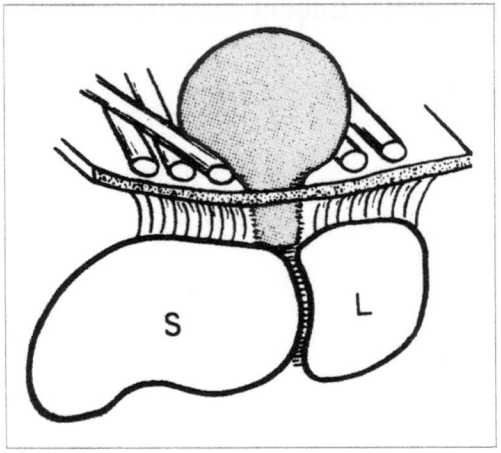

Fig. 1. Rappresentazione schematica di una cisti artrogena dorsale del polso, che prende origine dal legamento scafo-lunare

Valutazione preoperatoria e procedura chirurgica

Presso la Divisione di Ortopedia e Traumatologia dell'Ospedale di Stato della Repubblica di San Marino, da maggio 1991 a dicembre 1994, sono state eseguite 14 asportazioni artroscopiche di cisti artrogene dorsali al polso. Ogni paziente è stato sottoposto ad ecografia preoperatoria che ci ha fornito informazioni preziose sulla sede, le dimensioni e l'eventuale plurilobularità della cisti. Sono state trattate solo le cisti a partenza dal legamento scafo-lunare unilobulate, tranne in un caso ove la cisti era plurilobulata.

Sono state eseguite prove di forza preoperatorie e postoperatorie, a 3 mesi ed a 12 mesi, nonché valutazioni cliniche, ad 1 mese ed a 3 mesi, e valutazioni ecografiche, a 12 mesi.

Non si sono verificate complicanze infettive o vascolo-nervose in questa casistica.

Tecnica chirurgica

L'alta percentuale di recidive e complicanze ha fatto sì che il trattamento delle cisti artrogene sia stato considerato, per lungo tempo, di tipo conservativo.

Certamente molte tecniche sono state descritte per il trattamento non chirurgico delle cisti dorsali: si va dalla compressione mediante una moneta, all'aspirazione con ago, fino allo schiacciamento per mezzo di un piccolo martello o addirittura di un grosso libro, come la Bibbia, per aggiungere un pò di misticismo all'atto terapeutico. Questi metodi non presentano alcun interesse scientifico, se non da un punto di vista storico, tanto da far sostenere a Green [1] che il miglior trattamento incruento delle cisti artrogene rimane il rassicurare il paziente sulla benignità della sua affezione. Lo stesso Autore pone l'indicazione chirurgica solo nei casi in cui la cisti determina una persistente sintomatologia dolorosa.

Il trattamento chirurgico classico [1] si esegue in anestesia di plesso brachiale, in ambiente sterile, secondo le modalità di qualsiasi intervento di chirurgia della mano. L'isolamento della cisti viene eseguito con estrema delicatezza fino all'evidenziazione del peduncolo cistico.

L'asportazione della cisti e del peduncolo crea una perdita di sostanza a livello capsulare che è controindicato suturare. Piccoli o grandi gap a livello capsulare non aumentano rischi di infezione o di recidiva, anzi, il suturare la capsula in tensione obbliga ad un'immobilizzazione maggiore e può esitare in rigidità [1].

La tecnica artroscopica permette di ottenere lo stesso tipo di trattamento mediante due piccole incisioni dorsali al polso (Figg. 2, 3).

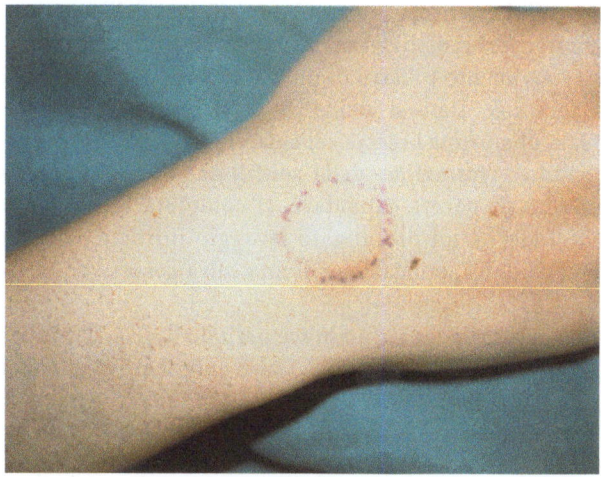

Fig. 2. Caso clinico: quadro preoperatorio di cisti artrogena dorsale

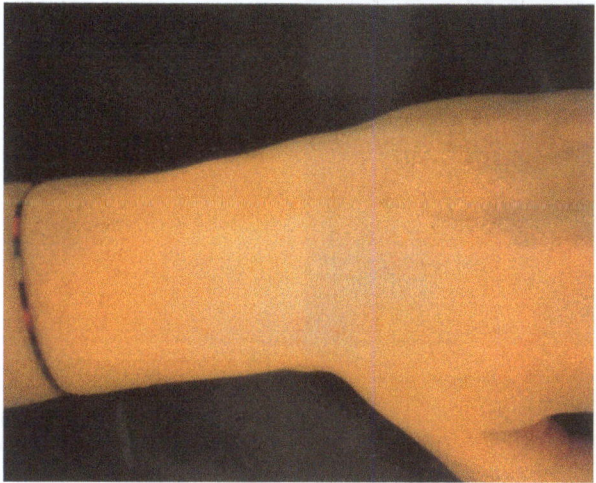

Fig. 3. Caso clinico: quadro postoperatorio

La trazione viene applicata mediante "finger traps" e controtrazione al braccio di 3-4 kg; il laccio è applicato alla radice dell'arto; l'anestesia è tassativamente del plesso brachiale, in quanto riteniamo l'uso del laccio essenziale per una buona visione artroscopica.

Dopo l'introduzione dell'ottica attraverso la via 6R, un ago 21, fatto passare attraverso la cisti ed approfondito a livello articolare, ci indica la probabile provenienza della neoformazione e ci facilita nell'individuazione del peduncolo cistico, solitamente situato al di sopra ed anteriormente al legamento scafolunare.

Una volta isolato il peduncolo, lo si inizia ad asportare con uno shaver, progredendo con estrema attenzione verso la parete capsulare.

Raggiunta la capsula, si esegue l'asportazione della stessa per circa 1-1,5 cm, fino all'apparire dei tendini estensori (Fig. 4), in particolare dell'estensore lungo del pollice, dei due estensori radiali del carpo, breve e lungo, e dell'estensore comune delle dita. Il movimento passivo di pollice e polso ci conferma la visione di tali strutture tendinee. Data la vicinanza di strutture vascolari, è importante, una volta creata una prima breccia capsulare, proseguire l'asportazione della parete chiudendo l'aspirazione della soluzione fisiologica. Dopo aver asportato il frammento di parete capsulare, si completa l'intervento mediante la rimozione del laccio, un prolungato lavaggio intrarticolare, la sutura dei due portali di accesso e l'applicazione di una valva gessata, da mantenere per 10 gg.

Alla rimozione della valva gessata, inizia un breve periodo di fisiochinesiterapia, caratterizzato da mobilizzazione passiva per 7 gg e quindi attiva per altri 7 gg.

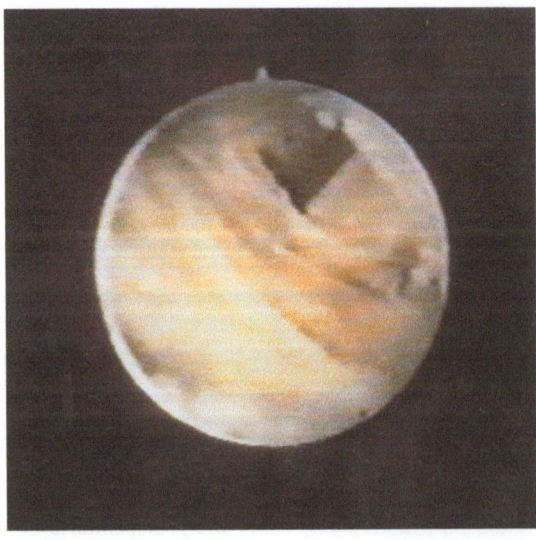

Fig. 4. Immagine artroscopica: asportazione della base della cisti per 1,5 cm con evidenziazione del sottostante estensore lungo del pollice

Valutazione a distanza

I risultati sono stati valutati con follow-up medio di 24 mesi. Sono stati controllati clinicamente ed ecograficamente 14 pazienti. 12 pazienti su 14 (86%) hanno ripreso la loro attività lavorativa in 20ª giornata postoperatoria, non avvertendo più alcun dolore e limitazione funzionale. Un paziente, che presentava recidiva di cisti, ha mantenuto l'immobilizzazione per altri 10 gg. ed ha ripreso il lavoro in 45ª giornata postoperatoria. Un ultimo paziente ha ripreso l'attività lavorativa in 35ª giornata a causa della persistenza del dolore postoperatorio.

I controlli clinici sono stati effettuati a 10 giorni, 1 mese, 3 mesi, 12 mesi senza dar luogo a recidive in 13 casi. Le prove di forza erano in tutti i casi nella norma, a tre mesi dall'intervento.

L'esame ecografico, eseguito a 12 mesi dall'intervento, presentava la scomparsa totale della cisti, escluso un caso in cui si verificava recidiva della cisti stessa (Figg. 5, 6).

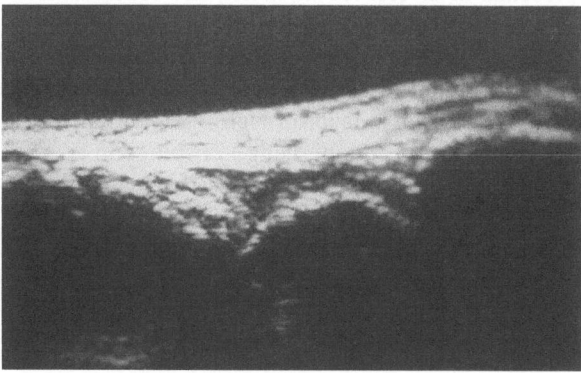

Fig. 5. Caso clinico: ecografia preoperatoria che dimostra la presenza di voluminosa cisti artrogena dorsale

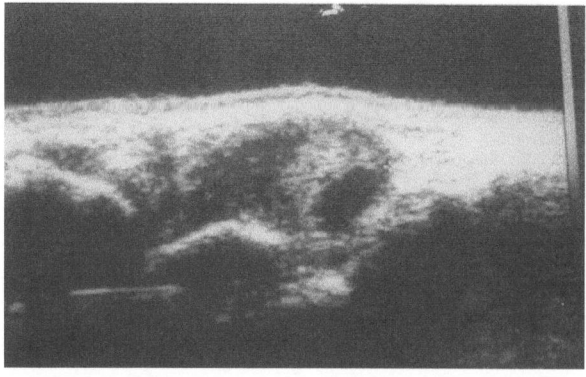

Fig. 6. Caso clinico: ecografia postoperatoria a 12 mesi che dimostra la scomparsa assoluta della cisti

Conclusioni

Il numero di casi eseguiti ci permette di ipotizzare alcune conclusioni. In primo luogo, in relazione a quanto affermato in letteratura, si può evincere che il trattamento tradizionale espone a rischi evidenti di rigidità, cicatrici esuberanti e recidive. Green [1] ritiene che non sempre si ottiene il trattamento ideale delle cisti artrogene, che consiste in: una cicatrice accettabile, escursione articolare completa e assenza di complicanze.

La nostra casistica dimostra risultati soddisfacenti per rigidità residua (nessun caso) e complicanze (assenti). Certamente le cicatrici dovute alle vie di accesso artroscopiche presentano maggiori vantaggi estetici, rispetto alle incisioni tradizionali, e diminuiscono il rischio di infezione.

Non si sono verificate recidive, se non in un caso nel quale, peraltro, l'ecografia preoperatoria aveva evidenziato una plurilobularità della cisti.

In questo senso riteniamo che l'ecografia sia molto importante per poter escludere la presenza di diversi lobuli cistici, che controindicano l'intervento artroscopico.

Il follow-up a 24 mesi, l'alta percentuale di successo del trattamento artroscopico, l'assenza di deficit di escursione articolare, la bassa percentuale di recidive, il più rapido ritorno al lavoro (negli interventi a cielo aperto il ritorno al lavoro si verifica non prima di 45 gg.) ci spingono ad affermare la validità della tecnica artroscopica applicata alle cisti artrogene dorsali del polso.

Bibliografia

1. Green DP (1982) Operative Hand Surgery, vol. 2. Churchill Livingstone, Edinburgh, pp 1635-1641
2. Ostermann L (1992) Arthroscopic treatment of arthrogenic ganglions of the wrist. 46° Annual Meeting of the American Society for Surgery of the Hand, Orlando, Florida

La chirurgia artroscopica di "-ectomia" del polso

G.I. BAIN[1], J.H. ROTH[2]

Gli ultimi anni sono stati testimoni di grossi progressi nel campo dell'artroscopia di polso. L'artroscopia offre al chirurgo una visione ingrandita delle strutture articolari, includendo zone di difficile osservazione per via artrotomica. Nuove tecniche e nuovi strumentari hanno ampliato le possibilità terapeutiche dell'artroscopia di polso. L'introduzione di pinze tipo basket con aspirazione e punte motorizzate più sottili hanno facilitato la chirurgia artroscopica di rimozione o di "ectomia" dell'osso o dei tessuti molli [1, 2]. Poiché la chirurgia artroscopica è minimamente invasiva, i pazienti possono spesso ritornare alle normali attività con bassi rischi o complicazioni [3-13]. Seguendo gli stessi principi anatomici usati per la chirurgia aperta, le tecniche artroscopiche possono produrre a lungo termine risultati uguali o addirittura migliori di quelli riportati dalle tecniche tradizionali.

Tecniche e strumentario

Le tecniche e gli strumentari usati per l'artroscopia di polso sono oggi ben codificati [4, 10, 14-24] e vengono illustrati da altri autori in questo volume. I "finger traps" vengono posizionati dal lato ulnare (IV e V dito) o radiale (II e III dito) a distrarre i rispettivi compartimenti [10, 16, 17]. Gli strumenti usati per la chirurgia artroscopica sono molti e di vario tipo. Il palpatore ad uncino è il dito indice palpatore, che permette al chirurgo di manipolare i tessuti e meglio comprendere la struttura, la morfologia e la consistenza (Fig. 1). Esso può inoltre essere utilizzato come strumento di misura per saggiare l'entità di difetti condrali o lesioni del complesso fibrocartilagineo triangolare (TFCC). Si può utilizzare un ago 18 G per spostare o manipolare corpi mobili [20]. Forbici tipo basket o ad uncino con aspirazione inclusa sono strumenti di taglio utili nell'asportazione di lesioni della TFCC e dei difetti cartilaginei [2]. La forbice

---

[1] Modbury Medical Centre, Modbury, Australia. [2]St. Joseph Health Centre, London Ontario, Canada

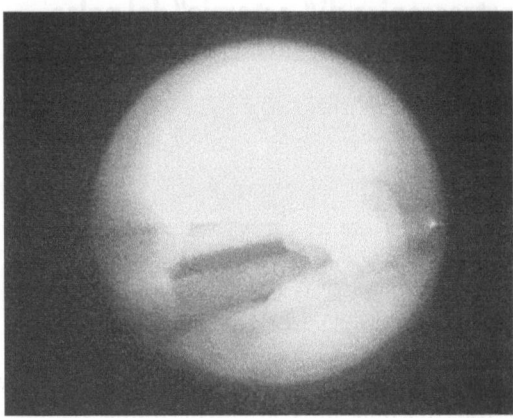

Fig. 1. Palpatore ad uncino

ad aspirazione con uncino ha largamente rimpiazzato quella a basket, in quanto l'aspirazione aiuta a trattenere tra le lame dello strumento i frustoli di tessuto.

Pinze da presa sono utili nella rimozione di corpi mobili o per l'escissione di ossa carpali [12]. Con l'introduzione dello strumentario motorizzato vengono raramente utilizzati cucchiai o bisturi.

L'uso di punte motorizzate permette una rimozione dei tessuti molli più rapida rispetto agli strumenti taglienti manuali [25, 26]. Le punte da resezione tipo "full radius" sono le migliori per le piccole articolazioni in quanto hanno una larga apertura e sono di piccole dimensioni [2].

Queste punte lavorano meglio a basso regime di giri, come a 400 giri al minuto. A regimi di giri maggiori i tessuti molli non hanno il tempo di entrare nel tagliente e di fatto occludono l'apertura [2]. La punta da 3.5 mm full radius viene utilizzata per l'articolazione radio-carpica mentre quella da 2 mm. nello spazio mediocarpico [17].

Le frese motorizzate sono efficaci nel rimuovere parti ossee. È consigliabile aspirare in modo intermittente, perché con la suzione continua i frammenti d'osso girano vorticosamente e ciò diminuisce la visibilità. Le frese lavorano meglio a 1200 giri al minuto [2].

Il perfezionamento della tecnica artroscopica e dello strumentario hanno permesso di eseguire la sinoviectomia, la regolarizzazione di lesioni del TFCC e delle lesioni condrali, permettendo anche alla resezione della epifisi distale dell'ulna di entrare nel campo della chirurgia artroscopica. Sono state descritte in letteratura anche l'asportazione in artroscopia delle cisti dorsali di polso, l'asportazione della filiera prossimale del carpo [1] e l'artroplastica con emiresezione dell'articolazione radio-ulnare distale [1].

Sinoviectomia

La sinoviectomia è stata storicamente il trattamento di prima scelta per le articolazioni affette da artrite reumatoide in cui il trattamento medico era fallito. La sinoviectomia sembra rallentare ed in alcuni casi fermare la progressione della malattia [11, 27]. L'esperienza maturata su altre articolazioni dimostra che la sinoviectomia deve essere effettuata nei primi stadi della malattia, prima che si sviluppi una grave degenerazione dell'articolazione [28, 29]. La principale problematica della chirurgia aperta è il lungo periodo di rieducazione, con la possibilità di perdita di movimento dovuta alla artrofibrosi. La sinoviectomia artroscopica è una procedura minimamente invasiva che si è dimostrata di beneficio per il ginocchio [7, 11, 30]. Klein ha riportato che dopo la sinoviectomia artroscopica del ginocchio vi è una notevole riduzione del dolore e che una notevole percentuale di pazienti recupera una mobilità da 0° a 120° entro due settimane dall'operazione [7]. Nessuno dei pazienti della sua casistica ebbe un'artrofibrosi. Altri Autori hanno documentato simili risultati, con bassa morbidità, rapida riabilitazione e poche complicanze [11, 30].

La sinoviectomia artroscopica del polso è indicata in quei pazienti che hanno una sinovite localizzata in cui è fallito il trattamento medico. Alcuni pazienti presentano anche una sinovite dorsale che richiede una procedura aperta per il trattamento. La sinoviectomia artroscopica del polso può anche essere effettuata allo scopo di migliorare la visione in corso di altre procedure. I pazienti che presentano quadri avanzati di degenerazione articolare, ottengono peraltro solo un beneficio temporaneo dalla sinoviectomia.

L'artroscopia offre una visione ingrandita della sinoviale patologica, che tipicamente si accumula sui legamenti volari dell'articolazione radio-carpica [3, 10]. Si può normalmente effettuare una sinoviectomia completa alternando l'artroscopio ed una punta motorizzata "full radius" tra gli accessi 3-4 e 6R. Può essere occasionalmente necessario utilizzare gli accessi 1-2 e 6U in caso di sinovite estesa. Viene normalmente effettuata anche un'artroscopia dello spazio medio-carpico, nonostante questa articolazione venga di solito risparmiata nell'artrite reumatoide [3]. In caso di sinovite medio-carpica, essa è normalmente presente sulla faccia dorso-mediale e può essere rimossa con una punta "full radius" da 2 mm attraverso l'accesso mediocarpico ulnare o radiale [3].

Adolfsson [3] ha documentato i risultati della sinoviectomia artroscopica in 18 polsi (16 pazienti) con artrite reumatoide usando tecniche convenzionali e una punta motorizzata da resezione. Tutti i pazienti hanno presentato la riduzione del dolore a riposo, sotto sforzo e durante la notte; una flesso-estensione media da 69° preoperatori a 90° postoperatori e in nessun paziente è stata riscontrata una riduzione della motilità. Dopo 6 mesi è stato riscontrato un miglioramento della forza media dell'87%. In tale casistica non è stata riportata alcuna complicanza.

La sinoviectomia artroscopica del polso è ormai una procedura ben consolidata che offre ottima visualizzazione, facile accesso ed efficace rimozione della sinovia patologica, con trattamento ambulatoriale [3, 15, 16, 20]. La sinoviectomia aperta attraverso un'artrotomia dorsale offre una minor visuale ed un più difficile accesso alla sinoviale volare del polso con maggiore morbidità e riabilitazione prolungata.

Sindrome da impatto ulnare

La sindrome da impatto ulnare viene definita come una condizione degenerativa caratterizzata da dolore a livello della parte ulnare del polso, tumefazione e limitata motilità del polso da eccessivo carico sulla componente ulnare [31]. L'impatto della testa dell'ulna contro la fibrocartilagine triangolare (TFC) ed il carpo porta a lesioni degenerative della TFC, condromalacia della testa dell'ulna e del piramidale, lesioni del legamento luno-piramidale ed eventuale artrosi ulno-carpica [31, 32]. Pazienti con variante ulnare positiva (plus ulnare) sono predisposti a sviluppare una sindrome da impatto ulnare, nonostante questa possa presentarsi in pazienti con variante ulnare neutra [31]. La variante ulnare positiva è spesso idiopatica, ma talvolta può essere dovuta a vizio di consolidazione in occasione di una frattura distale del radio, epifisiodesi prematura del radio distale o da una frattura di Essex-Lopresti.

La fibrocartilagine triangolare è una struttura unica che presenta molte somiglianze con i menischi del ginocchio. È un disco fibrocartilagineo che si attacca all'incisura sigmoide del radio distale e si protende verso l'ulna per inserirsi alla base della stiloide ulnare [33]. È un importante elemento stabilizzatore dell'articolazione radio-ulnare distale e del carpo, e offre una superficie articolare di carico per il carpo. Studi di biomeccanica hanno dimostrato che il 28% del carico attraverso il polso è portato dall'epifisi distale dell'ulna [15]. L'accorciamento o l'allungamento dell'ulna di 2.5 mm. porta l'entità del carico rispettivamente al 4% e al 42% [33].

L'apporto ematico estrinseco al disco articolare è portato dai rami palmari e dorsali dell'arteria interossea anteriore. È vascolarizzato solamente il 25% periferico della fibrocartilagine triangolare, lungo i margini dorsale, volare e ulnare [34]. Le porzioni centrali e radiali sono avascolari, avendo scarsa potenzialità di guarigione. Gli ispessimenti volare e dorsale della TFC sono importanti per stabilizzare l'articolazione radio-ulnare distale e non devono perciò essere lesi. La chirurgia della TFC patologica si basa dunque su questi principi anatomici.

Si osservano spesso lesioni acute della TFC in associazione a fratture del radio ed è stato documentato che queste lesioni si associano fino al 45% delle fratture extrarticolari distali del radio. Gran parte delle lesioni sono nella zona avascolare parallele alla sua inserzione radiale. Lesioni instabili devono essere trattate con la rimozione radiale e centrale della TFC preservando gli ispessimenti volari e dorsali al fine di evitare una instabilità radio ulnare distale.

Pazienti con sindrome da impatto ulnare si presentano con dolore al polso localizzato al versante ulnare che viene aggravato dalla prono-supinazione. Il paziente lamenta spesso sensazioni di blocco o scatto alla prono-supinazione [31, 35, 36] e può presentare anche scrosci articolari. Le radiografie possono mostrare una variante ulnare positiva, sclerosi subcondrale o formazione di geodi a livello dell'epifisi ulnare distale o del semilunare. Lesioni degenerative della TFC sono normalmente localizzate nella sua porzione centrale avascolare [9]. Alla visione artroscopica esse appaiono di forma ovalare o circolare, con un margine irregolare e sfilacciato. In caso di ampia perforazione della TFC può essere intravista l'ulna distale attraverso la perforazione (Fig. 2). Può coesistere condromalacia o artrosi della testa ulnare. Il legamento luno-piramidale può essere perforato con associata artrosi del semilunare e del piramidale [31].

La bonifica artroscopica della lesione della TFC viene effettuata con l'artroscopio nel portale 6R e lo strumento palpatore nel portale 3-4. La pinza basket con aspirazione è efficace nel regolarizzare le porzioni centrale e radiale della TFC lesionata. La punta "full radius" da 3.5 mm può risultare utile nell'asportare il tessuto degenerato e l'adiacente sinovia infiammata. In caso di variante ulnare positiva si può usare una fresa per rimuovere i 2 mm distali della testa dell'ulna ("wafer procedure") attraverso la perforazione della TFC precedentemente allargata (Fig. 3). L'avambraccio viene prono-supinato al fine di permettere al chirurgo di visualizzare ed asportare l'intera circonferenza della testa ulnare. È necessario l'uso di un amplificatore di brillanza in pronazione e supinazione per assicurarsi che sia stata eseguita una resezione sufficiente. La "wafer procedure" non può essere effettuata se la TFC è intatta. La perforazione del legamento luno-piramidale, i difetti condrali e la sinovia infiammata vengono trattati per via artroscopica usando una punta "full radius" da 3.5 mm.

Ostermann [9] ha pubblicato uno studio prospettico di 52 pazienti con una lesione isolata della TFC diagnosticata con artrografia e trattata con resezione artroscopica. La localizzazione delle lesioni della TFC era centrale nel 46%, radiale nel 34%, ulnare nel 20%. Era presente sinovite nel 90% dei pazienti ed una lesione del legamento luno-piramidale (non evidenziata dall'artrografia) nel 15% dei pazienti. Un importante condromalacia e una variante ulnare posi-

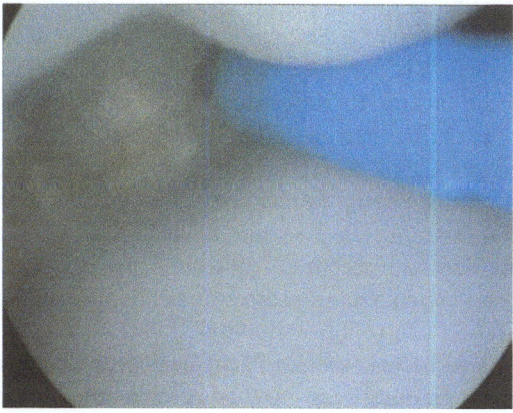

Fig. 1. Immagine di ulna distale evidenziabile attraverso la perforazione della TFC

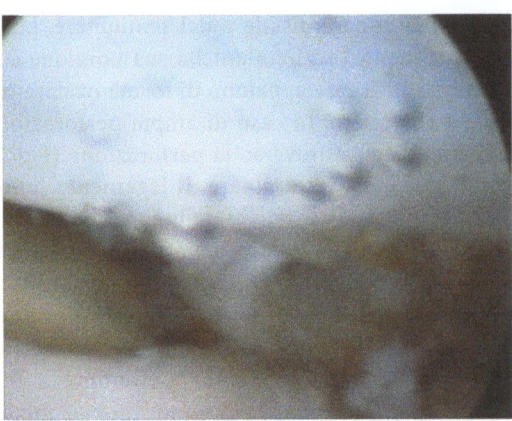

Fig. 3. Perforazione della TFC per rimozione di 2 mm distali della testa dell'ulna

tiva della testa dell'ulna venne trattata con resezione artroscopica limitata nel 25% dei pazienti. Venne usata una fresa motorizzata per rimuovere da 1 a 2 mm di ulna. Il controllo medio fu a 23 mesi (13-42 mesi). Il dolore venne completamente eliminato nel 73% dei pazienti e migliorò in un altro 12%. Dei pazienti con sintomatologia caratterizzata da scatto doloroso e il 7% presentarono uno scatto ancora doloroso. La motilità del polso migliorò in tutti i pazienti tranne uno e la forza di presa misurata con dinamometro di Jamar migliorò nella maggioranza dei pazienti. Non vi fu nessun caso di instabilità radio ulnare distale o del carpo. Tutti i pazienti con una lesione da trauma sportivo ritornarono ad un'attività sportiva libera ad una distanza media di 6 settimane. L'88% dei pazienti considerarono l'atto chirurgico utile.

La sindrome da impatto ulnare è stata trattata con successo "scaricando" l'ulna distale. Possibilità di trattamento includono un'osteotomia di accorciamento della diafisi ulnare, l'escissione o l'emiresezione dell'ulna distale e la regolarizzazione della TFC. Feldon [26, 30] ha descritto la resezione di 2-4 mm del'ulna distale con tecnica aperta procedura che egli chiamò "wafer procedure". L'articolazione radio ulnare distale, il processo stiloideo ed i suoi legamenti vengono preservati. Egli descrisse risultati eccellenti nel 69% e buoni nel 31% con questa tecnica aperta. Non venne registrata alcuna instabilità dell'articolazione radio-ulnare distale a seguito della "wafer procedure". Feldon [30] ha affermato che questa procedura è controindicata in caso di instabilità carpale o artrosi dell'articolazione radio ulnare distale. Palmer ritiene che la "wafer procedure" sia controindicata in caso di lesioni associate del legamento luno-piramidale, perchè essa scarica l'articolazione ulno carpica aumentando l'instabilità carpale. In questi casi sarebbe raccomandabile un'ostetomia d'accorciamento ulnare in quanto essa mette in tensione i legamenti palmari migliorando la stabilità carpale [37]. Un'artrodesi tra semilunare e piramidale può essere indicata in casi di notevole instabilità.

Wnorowski ha pubblicato uno studio biomeccanico sulla "wafer procedure" effettuata per via artroscopica in nove avambracci di cadavere con variante ulnare positiva. In ogni procedura valutò l'effetto di diverse sezioni della TFC dell'ulna distale. Vi fu una significativa decompressione del lato ulnare del polso dopo escissione della TFC e resezione della testa ulnare fino all'osso subcondrale. I polsi con lesioni della TFC severe (condromalacia, lesioni del legamento luno-piramidale, ecc.) necessitarono di una resezione più ampia per scaricare il lato ulnare [38].

Difetti condriali

I difetti condrali sono più frequenti di quanto ci si aspetti e sono una causa occulta comune di polso doloroso [20, 39]. In seguito ad una lesione cartilaginea i condrociti aumentano la loro attività al fine di riformare parzialmente gli strati cartilaginei persi, tuttavia lesioni a tutto spessore di difetti cartilaginei non hanno la capacità di guarigione [39]. In caso di lesione anche dell'osso subcondrale, si forma un coagulo ematico che si trasforma poi in tessuto di granulazione. Dati sperimentali suggeriscono che questo tessuto di granulazione viene poi trasformato in fibrocartilagine. L'applicazione clinica di questo fenomeno è stata l'abrasione e la perforazione condroplastica per produrre fibrocartilagine fibrosa al fine di riempire i difetti articolari. Sfortunatamente la cartilagine prodotta diventa poi soffice e comprimibile e presenta scarsa resistenza alle sollecitazioni [40]. Il destino della cartilagine adiacente ad un difetto dipende dalla robustezza dei margini e dalla stabilità meccanica dell'articolazione [39].

La diagnosi clinica dei difetti condrali è difficile, poiché spesso il paziente presenta solo un dolore localizzato. I difetti condrali non possono essere diagnosticati con le tecniche usuali di diagnostica per immagini, inclusa la RMN. Se il dolore persiste dopo il trattamento conservativo, l'artroscopia di polso offre una possibilità diagnostica e terapeutica. Le lesioni condrali andrebbero smussate per ridurre la sintomatologia meccanica e per minimizzare la produzione di frammenti articolari ed enzimi che in teoria possono facilitare processi degenerativi. Spessi lembi di cartilagine possono essere rimossi con forbici ad uncino. Phoeling e Roth [39] hanno classificato le lesioni cartilaginee in primarie se l'origine del dolore era presumibilmente dalla cartilagine articolare e secondarie se la lesione cartilaginea era secondaria ad altre cause (come instabilità legamentosa o frattura). Sulla base di criteri soggettivi e oggettivi, il 71% dei pazienti migliorò dopo il trattamento artroscopico. Un miglioramento dell'83% si verificò nei pazienti con lesioni primarie, mentre il 55% di miglioramento si ebbe in pazienti con lesioni secondarie. Whipple [20] ha riportato che i pazienti ottengono un miglioramento dei sintomi dopo artroplastica di abrasione per lesioni di diametro inferiore ai 5 mm. L'artroplastica di abrasione ha scarsa possibilità di successo in caso di ampie lesioni, anche se il lavaggio dei detriti articolari, di enzimi lisosomiali dall'articolazione può dare un miglioramento temporaneo dei sintomi in alcuni pazienti [39].

L'articolazione scafo trapezoidale è una sede comune di artrosi. La pulizia artroscopica di quest'articolazione può essere effettuata attraverso i portali medio-carpico-radiale e scafo-trapezoidale. Una punta motorizzata di 2 mm può essere utile a tale scopo.

La pulizia artroscopica di articolazioni artritiche sembra essere efficace nel ginocchio [4, 5, 8, 28, 29]. Mc Laren descrisse un 30% di notevoli miglioramenti e un 35% di miglioramenti dopo un periodo medio di 25 mesi dalla pulizia artroscopica di ginocchia artrosiche [8]. Bert e coll. [4] hanno documentato un 66% di risultati buoni o eccellenti a cinque anni dalla bonifica artroscopica di ginocchia artrosiche. Ci si può aspettare risultati simili nel polso che è un'articolazione sottoposta a carico. La pulizia artroscopica sembra essere utile nei pazienti con segni radiologici moderati o assenti, soprattutto se i sintomi meccanici sono sproporzionati ai segni clinici e radiologici. Il lavaggio articolare e la rimozione di frammenti cartilaginei, osteofiti e di sinovia infiammata può portare a miglioramenti temporanei.

Corpi mobili

I corpi mobili derivano da difetti osteocondrali o da artrosi. Altre cause possono essere le fratture articolari, i disordini nutrizionali della cartilagine e le infezioni. Molti piccoli corpi liberi vengono inglobati nella sinoviale e digeriti per degradazione enzimatica [20]. I corpi mobili possono determinare sintomi come dolore e blocchi articolari. Grossi corpi mobili possono essere visti su normali radiografie. Corpi mobili piccoli o poco calcificati possono essere difficilmente evidenziati da una normale radiografia, ma possono efficacemente essere evidenziati da una Artro-TC. L'artroscopia è una tecnica minimamente invasiva che può essere utilizzata per rimuovere i corpi mobili. Le radiografie andrebbero ripetute il giorno dell'intervento per localizzare il corpo mobile. È consigliabile avere l'accesso dell'artroscopio vicino al corpo mobile con l'entrata dell'acqua in un altro accesso cosicché il flusso sia verso l'artroscopio. La suzione dall'artroscopio aiuterà a dirigere il corpo mobile entro il campo visivo. Può essere utile un ago ipodermico per manovrare o bloccare il corpo mobile per poi essere recuperato dalla pinza da presa. I corpi mobili che non possono essere agganciati, possono essere frammentati con una fresa o una punta da resezione motorizzata [20].

Resezione di ossa carpali

Sono stati descritti la carpectomia della filiera carpale prossimale e l'escissione del polo prossimale dello scafoide in pseudoartrosi, per via artroscopica. Per la resezione di ossa carpali si usano le pinze da presa e le frese motorizzate. È importante l'uso in queste procedure di radiografie di controllo per assicurarsi che sia stata asportata una parte adeguata di osso [1]. Queste tecniche devono ancora essere considerate sperimentali in quanto non sono state ancora pubblicate.

È stata documentata la resezione aperta del semilunare nella malattia di Kiembock. Questa procedura potrebbe essere effettuata per via artroscopica. È stata descritta l'artrodesi per via artroscopica della caviglia [41]. La superficie articolare viene cruentata artroscopicamente e l'astragalo fissato alla tibia con viti percutanee.

Sulla scorta di tali osservazioni non è da escludersi che in futuro si possano eseguire artrodesi parziali o totali per via artroscopica.

Bibliografia

1. Roth JH, Poehling GG (1990) Arthroscopic "-ectomy" surgery of the wrist. Arthroscopy 6:141-147
2. Whipple TL (1988) Powered instrumentations for wrist arthroscopy. Arthroscopy 4:290-294
3. Adolfsson L, Nylander G (1993) Arthroscopic synoviectomy of the rheumatoid wrist. J Hand Surg [Br]18:92-96
4. Bert JM, Maschka K (1989) The arthroscopic treatment of unicompartmental gonarthrosis: a five year follow-up study of abrasion arthroplasty plus arthroscopic debridement and arthroscopic debridement alone. Arthroscopy 5:25-32
5. Dandy DJ (1991) Arthroscopic debridement of the knee. J Bone Joint Surg [Br]73:877-878
6. Highgenboten C (1988) Arthroscopic synoviectomy. Arthroscopy 1:190-193
7. Klein W, Jensen K (1988) Arthroscopic synoviectomy of the knee joint indication, technique and follow-up results. Arthroscopy 4:63-71
8. McLaren AC, Blokker CP (1991) Arthroscopic debridement of the knee for osteoarthritis. Can J Surg 34:595-598
9. Osterman AL (1990) Arthroscopic debridement of triangular fibrocartilage complex tears. Arthroscopy 6:120-124
10. Richards RS, Roth JH (1993) Wrist arthroscopy: advanced in diagnosis and treatment. Advances in Operative Orthopaedics, pp 203-225
11. Smiley P, Wasilewski SA (1990) Arthroscopic synoviectomy. Arthroscopy 6:18-23
12. Whipple TL (1992) The role of arthroscopy in the treatment of wrist injuries in the athlete. Clin Sports Medicine 11:227-238
13. Whipple TL, Geissler WB (1991) Arthroscopic management of the athlete fibrocartilage tears. J Hand Therapy 4:202-212
14. Nagle DJ, Benson LS (1992) Wrist arthroscopy: indications and results. Arthroscopy 8:198-203
15. Pianka G (1992) Wrist arthroscopy. Hand Clinics 8:621-630
16. Roth JH (1988) Radiocarpal arthroscopy: techniques and selected cases. In: Lichtman DM (ed) The wrist and its disorders. WB Saunders, Philadelphia, pp 108-117
17. Roth JH (1988) Radiocarpal arthroscopy. Orthopaedics 11:1309-1312
18. Roth JH, Haddad RG (1986) Radiocarpal arthroscopy and arthrography in the diagnosis of ulnar wrist pain. Arthroscopy 2:234-243
19. Roth JH, Poehling GG, Whipple TL (1988) Arthroscopic surgery of the wrist. A.A.O.S. Instr Course Lect 37:183-194

20. Whipple TL (1992) Arthroscopic surgery of the wrist. JB Lippincot, Philadelphia
21. Whipple TL (1988) Clinical applications of wrist arthroscopy. In: Lichtman DM (ed) The wrist and its disorders. WB Saunders, Philadelphia, pp 118-128
22. Whipple TL (1990) Precautions for arthroscopy of the wrist. Arthroscopy 6:3-4
23. Whipple TL, Marotta JJ (1986) Techniques of wrist arthroscopy. Arthroscopy 2:244-252
24. Whipple TL, Poehling GG, Roth JH (1991) Surgical techniques for wrist arthroscopy. In: Operative arthroscopy. Raven Press New York, pp 625-639
25. Botte MI, Cooney WP (1989) Arthroscopy of the wrist: anatomy and technique. J Hand Surg [Am]14:313-316
26. Feldon P, Terrono AL, Belsky MR (1992) Wafer procedure partial distal ulnar resection. Clin Orthop 275:124-129
27. Taylor AR (1979) Synoviectomy of the knee in rheumatoid arthritis patients. J Bone Joint Surg [Br]61:121-125
28. Lysholm J, Hamberg P (1987) The correlation between osteoarthritis as seen on radiographs and on arthroscopy. Arthroscopy 3:61-65
29. Magnuson PB (1941) Joint debridement: a surgical treatment of degenerative arthritis. Surg Gynaecol Obst 73:1-9
30. Feldon P, Terrono AL (1992) Wafer distal ulnar resection for triangular fibrocartilage tears and or ulnar impaction syndrome. J Hand Surg [Am]17:31-737
31. Friedman SL, Palmer AK (1991) Ulnar impaction syndrome. Hand Clin 7:295-310
32. Palmer AK (1990) Triangular fibrocartilage disorders; injury pattern and treatment. Arthroscopy 6:125-132
33. Palmer AK, Werner FW (1984) Biomechanic of the distal radio ulnar joint. Clin Orthop 187:26-35
34. Milde Z (1984) The blood supply of the human distal radioulnar joint and the microvasculature of its articular disk. Clin Orthop 187:26-35
35. Menon J, Wood VE (1984) Isolated tears of the triangular fibrocartilage of the wrist: results of partial excision. J Hand Surg [Am]9:527-530
36. Osterman AL (1991) Arthroscopic treatment of TFCC lesions. Hand Clinics 7:277-281
37. Palmer AK, Werner FW (1988) Partial excision of the fibrocartilage complex. J Hand Surg [Am]13:391-394
38. Wnorowski DC, Palmer AK, Werner FW et al (1992) Anatomic and biomechanical analysis of the arthroscopic wafer procedure. Arthroscopy 8:204-212
39. Poehling GG, Roth JH (1991) Articular lesions of the wrist. In: McGinty J (ed) Operative arthroscopy. Raven Press, New York, pp 635-639
40. Johnson LL (1986) Arthroscopic abrasion arthroplasty historical and pathological perspective: present status. Arthroscopy 2:54-69
41. Ogilvie-Harris DJ, Lieberman J (1993) Arthroscopically assisted arthrodesis for osteoarthritic ankle. J Bone Joint Surg [Am]75:1162-1174

Procedure artroscopiche capsulari del polso

G.I. Bain[1], R. Verhellen[1], L. Pederzini[2]

I progressi dell'artroscopia di polso permettono una migliore comprensione nella terapia dell'articolazione radio- e medio-carpica. Il trattamento di patologie capsulari del polso può essere eseguito per via artroscopica grazie allo sviluppo di tecnologie sempre più raffinate.

Trattamento artroscopico delle rigidità di polso

Le rigidità articolari traggono origine da fattori eziologici intrarticolari ed extrarticolari [1]. I migliori candidati al trattamento chirurgico sono pazienti in cui un trattamento conservativo fisiochinesiterapeutico non ha portato alcun miglioramento. In passato sono stati descritti trattamenti chirurgici a cielo aperto della rigidità di polso, basati sulla lisi capsulare della radio-carpica e della radio-ulnare distale [2, 3]. La lisi capsulare per via artroscopica è stata descritta per il ginocchio, la spalla ed il gomito [4-7].

Il release capsulare artroscopico può essere eseguito anche al polso. Conditio sine qua non per il successo del release artroscopico è: a) rigidità legata solo a retrazione capsulare, b) presenza di congruenza articolare e normalità cartilaginea, c) assenza di dolore, d) assenza di artropatia degenerativa. Infatti l'associazione con artrite reumatoide, dolore importante o esito di frattura scomposta intrarticolare possono influire negativamente sul risultato.

Procedura chirugica

Mediante la tecnica artroscopica convenzionale si esegue l'artroscopia di polso usando un'ottica da 2.7 mm [8]. Qualora lo spazio articolare sia particolar-

---

[1] Modbury Public Hospital, Royal Adelaide Hospital, University of Adelaide, Australia.
[2] Centro di Chirurgia Artroscopica, Casa di Cura "Villa Fiorita", Sassuolo (MO)

mente ristretto, può essere necessario l'uso di un artroscopio con un'ottica da 1.9 mm. Inizialmente si esegue una sinovialectomia localizzata mediante strumenti motorizzati ed elettrobisturi artroscopico allo scopo di migliorare la visualizzazione articolare.

Il release capsulare viene eseguito con l'ottica in posizione 3-4 e l'elettrobisturi artroscopico in posizione 6R. Questo secondo strumento viene usato in senso radiale-ulnare a sezionare la parte volare della capsula. In un secondo tempo l'elettrobisturi viene posizionato in 1-2 per completare la capsulotomia anteriore. La capsula viene tagliata fino alla visualizzazione del grasso extracapsulare e del flessore radiale del carpo. La sezione della capsula volare comprende i legamenti radio-lunato breve, radio-scafo-lunato, radio-lunato lungo e radio-scafo-capitato (Fig. 1). Vengono preservati i legamenti ulno-piramidale e ulno-capitato.

Successivamente si esegue la capsulotomia dorsale, posizionando l'artroscopio in 6R e l'elettrobisturi in 1-2. Per una migliore visualizzazione della capsula dorsale si può adottare una via di accesso anteriore. L'uso di un chiodo di Wissenger nello spazio interligamentoso, fra legamento radio-scafo-capitato e legamento radio-lunato lungo, permette l'attuazione di questo portale di accesso. Il Wissenger

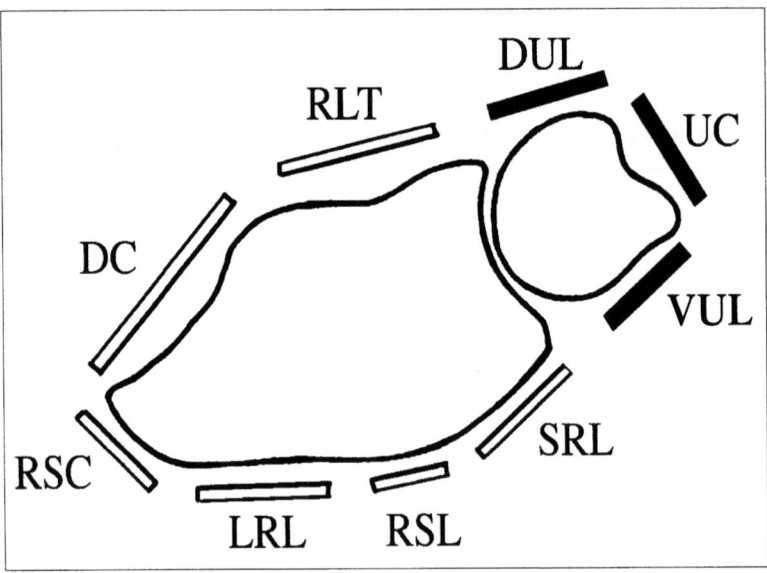

Fig. 1. In bianco sono evidenziati i legamenti sezionati durante il release capsulare. *RLT*, radio-luno-piramidale; *DC*, capsula dorsale; *RSC*, radio-scafo-capitato; *LRL*, radio-lunato lungo; *RSL*, radio-scafo-lunato; *SRL*, radio-scafo-lunato. In nero sono evidenziati i legamenti risparmiati. *DUL*, dorsale ulno-lunato; *UC*, ulno-capitato; *VUL*, volare ulno-lunato

viene avanzato in posizione appena radiale al flessore radiale del carpo, nel tessuto sottocutaneo. Una piccola incisione cutanea a livello dell'entrata del chiodo di Wissenger permette la successiva introduzione dell'atroscopio. La capsula dorsale viene sezionata mediante elettrobisturi dalla gola sigmoide alla stiloide radiale. Il complesso dei legamenti dorsali dell'ulna viene mantenuto integro.

Al termine della procedura si esegue una cauta manipolazione per verificare la lisi articolare.

Gli Autori hanno verificato la sicurezza di tali vie di accesso mediante studi su cadavere e valutazione di immagini RMN [9].

La distanza media della capsula articolare radio-carpica dalle strutture neurovascolari è stata rispettivamente di 6.9 mm per il nervo mediano, 6.7 mm per il nervo ulnare e 5.2 mm per l'arteria radiale (Fig. 2) [9].

Nel postoperatorio il polso viene mobilizzato completamente in prima giornata. A tale scopo è importante mantenere l'anestesia del plesso brachiale a scopo antalgico usando Marcaina allo 0.5% nell'immediato post-operatorio. L'uso di analgesici per os viene proseguito nei primi giorni durante la mobilizzazione mediante fisiochinesiterapia.

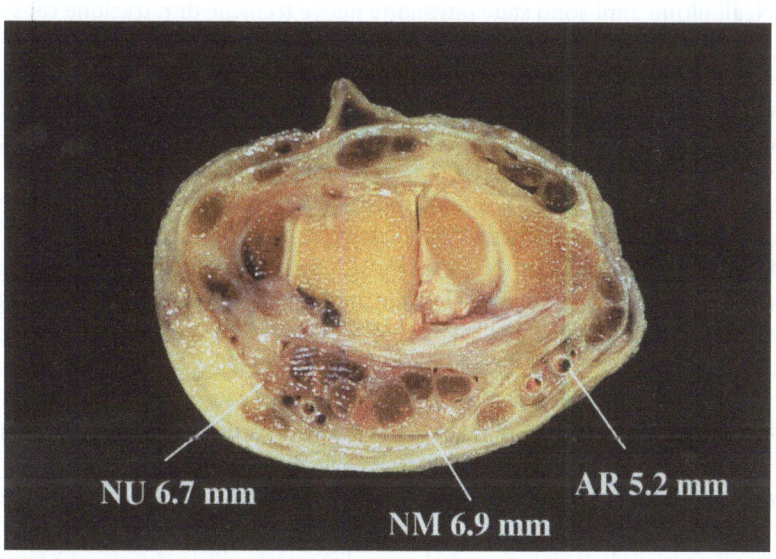

Fig. 2. Sezione tangenziale anatomica a livello della radiocarpica del polso, con le distanze medie dalle strutture neurovascolari. *NU*, nervo ulnare; *NM*, nervo mediano; *AR*, arteria radiale

Pur comprendendo le possibilità di complicazioni di tipo neurovascolare, tutti i pazienti sottoposti a questo trattamento hanno ottenuto un miglioramento significativo dell'escursione articolare, senza alcuna complicanza [10].

In accordo con Viegas [11], la sezione dei legamenti radio-scafo-capitato e radio-lunato non determina traslazione ulnare del carpo, in quanto i legamenti ulnari volari e dorsali possono da soli mantenere una condizione di stabilità. Nessuno dei pazienti trattati ha presentato segni clinici o radiologici di instabilità, in quanto la capsulotomia artroscopica mantiene integri i complessi legamentosi ulnari.

Shrinkage capsulare per instabilità mediocarpica

L'instabilità mediocarpica o l'instabilità carpale non dissociativa (CIND) è un'instabilità che si verifica tra le filiere carpali e si pensa che sia dovuta a lassità o lesione del legamento piramido-uncinato.

Il paziente riferisce un "clunk" improvviso durante l'ulnarizzazione del polso. La filiera prossimale rimane flessa, mentre la filiera distale si sublussa volarmente fino a quando non si raggiunge l'ulnarizzazione estrema; a questo punto la filiera distale si riduce con il caratteristico "clunk". Questo può essere riprodotto sia al controllo clinico che al controllo fluoroscopico.

Negli ultimi anni sono state introdotte nuove tecniche di retrazione capsulare nel trattamento della lassità di spalla. Queste tecniche di tipo artroscopico sfruttano la capacità del collagene di accorciarsi dopo esposizione al calore (del tutto simile al cuoio che si retrae dopo esposizione al sole). Questo cosiddetto shrinkage capsulare può essere eseguito con qualsiasi fonte di energia, che sia controllabile alla perfezione durante l'emissione di calore sui tessuti capsulari.

Le molecole di collagene sono disposte in un reticolo cristallino, nel quale sono orientate in una conformazione determinata da legami a croce. Quando il collagene viene sottoposto a calore, si verifica un'idrolisi dei legami labili al calore, che produce un cambiamento di conformazione della tripla elica del collagene e permette una contrazione della sua configurazione. Il mantenimento dei legami termostabili è responsabile della tensione residua delle fibre collagene.

L'uso dello YAG Laser, di tipo non ablativo, può essere forse sconsigliato in quanto non vi è possibilità di controllare la temperatura all'interno del tessuto. L'uso della radiofrequenza può permettere di applicare la temperatura desiderata alla capsula articolare e la termocoppia permette un feed-back di controllo nella fuoriuscita di energia.

Studi su animali da esperimento hanno dimostrato che lo shrinkage è termo- e tempo-dipendente con un accorciamento massimale della capsula di circa il 50% a 65 °C e con un accorciamento massimale dei tendini di circa il 70% a 70 °C [12, 13].

I test di tensione tendinea hanno dimostrato un decremento di circa un terzo del normale nella resistenza al carico (immediatamente valutato dopo il trattamento) [13]. L'esame istologico ha mostrato segni ben demarcati di diffusa denaturazione e degenerazione delle fibre collagene [13].

L'esame istologico eseguito 7 giorni dopo il trattamento laser ha dimostrato proliferazione fibroblastica attorno e all'interno delle zone ialinizzate acellulari del collagene [14]. I fibroblasti usano il collagene trattato come un reticolo per la migrazione e la secrezione di una nuova matrice collagene, allo scopo di riparare il tessuto [14].

Gli Autori stanno utilizzando da qualche tempo la tecnica di shrinkage allo scopo di provocare una retrazione termica capsulare del polso affetto da instabilità medio-carpica. Il tessuto sinoviale situato volarmente sulla capsula fra uncinato e piramidale viene asportato con strumento motorizzato per consentire una visione chiara della sottostante capsula. Queste aree, in cui la capsula non è ben visualizzata, devono essere trattate per prime, perché come la capsula si restringe così queste aree diventano inaccessibili. La stessa tecnica viene usata per la capsula dorsale radiocarpica. Nel periodo postoperatorio il polso viene immobilizzato per 6 settimane, al fine di evitare un allungamento del reticolo collagene durante la fase di riparazione. In passato tale patologia è stata trattata con complesse ricostruzioni di parti molli o artrodesi parziali, con risultati non sempre favorevoli. I primi risultati del trattamento termico sembrano essere incoraggianti e potrebbero portare in futuro tale procedura ad essere considerata come trattamento di scelta.

Ringraziamenti. Si ringrazia Ronald J Heptinstall per l'assistenza alla preparazione di questo lavoro.

Bibliografia

1. Cooney WP (1993) Contractures of the elbow. In: Morrey BF (ed) The Elbow and its Disorders. WB Saunders, Philadelphia, pp 464-475
2. Watson HK, Turkeltaub SH (1988) Stiff Joints. In: Green DP (ed) Operative Hand Surgery. Churchill Livingstone, New York pp 537-552
3. Kleinman WB, Graham TJ (1996) Distal ulnar injury and dysfunction. In: Peimer CA, (ed) Surgery of the hand and upper extremity. McGraw Hill, New York, pp 667-710
4. Richmond JC, al Assam M (1991) Arthroscopic management of arthrofibrosis of the knee, including infrapatellar contraction syndrome. Arthroscopy 7:144-147
5. Jones GS, Savoie FH (1993) Arthroscopic capsular release of flexion contractures of the elbow. Arthroscopy 9:277-283
6. Warner JJ, Answorth A, Marks PH, Wong P (1996) Arthroscopic release for chronic, refractory adhesive capsulitis of the shoulder. J Bone Joint Surg [Am]78:1808-1816
7. Warner JJ, Allen AA, Marks PH, Wong P (1996) Arthroscopic release of post-operative capsular contracture of the shoulder. J Bone Joint Surg [Am]79:1151-1158
8. Bain GI, Richards RS, Roth JH (1997) Wrist Arthroscopy. In: Lichtman DM, Alexander AH (eds) The wrist and its disorders. WB Saunders, Philadelphia, pp 151-168
9. Verhellen R, Bain GI (1999) Arthroscopic capsular release for contracture of the wrist. Arthroscopy (in stampa)
10. Palmer AK, Werner FW, Murphy D, Glisson W (1985) Functional wrist motion: A biomechanical study. J Hand Surg [Am]10:39-46

11. Viegas SF, Patterson RR, Eng M, Ward K (1995) Extrinsic wrist ligaments in the pathomechanics of ulnar translation instability. J Hand Surg [Am]20:312-318
12. Naseef GS, Foster TE, Trauner K, Sohlpour S, Anderson RR, Zarins B (1997) The thermal properties of Bovine joint capsule. J Sports Med [Am]25:670-674
13. Vangness CT, Mitchell W III, Nimni M, Ehrlich M, Saadat V, Schmotzer H (1997) Collagen shortening. An experimental approach with heat. Clin Orthop 337:267-271
14. Hayashi K, Nieckarsz JA, Thabit G III, Bogdanske JJ, Coolay AJ, Markel MD (1997) Effect of nonablative laser energy on joint capsular properties. Lasers in Surgery and Medicine 20:164-171

Trattamento delle fratture di scafoide con fissazione interna per via artroscopica

T.L. WHIPPLE

L'incidenza delle fratture dello scafoide carpale è incerta, ma può essere così alta da raggiungere diverse migliaia di casi per anno in Nord America e in Europa. L'incidenza della pseudoartrosi viene stimata attorno al 10% di tutte le fratture di scafoide indipendentemente dal trattamento (Fig. 1) [1, 2]. Lo scafoide rappresenta una connessione meccanica cruciale tra la filiera prossimale e distale del carpo. Quando il polso viene flesso, lo scafoide predispone la filiera carpale prossimale al fine di avere una trasmissione stabile del carico fra la mano e l'avambraccio. L'alterazione di questa connessione altera la biomeccanica del polso, dissociando le due filiere carpali.

La filiera prossimale collassa in estensione in condizioni di carico, determinando forze di taglio e compressione localizzate tra lo scafoide e la stiloide radiale e tra il grande osso e la faccia dorsale del semilunare [3]. Il sovraccarico di forze può eventualmente condurre a degenerazione articolare ed artrosi.

I movimenti fisiologici di flessione sullo scafoide producono compressione sulla sua faccia volare e distrazione dorsale, da cui la scomposizione in flessione dei frammenti distali di frattura e la caratteristica gibbosità da vizio di consolidazione.

La vascolarizzazione del polo prossimale dello scafoide, data principalmente da canali intraossei, è normalmente compromessa nelle fratture del collo dello scafoide.

La mancata vascolarizzazione del polo prossimale compromette la guarigione della frattura, determinando un'alta incidenza di ritardi di consolidazione e pseudoartrosi.

La storia naturale delle fratture dello scafoide è ben documentata [1, 4-11]. La guarigione della frattura in gesso può richiedere fino a sei mesi. La pseudoartrosi determina nel 50% dei casi una progressiva scomposizione dei frammenti di frattura e l'evidenza radiografica di artrosi fino al 97% dei casi entro i

Orthopaedic Research of Virginia, Tuckahoe Orthopaedic Associates, Richmond, Virginia

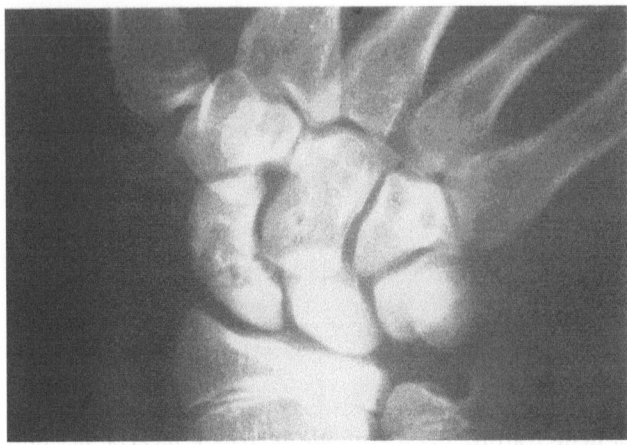

Fig.1. Pseudoartrosi terzo medio di scafoide

cinque anni [12, 13]. Il trattamento tempestivo ed efficace delle fratture di scafoide è perciò cruciale al fine di evitare o minimizzare conseguenze meccaniche e degenerative catastrofiche.

L'immobilizzazione gessata delle fratture di scafoide è stata a lungo indicata come trattamento conservativo [14, 15]. Poiché questo tipo di trattamento può richiedere da alcune settimane a molti mesi di immobilizzazione gessata, è perlomeno discutibile il termine di conservativo, in funzione del paziente e di impatto economico finale. Inoltre il metodo di immobilizzazione gessata più appropriato non è ancora standardizzato. L'apparecchio gessato può essere confezionato lungo o corto, sia includendo che escludendo il pollice. Sono state raccomandate da un lato posizioni di flessione e deviazione radiale per ridurre la frattura, mentre dall'altro di deviazione ulnare e di estensione per prevenire il collasso della frattura.

Il trattamento cruento delle fratture di scafoide è considerato un trattamento più aggressivo. Le procedure raccomandate includono un innesto osseo primario e la fissazione interna della frattura con fili di K.irschner, viti e persino piccole placche modellate [9, 15-19]. Il trattamento chirurgico comporta un maggiore costo iniziale e ha rischi associati di infezione, successiva scomposizione della frattura, complicazioni correlate al materiale impiantato, oltre al rischio di ulteriore danno della vascolarizzazione, specialmente del frammento prossimale. La strategia terapeutica nel trattamento primario delle fratture di scafoide rimane perciò soggettivo. Certamente si conviene che il movimento a livello del focolaio di frattura è da evitarsi; il movimento aumenta il rischio di pseudoartrosi con instabilità e scomposizione dei frammenti [10, 12, 13]. In letteratura c'è consenso sull'affermazione che il trattamento ottimale delle fratture di scafoide deve determinare un'effettiva immobilizzazione dei frammenti e che i migliori risultati a lungo termine si vedono quando la normale geometria dello scafoide viene preservata. Una più rigida immobilizzazione della frattura può essere realizzata con la fissazione interna, più che con l'immobilizzazione gessata, ma sono innegabili le difficoltà tecniche ed i rischi del trattamento chirurgico. Per queste ragioni ho cercato il modo di conciliare gli obiettivi generali del trattamento, inclusa la massima stabilizzazione della frattura, con i rischi associati al trattamento chirurgico. Negli ultimi anni sono state sviluppate procedure chirurgiche minimamente invasive per raggiungere determinati obiettivi con ridotta morbilità chirurgica. Fra queste abbiamo la riduzione accurata e la fissazione interna delle fratture del piatto tibiale e le fratture articolari distali del radio sotto controllo artroscopico.

Queste procedure hanno permesso una più accurata riduzione dei frammenti di fratture articolari rispetto a quella ottenibile con la ligamentotaxis a cielo chiuso, eliminando la necessità dell'artrotomia o l'esposizione chirurgica eccessiva per l'applicazione dei dispositivi di fissazione interna.

Usando tecniche simili nei principi ed impiegando strumenti di nuova progettazione ho ideato una metodica di fissazione interna delle fratture di scafoide attraverso una piccola incisione e sotto controllo artroscopico. Questa tecnica presenta il vantaggio di preservare sia i tessuti molli sia il delicato apporto ematico dello scafoide. Essa permette una più rigida stabilizzazione della frattura rispetto a quella ottenibile con il solo gesso, riducendo quindi il periodo necessario di immobilizzazione esterna.

Le fratture del collo dello scafoide possono essere identificate e ridotte con l'artroscopia effettuata nello spazio mediocarpico. Fratture composte o minimamente scomposte appariranno come una linea che attraversa la faccetta che si articola con il grande osso. La distrazione necessaria al movimento degli strumenti artroscopici nello spazio mediocarpico aiuta a correggere la deformità in flessione dello scafoide. Altri tipi di scomposizione possono essere difficili da ridurre, specialmente se un frammento è ruotato. In ogni caso, se la frattura non richiede riduzione o può essere ridotta adeguatamente con la manipolazione, la fissazione interna minimamente invasiva rappresenta una valida metodica di intervento (Fig. 2).

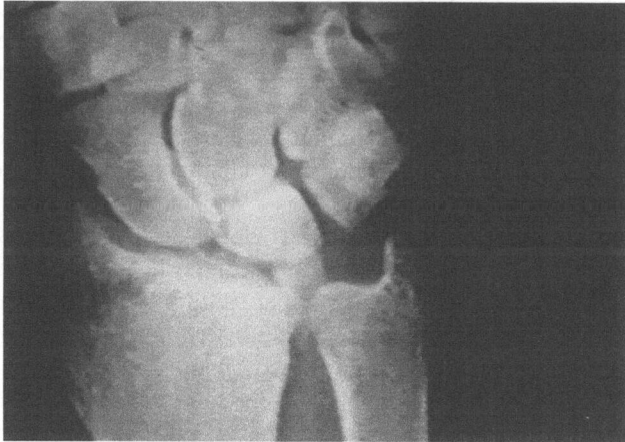

Fig. 2. Fratture di scafoide e stiloide radiale

Dispositivo di fissazione

Il dispositivo sviluppato per la fissazione interna delle fratture di scafoide, sotto controllo artroscopico, può essere usato con alcuni vantaggi anche in fratture trattate con l'accesso chirurgico convenzionale.

La vite di Herbert-Whipple è una vite in titanio priva di testa e con filetti a passo variabile alle due estremità; è simile alla vite di Herbert. Il nuovo dispositivo presenta comunque un diametro maggiorato del tratto non filettato al fine di aumentare la resistenza alla flessione e per impedire la rotazione dei frammenti di frattura; la vite è inoltre cannulata al fine di permettere il posizionamento di un filo guida. La posizione del filo guida può essere confermata radiograficamente e modificata se necessario prima che l'osso venga perforato. La vite è autofilettante per una migliore fissazione nell'osso spugnoso.

Prove sperimentali su questo impianto dimostrano, rispetto alla vite di Herbert, una resistenza alla distrazione sovrapponibile, una resistenza alla flessione da 2.5 a 3 volte superiore ed una resistenza alla torsione di una volta e mezza. Il filetto a passo variabile determina una compressione aggiuntiva di 0.8 mm. Tecnicamente è molto più facile il posizionamento della vite attraverso il filo guida.

Tecnica chirurgica

La procedura artroscopica richiede il controllo con amplificatore di brillanza per confermare il corretto posizionamento del filo guida. Viene fatta un'incisione retta, longitudinale e volare di circa 12 mm radialmente al tendine del flessore radiale del carpo, centrata sull'articolazione trapezio-scafoidea. Viene effettuata una dissezione per via smussa al fine di evitare il nervo cutaneo palmare. A polso esteso si espone l'articolazione trapezio-scafoidea che viene poi incisa a T deperiostando la faccia volare del trapezio. Non è necessario aprire lo spazio radio-carpico, né incidere alcuna porzione del legamento radio-scafo-capitato volare. Il tubercolo palmare del trapezio viene asportato con un osteotomo da 5 mm al fine di esporre la superficie articolare del polo distale dello scafoide. Prove sperimentali hanno dimostrato che l'escissione del tubercolo palmare del trapezio non determina alcun cambiamento del normale meccanismo del carpo.

La mano viene posta in trazione attraverso dei "finger traps" applicati all'indice e al medio. Per ridurre le fratture scomposte possono essere necessarie da 10 a 15 libbre di trazione, mentre per fratture composte si raccomandano da 8 a 10 libbre di trazione. Viene quindi inserito un artroscopio da 2.7 mm attraverso il portale mediocarpico radiale, con ingresso dell'acqua attraverso la camicia dell'artroscopio. Per eliminare l'emartro può essere necessario un ago da evacuazione o addirittura un piccolo "shaver" introdotto nel portale mediocarpico ulnare. Una volta rimosso l'emartro, viene visualizzata e ridotta la frattura con manipolazione manuale del polo distale. Per aiutare la manipolazione, se necessario, può essere inserito un filo di Kirschner percutaneo nel polo prossimale dello scafoide.

Dopo la riduzione della frattura l'artroscopio viene trasferito nello spazio radiocarpico attraverso il portale 3-4. Viene effettuato un portale 1-2 sulla faccia dorsale della tabacchiera anatomica. L'uncino della guida di compressione viene quindi introdotto attraverso il portale 1-2 fino alla faccia dorsale del polo prossimale dello scafoide, da 1 a 2 mm radialmente al legamento scafolunato. Qui l'uncino viene posizionato nella cartilagine articolare (Fig. 3).

Il centrapunte della guida viene quindi fatto scivolare fino alla superficie articolare del polo distale dello scafoide precedentemente esposto attraverso l'incisione volare. Tenendo il pollice in iperestensione si facilita la sua esposizione. La guida viene spinta con fermezza per comprimere la frattura. Questo completa il tempo artroscopico del trattamento, a meno che non sia necessario un riposizionamento del filo guida.

Viene misurato un filo guida di lunghezza appropriata e viene quindi inserito attraverso la frattura utilizzando il centratore della guida (Fig 4). Il posizionamento del filo viene quindi confermato con amplificatore. Viene inserito un filo guida secondario attraverso la guida, parallelo al primo per prevenire la rotazione dei frammenti di frattura.

Viene quindi perforato lo scafoide con una punta cannulata. La punta è di dimensioni appropriate per i due filetti della vite ed è munita di fermi per controllare la profondità della penetrazione. Il foro viene eseguito con una punta a motore poiché il filo guida fornisce un controllo preciso dell'avanzamento della punta.

Una vite di Herbert-Whipple di appropriata lunghezza viene quindi inserita finché non fa più presa sulla punta del cacciavite alla profondità appropriata. Il filo guida viene quindi rimosso dalla vite e viene confermata con amplifi-

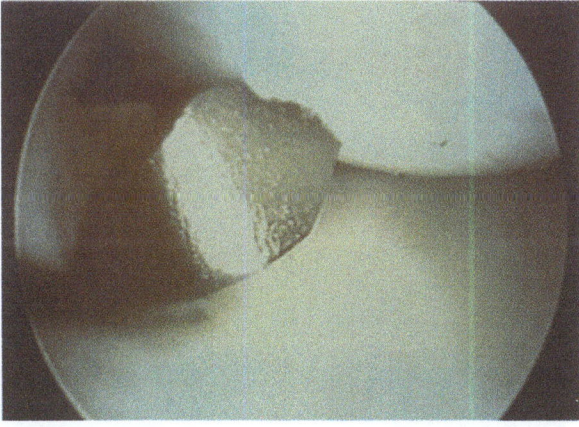

Fig. 3. Posizionamento in artroscopia del puntatore per sintesi di frattura di scafoide

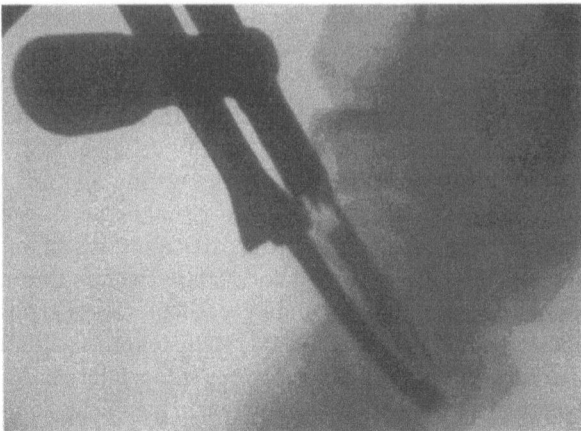

Fig. 4. Centratore posizionato sotto controllo scopico

catore di brillanza, la posizione della vite e del filo guida secondario, che controlla la rotazione dei frammenti (Fig. 5). In caso la frattura sia obliqua o presenti caratteristiche di instabilità, il chirurgo può decidere di lasciare il filo guida secondario in sede, parallelamente alla vite, per le prime due settimane di post operatorio. Può essere quindi rimosso senza difficoltà.

Dopo la rimozione della guida dallo scafoide, si chiude l'incisione volare con punti sottocutanei ed intradermici. Nella maggioranza dei casi la compressione attuata dalla guida e la compressione aggiuntiva della vite stabilizzano completamente la frattura.

Per un breve periodo è opportuna l'applicazione di un palmare gessato, un gesso antibrachiale o un tutore articolato di polso al fine di permettere la gua-

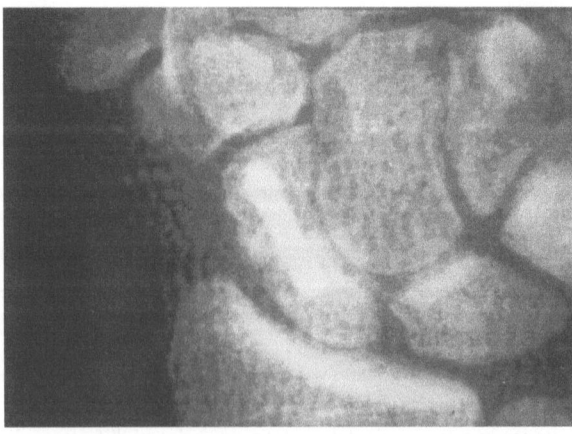

Fig. 5. Controllo radiografico postoperatorio della vite di Herbert-Whipple

rigione della ferita e per l'iniziale consolidazione della frattura. Non ho mai ritenuto necessario immobilizzare il polso per più di quattro settimane e periodi più corti possono essere sufficienti.

Viene quindi permesso il movimento, ma sono da proibirsi forze di compressione, torsione e posizioni estreme del polso. Per questo scopo ho trovato utile il tutore di polso "Versa Wrist Splint" (Smith and Nephew Donjoy, Carslbad, California, USA). È un tutore funzionale che può essere bloccato per l'iniziale immobilizzazione, per essere poi modificato periodicamente per permettere un movimento selezionato e sicuro su due piani.

La mobilizzazione precoce è considerata benefica per il trofismo della cartilagine articolare, per prevenire la fibrosi dei legamenti e le contratture e per prevenire l'osteoporosi da immobilizzazione prolungata.

Indicazioni

La fissazione interna delle fratture di scafoide non è indicata come trattamento abituale. Le fratture comminute e quelle che non possono essere ridotte anatomicamente necessitano di accurata riduzione aperta.

Per fratture riducibili, questa procedura minimamente invasiva presenta due distinti vantaggi: una più rigida immobilizzazione della frattura rispetto all'apparecchio gessato e l'opportunità di ridurre il periodo di immobilizzazione in gesso a tre, quattro settimane senza grossa esposizione chirurgica che possa compromettere l'apporto ematico all'osso o che, potenzialmente, leda le sue importanti strutture legamentose di supporto. Indicazioni assolute sono quindi le fratture composte o minimamente scomposte in individui che mal sopportano la possibilità di un gesso per dieci-tredici settimane. Ciò può includere pazienti che possono avere gravi danni economici dall'impossibilità di lavorare o quelli in cui la necessità di movimento impedisce un gesso per periodi prolungati.

Indicazioni relative sono le fratture composte o scomposte ma riducibili in pazienti che semplicemente preferiscono il trattamento chirurgico alla possibilità di un gesso per lunghi periodi e in pazienti con malattie sistemiche che possono ritardare la consolidazione della frattura o che controindicano una prolungata immobilizzazione, come malattie vascolari periferiche, artrite reumatoide o disfunzioni della mano controlaterale.

Conclusioni

Tutte le procedure chirurgiche sullo scafoide sono tecnicamente difficili. D'altra parte la pseudoartrosi è associata a prevedibili complicanze e la consolidazione si basa su un'effettiva immobilizzazione della frattura. L'approccio artroscopico alle fratture di scafoide offre i vantaggi della fissazione interna della frattura con una tecnica minimamente invasiva (Fig. 6).

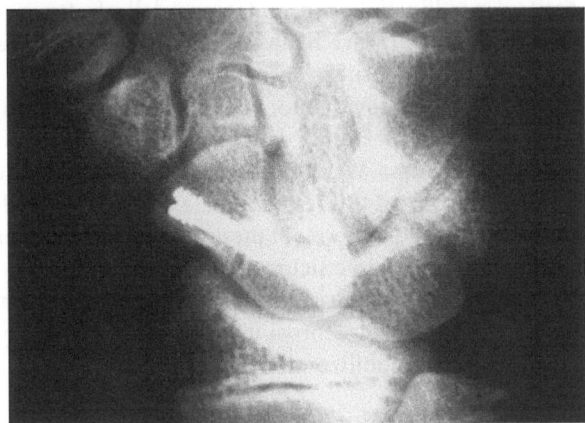

Fig. 6. Controllo radiografico a distanza dell'osteosintesi con vite di Herbert-Whipple

I pazienti normalmente recepiscono quest'approccio ed il nuovo dispositivo di fissazione si è dimostrato estremamente efficace nei primi cinque anni del suo uso clinico.

Bibliografia

1. Eddeland A, Eiken O, Hellgren E, Ohlsson NM (1975) Fractures of the scaphoid. Scan J Plast Reconstr Surg 9:234-239
2. Lichtman DM, Alexander CE (1982) Decision making in scaphoid non-union. Orthop Rev 11:55-67
3. Weber ER (1980) Biomechanical implications of scaphoid waist fractures. Clin Orthop 149:83-89
4. Barr JS, Elliston WA, Musnick H, De Lorme TL, Hanelin J, Thibodeau AA (1953) Fracture of the carpal navicular (scaphoid) bone. An end result study in military personnel. J Bone and Joint Surg [Am]35:609-625
5. Fisk GR (1970) Carpal instability and the fractured scaphoid. Ann R Coll Surg 46:63-76
6. Gilford WW, Bolton RH, Lambrinudi C (1943) The mechanism of the wrist joint with special reference of fractures of the scafoid. Guys Hosp Rep 92:52-59
7. Leslie IJ, Dickson RA (1981) The fractured carpal scaphoid. Natural history and factors influencing outcome. J Bone and Joint Surg [Br]63:225-230
8. Oblez BE, Haldstein BM (1938) Non-union of fractures of the carpal navicular. J Bone and Joint Surg 20:424-428
9. Russe O (1960) Fracture of the carpal navicular. Diagnosis, non-operative treatment and operative treatment. J Bone and Joint Surg [Am]42:759-768
10. Verdan C, Narakas A (1968) Fractures and pseudoarthrosis of the scaphoid. Surg Clin North [Am]48:1083-1095
11. Youm Y, Mc Murry RY, Flatt AE, Gillespie TE (1978) Kinematics of the wrist. An experimental study of radial-ulnar deviation and flexion-estension. J Bone and Joint Surg [Am]60:423-431

12. Mack GR, Bosse MJ, Gelberman RH (1984) The natural history of scaphoid non-union. J Bone and Joint Surg [Am]66:504-509
13. Ruby LK, Stinson J, Belsky MR (1985) The natural history of scaphoid non-union. A review of 55 cases. J Bone and Joint Surg [Am]67:428-432
14. Mazet R Jr, Hohl M (1960) Radial styloidectomy plus bone graft in the treatment of old ununited carpal scaphoid fractures. Ann Surg 152:296-302
15. Soto-Hall R, Haldeman KO (1941) The conservative and operative treatment of the fractures of the carpal navicular (scaphoid). J Bone and Joint Surg 23:841-850
16. Gasser H (1965) Delayed union and pseudoarthrosis of the carpal navicular: treatment by compression screw osteosynthesis. A preliminary report on 20 fractures. J Bone and Join Surg [Am]47:249-266
17. Herbert TJ (1990) The fractured scaphoid. Quality Medical Pubblishing, St. Louis
18. Maudsley RH, Chen SC (1972) Screw fixation in the management of the fractured carpal scaphoid. J Bone and Joint Surg [Br]54:432-441
19. Unger HS, Stryker WC (1969) Non-union of the carpal navicular. Analysis of 42 cases treated by the Russian procedure. South Med 62:620-622

Letture consigliate

Cooney WP, Dobyns JH, Linscheid RL (1980) Fractures of the scaphoid: a rational approach to managment. Clin Orthop 149:90-97

Mazet R Jr, Hohl M (1961) Conservative treatment of old fractures of the carpal scaphoid fractures. J Trauma 1:115-127

Stewart MJ (1954) Fractures of the carpal navicular (scaphoid). A report of 436 cases. J Bone and Joint Surg [Am]36:998-1006

Whipple TL, Marotta JJ, Powell JH III (1986) Techniques of wrist arthroscophy. Arthroscophy 2:244-252

Artroscopia di polso nelle fratture distali di radio

T. Lindau

Le fratture del radio distale possono ancora oggi portare conseguenze gravi quali artrosi secondaria e dolore cronico di polso [1-6]. La riduzione anatomica delle fratture intrarticolari deve essere sempre raccomandata dal momento che incongruenze articolari inferiori a 1-2 mm si associano frequentemente ad artrosi minima [7-9]. Tuttavia, la classica superficie biconcava del radio può rendere particolarmente complessa la riduzione a cielo aperto, con limitata artrotomia. L'artroscopia di polso rappresenta oggi una importante tecnica chirurgica che, da sola o associata alla tecnica tradizionale, permette una migliore riduzione e sintesi delle fratture intrarticolari del polso [10-14]. Nello stesso tempo chirurgico, l'artroscopia offre la possibilità di evidenziare ed eventualmente trattare patologie intrarticolari delle parti molli non visibili nelle indagini radiologiche standard [15-17].

Artroscopia: indicazioni, preparazione e tecnica

In caso di fratture intrarticolari, l'indicazione all'artroscopia si pone quando sia presente un gradino intrarticolare superiore ai 2 mm dopo la riduzione manuale (Fig. 1). Certamente l'indicazione all'artroscopia può essere posta qualora si sospetti una lesione associata delle parti molli, quale una lesione del legamento scafo-lunato (segni indiretti: spazio S-L aumentato, interruzione degli archi di Gilula [18, 19] o instabilità dell'articolazione radio-ulnare distale (spazio allargato radio-ulnare o sublussazione della radio-ulnare distale). D'altra parte l'artroscopia sarà assolutamente controindicata in caso di frattura aperta, lesioni delle parti molli intrarticolari, iniziale sindrome del tunnel carpale o sindrome compartimentale.

Hand Unit, Department of Orthopaedics, University of Lund, Sweden

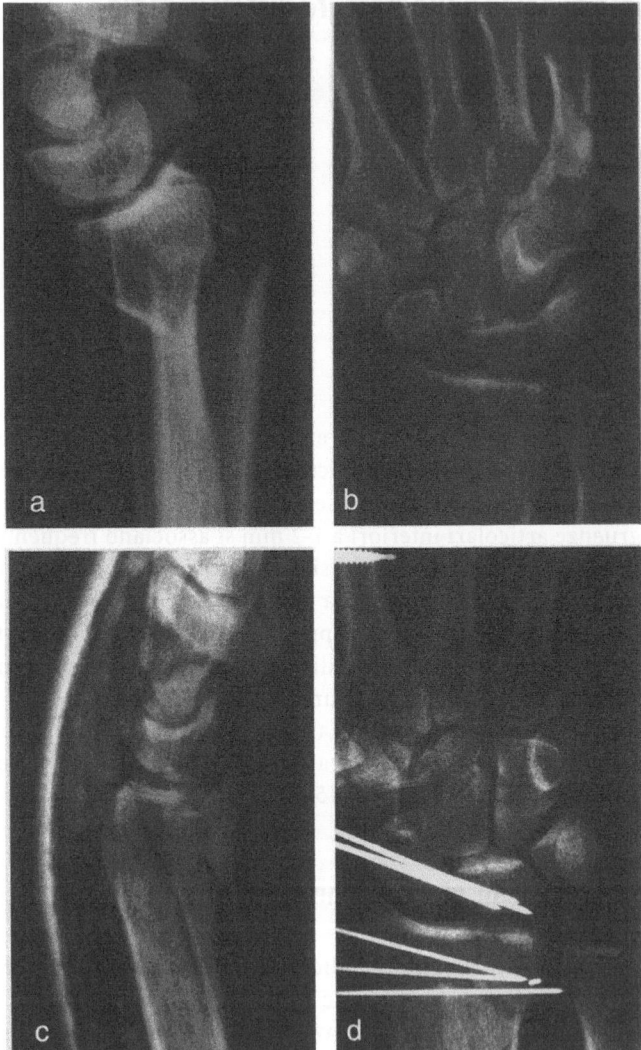

Fig. 1a-d. Maschio, 38 anni: trauma ad alta energia con frattura-lussazione del radio distale (**a**, Rx AP; **b**, Rx LL). Dopo la riduzione era presente uno slivellamento intrarticolare di 2 mm da frattura da impatto, che veniva evidenziato al centro nella proiezione laterale (**c**, RX AP; **d**, Rx LL)

L'artroscopia viene eseguita in anestesia di plesso brachiale o in anestesia generale 2-5 giorni dopo il trauma. La mano viene trazionata (4-5 kg) mediante finger traps al II e III dito o con torre di trazione, con gomito flesso di 90° e spalla abdotta di 60°. Il laccio pneumatico viene applicato alla radice dell'arto ed un bendaggio elastico viene applicato attorno all'avambraccio allo scopo di minimizzare il rischio di fuoriuscita di liquido nei compartimenti muscolari (Fig. 2).

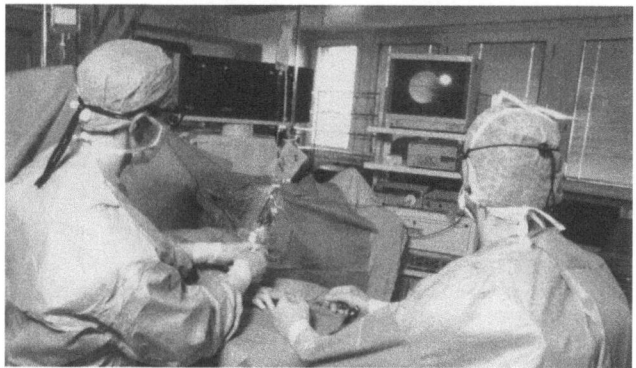

Fig. 2. Sala operatoria durante l'esecuzione di una artroscopia con tecnica orizzontale. La colonna artroscopica è posizionata ai piedi del paziente

Inizialmente si disegnano sulla cute i punti di repere che possono non essere ben evidenziabili a causa del gonfiore. Palpando la rima dorsale del radio e della testa dell'ulna si evidenzia il portale 3-4; nel quale si introduce un ago. La fuoriuscita dell'emartro conferma di essere in articolazione, vengono quindi inseriti circa 10-15 ml di soluzione fisiologica. Una volta introdotti il trocar e l'artroscopio da piccole articolazioni, si esegue un accurato lavaggio intrarticolare attraverso i portali 3-4, 4-5, 6R e 6U. Il lavaggio permette l'asportazione di frammenti osteocondrali mobili e di coaguli ematici. L'irrigazione continua viene garantita per gravità. Con questa metodica viene costantemente mantenuta bassa la pressione intrarticolare di soluzione fisiologica allo scopo di minimizzare lo stravaso di liquido, oltre al rischio di sindrome compartimentale e sindrome del tunnel carpale.

L'esame artroscopico inizia dalla valutazione dei legamenti interossei e del complesso della fibrocartilagine triangolare (TFCC).

L'artroscopia di polso "in orizzontale"

Spesso le fratture del radio distale necessitano di osteosintesi per la fissazione dei frammenti, eseguite con placche o fissatori esterni in associazione o meno ad innesti ossei. È necessario abbandonare la trazione per posizionare l'arto sul tavolo operatorio ma, perdendo la trazione, si corre il rischio di scomporre la frattura. L'Autore pertanto preferisce in questi casi applicare una trazione orizzontale al II° e III° dito, con un sistema di controtrazione regolato sul tavolo operatorio (Fig. 3). Il polso è appoggiato al tavolo operatorio e bloccato in pronazione da leve disposte sull'avambraccio (Fig. 4). L'artroscopia eseguita con tecnica orizzontale è talvolta più complessa, ma rispecchia i tempi precedentemente descritti (riduzione delle superfici articolari e valutazione delle lesioni associate) (Fig. 2). In realtà il vantaggio della posizione orizzontale è quello di permettere il passaggio da tempo artroscopico a tempo a cielo aperto senza cambiare la trazione sul polso e mantenendo quindi la riduzione.

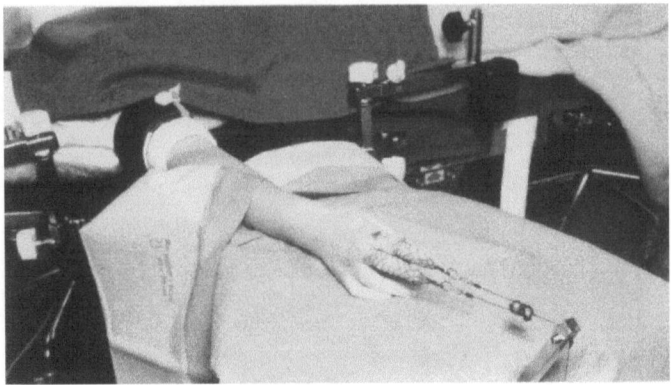

Fig. 3. Trazione orizzontale sul tavolo operatorio adibito alla chirurgia della mano

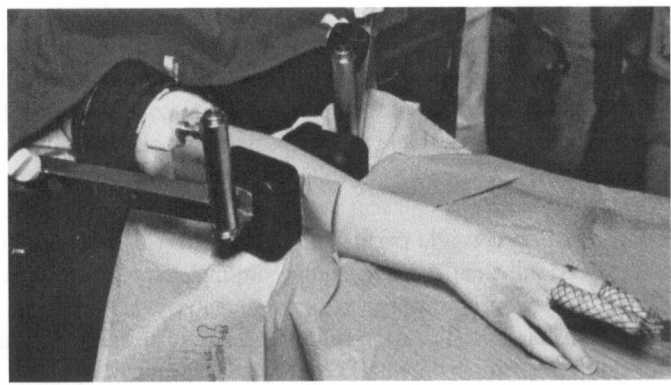

Fig. 4. Con la tecnica orizzontale l'avambraccio è bloccato in pronazione da 2 supporti paralleli

Riduzione delle fratture sotto controllo artroscopico

Principi generali

La riduzione delle fratture scomposte viene eseguita nel modo seguente: mobilizzazione dei frammenti mediante uncino palpatore o scollaperiostio per piccole articolazioni; ogni frammento osseo viene fissato con filo di K.; i frammenti infossati vengono riposizionati mediante piccole incisioni cutanee di 1 cm a livello della frattura. Sotto controllo artroscopico, usando i fili di K.; per manovrare i frammenti, si ottiene la riduzione della frattura cercando di iniziare dai frammenti di dimensioni maggiori. Sempre sotto controllo artroscopico, e successiva immagine radiografica, si ottengono la definitiva riduzione e il controllo del posizionamento dei fili di K. Questi ultimi possono essere lasciati al di fuori della cute o tagliati in sede sottocutanea. Successivamente si devono valutare le fratture a sede extrarticolare e gli infossamenti del tessuto spongioso.

Trattamenti di fratture particolari

Frattura della stiloide radiale (Chauffeur fracture)

Il frammento fratturato è spesso ruotato, nonché sottostimato. Artroscopicamente si evidenzia l'incongruenza articolare; il frammento viene ridotto col polso in supinazione. Un filo di K., all'apice della stiloide, dorsalmente alla tabacchiera anatomica, è passato nel radio, permettendo la sintesi ossea. Successivamente un secondo filo di K. o una vite cannulata è necessari a per la stabilità rotatoria.

Frammento da impatto del semilunare

Se il frammento non è infossato, spesso la sua riduzione si ottiene grazie alla trazione e ad una modesta flessione palmare. La riduzione viene mantenuta mediante 1 o 2 fili di K. trasversali che non devono però penetrare l'articolazione radio-ulnare distale. Se il frammento è infossato, viene mobilizzato con l'uncino o un piccolo scollaperiostio sotto controllo artroscopico. Successivamente si esegue un'incisione di circa 2 cm prossima all'articolazione, allo scopo di elevare il frammento dall'esterno. Una volta ottenuta una superficie articolare congruente, alla valutazione artroscopica e radiologica, 2 fili di K. trasversali mantengono questa posizione (Fig. 5). In questi casi è spesso necessario un trattamento aggiuntivo di innesto osseo o di sostituti dell'osso.

Frammenti volari

Generalmente questi frammenti non possono essere ridotti mediante trazione, in quanto i legamenti volari radio-carpali particolarmente forti, una volta trazionati, mantengono l'incongruenza della frattura. Conseguentemente questi frammenti vengono ridotti a cielo aperto e la sintesi si esegue con una placca volare. Tuttavia in alcuni casi è possibile ridurre questi frammenti mediante flessione radio-carpale e rimozione della trazione. In questi casi si può eseguire osteosintesi con fili di K. in senso dorso-volare a livello radiale.

Trattamento aggiuntivo delle fratture

Trattamento delle fratture corticali

Fratture-lussazioni dorsali

In fratture plurime extrarticolari è utile il posizionamento di un fissatore esterno allo scopo di mantenere in asse la frattura. Nell'esperienza dell'Autore, il fissatore viene applicato meglio dopo la riduzione sotto controllo artroscopico della incongruenza articolare. In altre parole la barra longitudinale del fissatore esterno può ostacolare le manovre di riduzione dei frammenti. E quindi si possono posizionare le fiches del fissatore, si riduce artroscopicamente la frattura e suc-

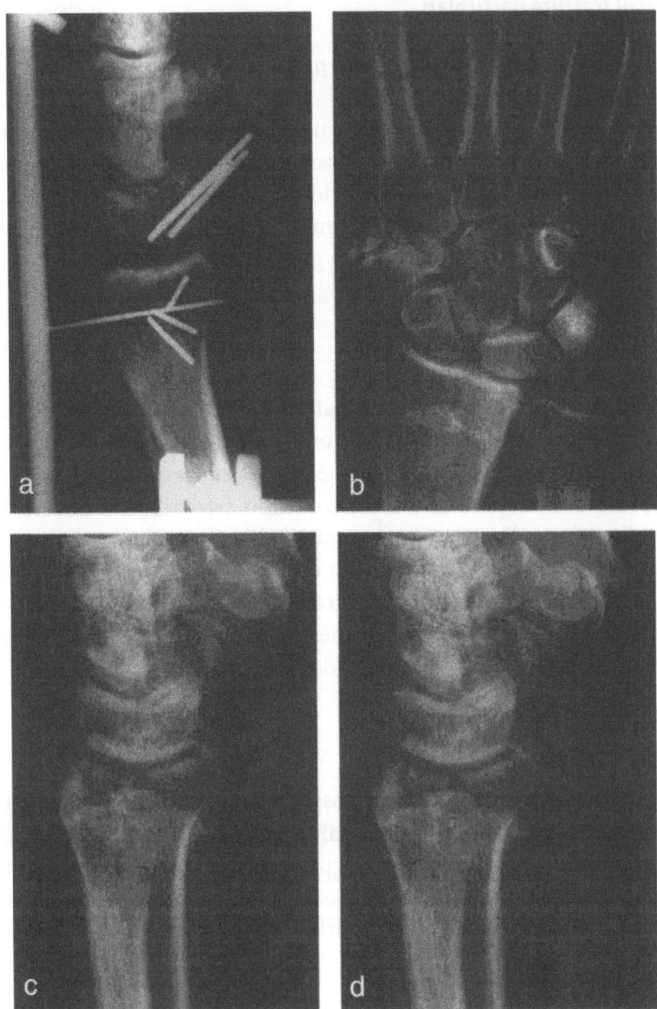

Fig. 5a-d. Appena eseguita la riduzione sotto controllo artroscopico e la sintesi percutanea di una lesione di grado III del legamento scafo-lunato (**a**, Rx AP; **b**, Rx LL). Al controllo radiologico ad 1 anno non si evidenziavano incongruenze articolari, artrosi secondaria o dissociazione scafo-lunata (**c**, Rx AP; **d**, Rx LL)

cessivamente si completa il montaggio del fissatore. Un'alternativa potrebbe essere la riduzione a cielo aperto e la sintesi con miniplacche e viti.

Frattura-lussazione volare

In questi casi l'Autore preferisce inizialmente valutare l'incongruenza articolare ed evindeziare lesioni associate. Risulta pertanto particolarmente utile la tecnica orizzontale, in quanto la trazione viene mantenuta dopo l'artroscopia e ruotando l'avambraccio è possibile proseguire con i trattamenti tradizionali di osteosintesi.

Trattamento degli infossamenti cortico-spongiosi

Le forze compressive che determinano una frattura-lussazione possono portare ad un difetto di tessuto spongioso nella metafisi una volta che la riduzione sia ottenuta. Questi difetti possono essere colmati con innesto osseo o di sostituti dell'osso, mediante una piccola incisione fra il III e IV o fra il IV e V compartimento (dipende dalla posizione del difetto).

Fratture della stiloide ulnare

Le fratture dell'apice della stiloide ulnare rappresentano un tipo di frattura che non si associa ad instabilità [15]. Una frattura alla base della stiloide ulnare si può associare a problemi di instabilità post-traumatica e conseguentemente il trattamento chirurgico aperto o chiuso deve essere raccomandato [21]. Tuttavia la frattura potrebbe anche non associarsi ad instabilità della radio-ulnare distale, in giovani adulti. In presenza di una sublussazione o anche di una lussazione, l'Autore suggerisce di eseguire una valutazione artroscopica con associata sutura del TFCC ed osteosintesi della stiloide ulnare, preferibilmente con cerchiaggio metallico in tensione.

Valutazione a distanza

La riduzione sotto controllo artroscopico delle fratture articolari permette un buon riallineamento dell'incongruenza articolare in più del 90% dei pazienti [10, 14, 20]. Nonostante ciò, non esistono studi prospettici randomizzati. Tuttavia, in uno studio non pubblicato, fra pazienti trattati in artroscopia e pazienti trattati a cielo aperto, il risultato era migliore per quelli trattati sotto controllo artroscopico. In conclusione il trattamento artroscopico può garantire buoni risultati (Figg. 1, 6).

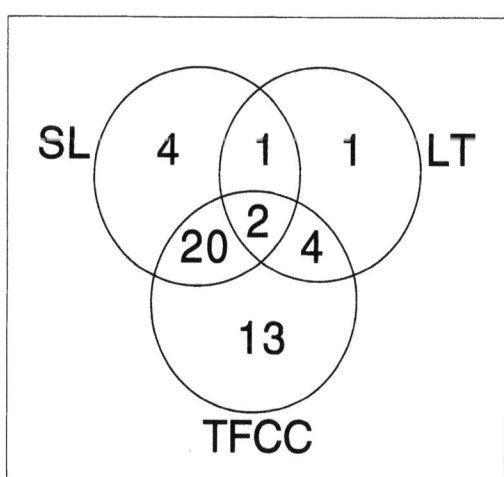

Fig. 6. Associazione di lesioni dei legamenti intrinseci e del TFCC in 49 pazienti, dove le lesioni del TFCC combinate con lesioni del legamento scafo-lunato erano le più frequenti [16]

Lesioni associate alle fratture del radio distale

La frattura del radio distale in giovani adulti è spesso a sede intrarticolare e dovuta a traumi ad alta energia; al contrario, nei pazienti anziani è più frequente la frattura a sede extrarticolare spesso determinata da cadute a terra [21-25]. L'uso dell'artroscopio nel trattamento delle fratture del radio distale, ha permesso di identificare una notevole varietà di lesioni associate del TFCC e dei legamenti interossei (Fig. 6) [16, 17, 26]. Il TFCC è coinvolto in una percentuale variabile dal 49 al 78% [16, 17, 20]. Questo conferma precedenti studi basati sull'artrografia di polso dove il TFCC risultava lesionato nel 45-66% dei pazienti con fratture del radio distale [27, 28]. Lesioni del legamento scafo-lunato e del legamento luno-piramidale sono state evidenziate rispettivamente nel 32-54% e nel 15-16% dei casi di fratture del radio distale [16, 21]. Ciò non di meno, lesioni subcondrali e condrali sono state evidenziate in 1/3 dei pazienti con fratture del radio distale [16].

Lesioni del complesso della fibrocartilagine triangolare (TFCC)

Il complesso della fibrocartilagine triangolare viene esaminato dai portali radiocarpici e le sue lesioni sono classificate secondo la suddivisione di Palmer [29]. Le perforazioni centrali (tipo 1A) sono parallele alla gola sigmoide del radio e mantengono integra la periferia radiale del disco articolare (Fig. 7). Si esegue il debridement della lesione mediante basket. È necessario aver cura di non asportare le porzioni periferiche dorsali e volari al fine di mantenere integri i legamenti radio-ulnari, dorsali e volari. I margini della lesione devono essere smussati con strumenti motorizzati.
- Le lesioni ulnari (tipo 1B) possono essere talvolta ricoperte da un coagulo di fibrina. È importante eseguire il debridement di tale coagulo al fine di valutare le lesioni sottostanti. Queste lesioni periferiche possono essere suturate in artroscopia usando un filo di sutura riassorbibile (2-0 di PDS). Il polso viene poi immobilizzato in gesso per 4 settimane.

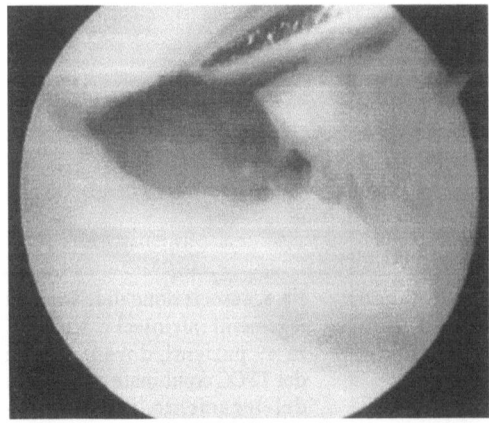

Fig. 7. Visione artroscopica di lesione centrale del TFCC. L'uncino palpatore solleva il legamento lesionato a circa 2 mm dalla sua inserzione sulla gola sigmoide

- Le lesioni distali (tipo 1C) sono molto rare e il trattamento è basato tuttora sulla reinserzione a cielo aperto.
- Le avulsioni radiali (tipo 1D) presentano il distacco a livello della gola sigmoide. Spesso sono accompagnate da frammenti ossei. La lesione viene trattata mediante debridement, anche se è possibile eseguire la reiserzione della lesione mediante tunnel transossei nel radio distale. Quest'ultima tecnica in caso di fratture complesse richiede un'eccessiva perdita di tempo al punto che viene generalmente raccomandato di eseguire il solo debridement.

Le lesioni di tipo degenerativo con aspetto rotondeggiante e lesioni condrali secondarie della testa ulnare e del semilunare (tipo 2A-E) possono essere evidenziate in corso di frattura. Talvolta lesioni acute si possono sovrapporre a lesioni croniche [16]. Le lesioni degenerative possono essere non trattate, in quanto precedentemente asintomatiche, tuttavia le lesioni acute devono essere trattate, come raccomandato precedentemente.

Le lesioni del TFCC possono portare ad instabilità del radio-ulnare distale [30], con conseguente peggioramento dei criteri di valutazione a distanza ad un anno dalla frattura [2]. L'Autore raccomanda fermamente la valutazione e l'eventuale trattamento di tali lesioni, in associazione a fratture del radio distale, trattate a cielo aperto o artroscopicamente.

Lesioni dei legamenti interossei

Sotto diretto controllo artroscopico devono essere valutati e palpalti con uncino i legamenti interossei e il grado di mobilità degli elementi ossei stessi. Nell'articolazione radio-carpica le lesioni legamentose sono classificate come ematoma, con o senza distensione, o come lesioni parziali o totali. Il legamento scafo-lunato viene esaminato nelle sue porzioni dorsali e volari. A livello mediocarpico lo spazio fra gli elementi ossei e l'eventuale gradino sono misurati con un uncino palpatore millimetrato (Fig. 8). La diastasi e il gradino indicano un eccessivo grado di mobilità, il che non necessariamente rappresenta un elemento pato-

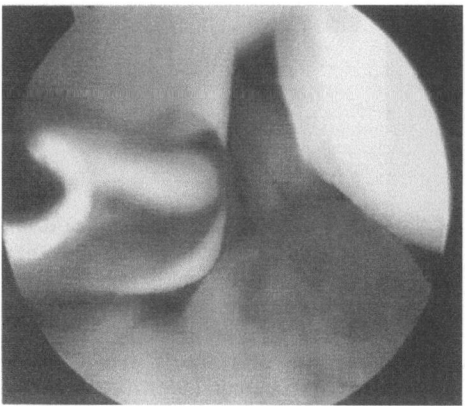

Fig. 8. Visione artroscopica di una lesione totale del legamento scafolunato con avulsione del legamento dal polo prossimale di scafoide. Un ematoma recente è presente sullo sfondo mentre l'uncino solleva il legamento avulso

Tabella 1. Classificazione delle lesioni dei legamenti scafo-lunato e luno-piramidale e dell'instabilità delle articolazioni [16]

Grado	Artroscopia radio-carpica	Artroscopia medio-carpica	
	Condizione del legamento	Diastasi	Slivellamento
		(mm)	(mm)
1	Ematoma o distensione	0	0
2	come sopra e/o lesione parziale	0-1	<2
3	lesione parziale o totale	1-2	<2
4	lesione totale	>2	>2

logico. L'uso dell'uncino millimetrato permette di valutare i diversi gradi di lesione (Tab. 1, Fig. 9).

Trattamento delle lesioni del legamento scafo-lunato

- Le lesioni del legamento scafo-lunato di grado 1-2 (Tab. 1) sembrano essere lesioni stabili, senza dissociazione scafo-lunata radiologicamente evidente a distanza [30]. Queste lesioni trovano il loro trattamento di elezione nell'immobilizzazione necessaria per la frattura. Il debridement nella porzione membranosa del legamento scafo-lunato potrebbe essere in alcuni casi necessario [31]. Allo stato attuale non possiamo valutare se, in questi casi di instabilità modesta, sia necessario eseguire una sintesi con fili di K., come suggerito da Geissler [12].
- Le lesioni del legamento scafo-lunato di grado 3 (Tab. 1) potrebbero portare parzialmente ad instabilità [30]. Il chirurgo deve ridurre la diastasi ed il gradino nell'articolazione medio-carpica ed eseguire una sintesi con fili di K. attraverso l'articolazione scafo-lunata (Figg.1, 5), quindi posizionare i fili anche a livello scafo-capitato.

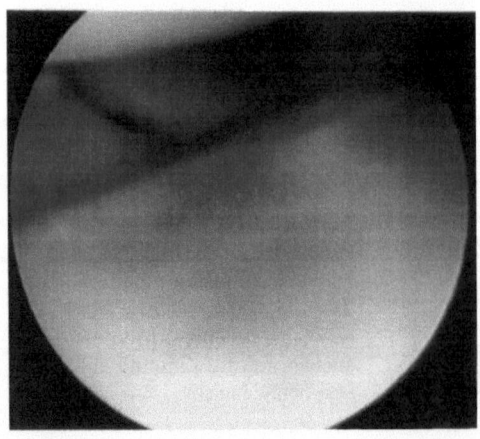

Fig. 9. Visione artroscopica di un ematoma subcondrale (senza distruzione cartilaginea macroscopica) sulla faccetta scafoidea del radio in un polso destro. Lo scafoide in alto, la stiloide radiale sullo sfondo a destra e diagonalmente sono rappresentati i legamenti radio-carpici

Le lesioni scafo-lunate di grado 4 (Tab. 1) sembrano essere instabili, specialmente a scafoide flesso [30, 31]. Il trattamento con fili percutanei [32] o la sutura a cielo aperto sono indicati per riportare la stabilità [12, 31].

Trattamento delle lesioni del legamento luno-piramidale

- Le lesioni del legamento luno-piramidale di grado 1-3 (Tab. 1) sembrano essere lesioni stabili, ma potrebbero anche andare soggette a debridement.
- Le lesioni del legamento luno-piramidale di grado 4 (Tab. 1) sono lesioni instabili specialmente a semilunare flesso [31] e un trattamento di capsulodesi dorsale a cielo aperto (ancore), associato a sintesi con fili di K. dell'articolazione luno-piramidale, deve essere preso in considerazione [12, 31].

In uno studio precedente [16], l'instabilità in lesioni di grado 3 del legamento scafo-lunato era presente nel 14% dei casi, mentre l'instabilità in lesioni del legamento luno-piramidale di grado 3 era presente nel 6%. I dati preliminari indicano che le lesioni di grado 3 e 4 del legamento scafo-lunato determinano un rischio di comparsa radiografica di dissociazione scafo-lunata dopo circa 1 anno [30]. Tuttavia non vi sono risultati clinici riguardanti il trattamento delle lesioni dei legamenti interossei in associazione a fratture del radio distale. Pertanto i suggerimenti dati precedentemente sono basati su quanto fino ad oggi osservato in letteratura. Studi prospettici randomizzati sono necessari allo scopo di determinare un algoritmo per questo tipo di lesioni.

Lesioni condrali

Le lesioni condrali acute o croniche sono descritte per tutte le superfici articolari. Le lesioni acute variano dall'ematoma subcondrale (Fig. 10), con o senza fratture della cartilagine, fino ad avulsioni di pastiglie cartilaginee. Queste lesioni condrali sono state descritte in 1/3 delle fratture-lussazioni in giovani adulti [16]. Dati preliminari indicano che l'ematoma subcondrale può

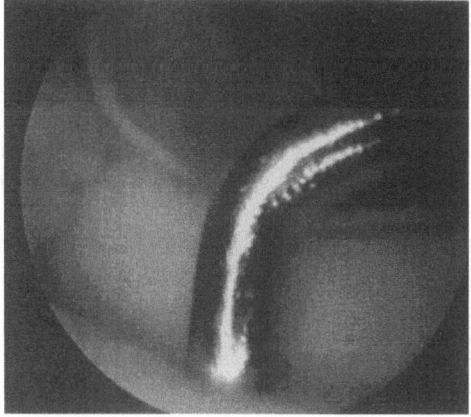

Fig. 10. Visione artroscopica della valutazione medio-carpica dello slivellamento fra semilunare e piramidale. L'uncino è di 1 mm di spessore e 2 mm di lunghezza

determinare la precoce comparsa di artrosi [30]. Tuttavia, l'attuale impossibilità di trattamento di queste lesioni fa sì che queste siano prese in considerazione solo per evidenziare la complessità delle fratture del radio distale.

Bibliografia

1. Cooney WP, Dobyns JH, Linscheid RL (1980) Complications of Colles' fractures. J Bone Joint Surg [Am]62:613-619
2. Lindau T, Aspenberg P, Arner M, Redlundh-Johnell I, Hagberg L (1999) The distal radial fracture in young adults. A population-based epidemiologic description of 341 patients. Acta Orthop Scand 70:124-128
3. Scheck M (1962) Long-term follow-up of treatment of comminuted fractures of the distal end of the radius by transfixation with Kirschner wires and cast. J Bone Joint Surg [Am]44:337-351
4. Taleisnik J, Watson HK (1984) Midcarpal instability caused by malunited fractures of the distal radius. J Hand Surg [Am]9:350-357
5. Villar RN, Marsh D, Rushton N, Greatorex RA (1987) Three years after Colles' fracture. A prospective review. J Bone Joint Surg [Br]69:635-638
6. Weber SC, Szabo RM (1986) Severely comminuted distal radial fracture as un unsolved problem. Complications associated with external fixation and pins and plaster technique. J Hand Surg [Am]11:157-165
7. Axelrod TS, McMurtry RY (1990) Open reduction and internal fixation of comminuted, intra-articular fractures of the distal end of the radius. J Hand Surg [Am]15:1-11
8. Knirk JL, Jupiter JB (1986) Intra-articular fractures of the distal end of the radius in young adults. J Bone Joint Surg [Am]68:647-659
9. Trumble T, Scmitt S, Vedder N (1994) Factors affecting functional outcome of displaced intra-articular distal radius fractures. J Hand Surg [Am]19:325-340
10. Adolphsson L, Jörgsholm P (1998) Arthroscopically assisted reduction of intra-articular fractures of the distal radius. J Hand Surg [Br]23:391-395
11. Cooney WP (1993) Evaluation of chronic wrist pain by arthrography, arthroscopy and arthrotomy. J Hand Surg [Am]18:815-822
12. Geissler WB (1995) Arthroscopically assisted reduction of intra-articular fractures of the distal radius. Hand Clinics 11:19-29
13. Whipple TL (1995) The role of arthroscopy in the treatment of intra-articular wrist fractures. Hand Clinics 11:13-18
14. Wolfe SW, Easterling KJ, Yoo HH (1995) Arthroscopic-assisted reduction of distal radius fractures. Arthroscopy 11:706-714
15. Geissler WB, Fernandez DL, Lamey DM (1996) Distal radioulnar joint injuries associated with fractures of the distal radius. Clin Orthop 327:135-146
16. Lindau T, Arner M, Hagberg L (1997) Chondral and Ligamentous Wrist Lesions in Young Adults with Distal Radius Fractures. A Descriptive, Arthroscopic Study in 50 Patients. J Hand Surg [Br]22:638-643
17. Richards R, Bennett J, Roth J, Milne K (1997) Arthroscopic diagnosis of intra-articular soft tissue injuries associated with distal radial fractures. J Hand Surg [Am]22: 772-776
18. Bellinghausen HW, Gilula L, Young LV, Weeks PM (1983) Post-traumatic palmar carpal subluxation: report of two cases. J Bone Joint Surg [Am]65:998-1006
19. Biyani A, Sharma JC (1989) An unusual pattern of radio-carpal Injury. J Bone Joint Surg [Br]71:139

20. Geissler WB, Freeland AE (1996) Arthroscopically assisted reduction of intra-articular distal radial fractures. Clin Orthop 327:125-134
21. Bengnér U, Johnell O (1985) Increasing incidence of forearm fractures. A comparison of epidemiologic patterns 25 years apart. Acta Orthop Scand 56:158-160
22. Falch JA (1983) Epidemiology of fractures of the distal forearm in Oslo, Norway. Acta Orthop Scand 54:291-295
23. Hove LM, Fjeldsgaard K, Reitan R, Skjeie R, Sörensen FK (1995) Fractures of the distal radius in a Norwegian city. Scand J Plast Reconstr Hand Surg 29:263-267
24. Robertsson GO, Jonsson GT, Sigurdson K (1990) Epidemiology of distal radius fractures in Iceland in 1985. Acta Orthop Scand 61:457-459
25. Schmalholz A (1988) Epidemiology of distal radius fracture in Stockholm 1981-82. Acta Orthop Scand 59:701-703
26. Geissler WB, Freeland AE, Savoie FH, McIntyre LW, Whipple TL (1996) Intracarpal soft tissue lesions associated with an intra-articular fracture of the distal end of the radius. J Bone Joint Surg [Am]78:357-365
27. Fontes D, Lenoble E, De Somer B, Benoit J (1992) Lesions ligamentaire associées aux fractures distales du radius. Annales de Chirurgie de la Main 11:119-125
28. Mohanti RC, Kar N (1980) Study of triangular fibrocartilage of the wrist joint in Colles' fracture. Injury 11:321-324
29. Palmer AK (1989) Triangular fibrocartilage complex lesions: a classification. J Hand Surg [Am]14:594-606
30. Lindau T, Aspenberg P, Adlercreutz C, Jonsson K, Hagberg L (1998) Chondral and ligament lesions in distal radial fractures in young adults. One year follow-up in 43 patients with arthroscopic diagnosis. 7th IFSSH, Vancouver, Canada
31. Ruch DS, Bowling J (1998) Arthroscopic assessment of carpal instability. Arthroscopy 14:675-681
32. Whipple TL (1995) The role of arthroscopy in the treatment of scapho-lunate instability. Hand Clinics 11:37-40

Letture consigliate

Cooney WP, Berger RA (1993) Treatment of complex fractures of the distal radius. Combined use of internal and external fixation and arthroscopic reduction. Hand Clinics 9:603-612

Kopylov P, Johnell O, Redlundh-Johnell, Bengnér U (1993) Fractures of the distal end of the radius in young adults: a 30-year follow-up. J Hand Surg [Br]18:45-49

Leibovitz SJ, Geissler WB (1994) Treatment of complex intra-articular distal radius fractures. Orthop Clin North [Am]25.685-706

Trattamento endoscopico del tunnel carpale.
Revisione della letteratura ed esperienza personale

M.E.H. BOECKSTYNS

La sindrome del tunnel carpale (STC) è considerata la sindrome canalicolare più frequente. L'incidenza, basata sui rilievi clinici e diagnostici, è stata stimata da Stevens e coll. nell'ordine di 1/1000 [1], con un incremento nel periodo 1960-1980. L'incidenza della STC è stata calcolata tra il 2.7 ed il 4.9% della popolazione svedese, in relazione a criteri clinici o neurofisiologici. Ancora più alta è la percentuale nella popolazione Olandese (9.2% nelle donne e 0.6% negli uomini).

Nonostante l'alta prevalenza della malattia, il primo caso clinico documentato risale al 1933, da parte di Sir James Learmonth [2, 3], ma da allora l'incidenza chirurgica è andata aumentando. In Danimarca, l'incidenza chirurgica della STC è stata dello 0,61/1000, che corrisponde a circa 3000 interventi all'anno su di una popolazione di 5 milioni. Negli Stati Uniti la casistica operatoria è stata stimata nell'ordine di 200.000 interventi all'anno [4].

Alla fine degli anni '80 sono stati scritti alcuni articoli per documentare le prime esperienze nel trattamento endoscopico della STC [5-7]. Il background razionale che sta alla base di questo trattamento si basava sulla dimostrazione che la neurolisi interna del nervo mediano non offre alcun vantaggio rispetto ad una semplice apertura del legamento trasverso del carpo, anche in casi di compressione clinicamente importante [8-10]. Da allora sono state descritte numerose tecniche.

La tecnica ad un portale, secondo le procedure descritte da Okutsu e coll. [7], Agee e coll. [11], Menon [12], Worseg e coll. [13] e Horck [14], utilizza una singola incisione alla plica flessoria volare del polso. La tecnica ad un portale di Mirza e coll. [15], Tsai e coll. [16], Pennino e Tavin [17] prevede una singola incisione al palmo. Le tecniche a due portali comprendono la tecnica di Chow [5], Futami e coll. [6] Brown e coll. [18]. Le tecniche di Agee e Chow [11, 5], sulla base del numero di lavori pubblicati, sono le più utilizzate.

Gentofte Hospital, University of Copenhagen, Clinic for Hand Surgery, Hellerup, Denmark

I primi studi prospettici randomizzati hanno dimostrato i vantaggi del release del tunnel carpale con tecnica endoscopica (ECTR), soprattutto una riabilitazione postoperatoria più rapida ed un più rapido ritorno al lavoro [11, 19], ciò non di meno diverse pubblicazioni scientifiche, in particolare studi di casi clinici [20-23] e studi su cadavere [24-27], hanno indicato un rischio potenziale di complicazioni gravi. In conseguenza di tali osservazioni negli anni '90 si è sviluppato un dibattito costante sull'uso, i vantaggi ed i rischi del release endoscopico del tunnel carpale (ECTR).

Revisione della letteratura

Risultati

Sono state riviste tutte le pubblicazioni prospettiche e randomizzate allo scopo di valutare vantaggi e svantaggi dell'ECTR paragonata al release a cielo aperto del tunnel carpale (OCTR). Effettuando una ricerca Medline, sono state trovate 11 pubblicazioni dal 1998 ad oggi: Agee e coll. [11]; Benedetti e Sannwald [28]; Brown e coll. [18]; Dumontier e coll. [29]; Erdmann [30]; Foucher e coll. [31]; Jacobsen e Rahme [32]; Schäffer e coll. [33]; Sannwald e Benedetti [34]; Stark e Engkvist-Löfmark [35]; Hoefnagels e coll. [36]. Questi risultati sono stati analizzati focalizzando l'attenzione su: conversione per-operatoria da ECTR a OCTR, fallimenti, differenze fra OCTR e ECTR in termini di recupero della forza e ritorno al lavoro (Tabb. 1, 2).

In 4 lavori è stata valutata la necessità di conversione intraoperatoria da ECTR a OCTR. In accordo con tali Autori, la conversione intraoperatoria si è rivelata necessaria solo nell'1% delle procedure, e ciò risulta anche dall'esperienza personale dell'Autore di questo lavoro. La causa più frequente di tale conversione è la sinovite che può limitare la visibilità delle strutture anatomiche.

La maggior parte degli Autori raccomanda il cosiddetto "portale extra-bursale" [5, 11, 26] sia in caso di tecnica ad 1 portale che a 2 portali. La borsa, che circonda le strutture anatomiche contenute nel tunnel carpale, dovrebbe essere isolata accuratamente dalla faccia profonda del legamento trasverso volare del carpo, e lo strumentario endoscopico si dovrebbe posizionare esclusivamente nello spazio così creato, fra legamento e borsa sinoviale. Questo procedimento permette una chiara visualizzazione delle fibre trasverse del legamento, che in tal modo possono essere sezionate. Qualsiasi tentativo di tagliare il legamento, quando siano visibili strutture anatomiche orientate longitudinalmente o la visibilità sia scarsa, può determinare rischio di lacerazioni delle strutture nobili contenute nel tunnel carpale. Se la perfetta visibilità non viene raggiunta mediante accurata toilette del tessuto sinoviale, la procedura deve essere convertita in OCTR senza alcuna esitazione.

Valutando i risultati degli interventi mediante la presenza di parestesie, recupero della sensibilità e valutazioni neurofisiologiche, la maggior parte degli Autori conclude che questi elementi di giudizio sono spesso equivalenti dopo ECTR e OCTR (Tab. 1). In alcuni casi, tuttavia, sia dopo ECTR che OCTR

Tabella 1. Tecniche e risultati in prospettiva, studio randomizzato

Autore		Tecnica		n di pazienti			Conversione preoperatoria (ECTR→OCTR)	Casi rioperati o senza rilievi
		ECTR	OCTR	Totali	ECTR	OCTR		
Agee	[11]	Agee	Classica	122	65	82	0	2 ECTR
Benedetti	[28]	Agee	Lunga + Ligamento plastica	45	22	23	1	–
Brown RA	[19]	Chow X	Classica	151	85	84	–	2 OCTR, 1 ECTR
Dumontier	[29]	Chow X	Corta	96	40	56	–	0
Erdmann	[30]	Chow X	Classica	71	52	53	0	1 ECTR
Foucher	[31]	Agee	Classica ± Ligamento plastica	249	197	54	2	-
Jacobsen	[32]	Chow T	Non specificata	29	16	16	0	-
Schäfer	[33]	Agee	Lunga	101	54	47	0	-
Sennwald	[34]	Agee	Lunga + Ligamento plastica	47	22	25	1	0
Stark	[35]	Agee	Classica	20	20	20	-	-
Hoefnagels	[36]	Agee	Classica	176	91	85	1	-

X, tecnica extrabursale
T, Tecnica transbursale
Classica, incisione lunga, angolata a polso flesso
Lunga, incisione lunga palmare longitudinale non specificata
Corta, incisione palmare longitudinale palmare
Ligamento plastica, ricostruzione del legamento con allungamento trasverso
- nessun dato

Tabella 2. Risultati in prospettiva, studio randomizzato

Autore		Risultati diversi[a]	Differenze nel periodo di ricovero[b]	Convalescenza (gg) ECTR	Convalescenza (gg) OCTR	Differenze	Significatività	Stato
Agee	[11]	No	Si ($P>0.05$)	25	46.5	21.5	$P<0.01$	USA
Benedetti	[28]	-	Si ($P=0.002$)	24.5	41.9	17.4	$P=0.003$	CH
Brown RA	[19]	No	Si -	14	28	14	$P<0.05$	USA
Dumontier	[29]	No	Si ($P<0.01$)	-	-	-	NS	F
Erdmann	[30]	No	Si ($P<0.005$)	14	39	25	$P<0.005$	GB
Foucher	[31]	-	Si -	17	17	0	-	F
Jacobsen	[32]	No	-	17	19	2	NS	S
Schäfer	[33]	No	Si -	35	40	5	-	-
				28*	37*	9	-	D
Sennwald	[34]	-	Si ($P=0.0001$)	24	42	18	$P=0.0000$	CH
Stark	[35]	No	Si -	20	30	10	$P<0.001$	S
Hoefnagels	[36]	No	No -	-	-	-	NS	NL

[a]Risultati in termini di sensibilità, parestesie o misurazioni neurofisiologiche
[b]Forza di presa e di pinza a qualsiasi periodo di follow-up
NS, non significativi
* follow-up eseguiti dall'Autore
- nessun dato

i sintomi possono persistere. Questo può essere causato da una insufficiente sezione del legamento, specialmente a livello distale. Per i chirurghi di maggiore esperienza tale eventualità è più rara e molte accortezze tecniche possono minimizzare questo rischio in corso di ECTR (v. "Consigli dell'Autore").

Valutazioni importanti sono state dedotte considerando il tempo di recupero della forza ed il ritorno al lavoro. Negli 11 lavori menzionati, quasi tutti gli Autori hanno evidenziato un recupero della forza, nella presa e nella pinza pollice-indice, più rapido per l'ECTR, anche se non tutti i lavori riportano significatività statistica. Uno dei dati più interessanti riguarda le limitazioni nella vita di relazione. Naturalmente ciò può dipendere da vari fattori, ma soprattutto dal tipo di lavoro del paziente e se dipendente o libero professionista. A conseguenza di questo vi è un'alta variabilità da paziente a paziente, ma nei 7 lavori che mostrano un più rapido recupero della vita di relazione dopo ECTR, la valutazione media è fra i 14 e 25 gg. dopo ECTR, mentre 28-47 gg. dopo OCTR (Tab. 2).

Complicanze

L'Autore ha condotto un'estesa revisione della letteratura fino al 1996 [37] e da 54 pubblicazioni ha tratto un totale di 9516 ECTR e 1203 OCTR, come casi di controllo. Nonostante in questa revisione siano considerate tecniche diverse e chirurghi differenti, risulta evidente come l'ECTR possa essere responsabile in maggior misura, rispetto all'OCTR, di problemi neurologici. Tali complicanze, di tipo transitorio, sono riportate più frequentemente in studi prospettivi (5% dei casi di ECTR), piuttosto che in studi retrospettivi; ciò indica come tali problemi siano stati molto lievi e presto dimenticati (Tab. 3). La frequenza dei problemi neurologici transitori più importanti si può valutare in circa il 2% dei casi di ECTR. Questa complicanza può essere dovuta a neuroaprassia delle branche del nervo mediano e/o del nervo ulnare quando si utilizza lo strumentario smusso per ECTR all'interno del tunnel carpale. Una possibile evenienza è quella legata alla compressione della branca comunicante fra nervo mediano e nervo ulnare, che può decorrere appena distale al legamento trasverso [38]. Tale inconveniente si è verificato usando sia la tecnica di Agee che quella di Chow [5, 11], così come negli altri sistemi descritti per l'ECTR. Spesso si evidenzia una parestesia nel terzo spazio, definita "segno di Agee", mentre in casi più gravi si può manifestare come una paralisi ulnare transitoria. È interessante evidenziare come tale revisione abbia permesso di verificare che in studi prospettivi anche dopo OCTR, con una frequenza compresa tra 0.9 e 1.4%, è presente una sintomatologia da turbe neurologiche. Anche il possibile trauma della branca intercomunicante, in corso di OCTR, è stato evidenziato molto prima dell'introduzione dell'ECTR [39].

Allo scopo di minimizzare queste complicanze, è consigliabile usare lo strumentario per l'ECTR con particolare cautela. Questo permette all'endoscopio ed agli altri strumenti di seguire una via progressivamente allargata all'interno del tunnel carpale. Non è necessario forzare l'accesso e bisogna evitare di spingere gli strumenti per più di qualche millimetro al di là del margine distale del

Tabella. 3. Complicanze nei casi clinici pubblicati (Modificata da [38])

Studi	ECTR				OCTR			
	Neuropatie permenenti	Neuropatie transitorie	Lesioni tendinee	Altre complicanze[a]	Neuropatie permanenti	Neuropatie transitorie	Lesioni tendinee	Altre complicanze[a]
Prospettivi Controllati Randomizzati (10 studi)	0%	4.3%	0%	1.3% ($n = 461$)	0.3%	0.9%	0.2%	1.2% ($n = 572$)
Tutti i casi pubblicati (54 studi)	0.3%	2.0%	0.03%	1.0% ($n = 9516$)				

[a]ematomi, complicanze delle ferite, infezioni, algodistrofia simpatico-riflessa

legamento, qualora si usi un'incisione prossimale. Allo stesso modo una cura particolare deve essere usata nella dissezione al palmo, qualora si usi un'incisione palmare.

Le complicanze più importanti sono le lesioni neurologiche permanenti, con lacerazione del nervo, neuroaprassia grave o fibrosi, che si sono verificate in circa lo 0.3% dell'ECTR, per un totale di 28 casi su 9516 (Tab. 3). Queste gravi lesioni probabilmente sono correlate alla curva di apprendimento delle tecniche stesse. È necessario usare grande attenzione per ovviare a queste complicanze; la sezione di branche maggiori o del tronco nervoso principale è da considerarsi inaccettabile. Come riportato precedentemente è oggi consigliabile usare l'approccio extrabursale. La revisione della letteratura non dimostra chiaramente che usando questo approccio il problema possa essere scongiurato, tuttavia si può pensare che l'uso dell'approccio extrabursale possa limitare i disturbi neurologici alle sole lesioni transitorie. In ogni caso è assolutamente necessario vedere bene le fibre trasverse, prima e durante la sezione del legamento. L'Autore ritiene che, nonostante la casistica evidenzi alcune gravi complicanze dopo ECTR, non si debba definitivamente condannare la tecnica endoscopica, come alcuni chirurghi sono inclini a fare. L'OCTR viene considerato generalmente come una tecnica perfetta e sicura, e questo è probabilmente vero per chirurghi esperti, ma anche l'OCTR ha la sua curva di apprendimento, e lesioni neurologiche importanti sono riportate dopo il trattamento a cielo aperto, non da ultimo usando una piccola incisione trasversa alla plica flessoria del polso [39-47].

Altre complicanze, come lesioni tendinee, ematomi, problemi cutanei, infezioni e algodistrofia simpatico-riflessa, si verificano approssimativamente con la stessa frequenza dopo ECTR e OCTR. Tumefazione della cicatrice e dolore postoperatorio (includendo il cosiddetto "piller pain") sono riportati in modi diversi da vari Autori, rendendo impossibile una valutazione statistica di questo argomento.

Costi

Chung e coll. [48] hanno presentato un'accurata analisi dei costi e dei vantaggi di ECTR e OCTR esprimendo tale valore in QALYs (quality-adjusted life-years). Questa analisi calcola i costi delle procedure e del trattamento delle complicanze, in accordo con due diversi sistemi di pagamento nordamericani: il sistema di rimborso Medicare, da molti considerato il sistema di rimborso più basso, ed i costi presso un ospedale privato, includendo i compensi del chirurgo e dell'anestesista. In quest'ultimo caso, il costo totale di un ECTR non complicato è stato calcolato di 2944 $, comparato ai 2202 $ per l'OCTR.

Nel calcolare i vantaggi si è focalizzato l'interesse su quanto le due procedure chirurgiche possano migliorare la qualità di vita del paziente per un periodo determinato. Vengono inclusi parametri come perdita di produttività e di tempo. L'analisi dimostra che l'ECTR è chiaramente più costoso dell'OCTR, ma questo dipende dall'incidenza di complicanze gravi. Per esempio, se si ammette che l'ECTR può determinare lesioni del nervo mediano con un'incidenza dell' 1% in più rispetto all'OCTR, questo rende la tecnica endoscopica meno vantaggiosa rispetto all'OCTR. Queste valutazioni sono state eseguite su studi randomizzati che non presentavano, fra le complicanze, lesioni neurologiche permanenti a seguito di ECTR [11, 19].

L'esperienza dell'Autore

Studio prospettico randomizzato

Il crescente dibattito fra ECTR e OCTR e la discussione sull'uso di incisioni al palmo più o meno ampie, che potrebbero presentare vantaggi analoghi all'ECTR, hanno stimolato l'Autore ad impostare uno studio prospettico randomizzato, allo scopo di valutare l'ECTR rispetto all'OCTR con 2 incisioni diverse: la "classica", angolata dal palmo alla plica flessoria volare ed una incisione più corta al palmo (3-4 cm).

In questo studio è stata scelta la tecnica di Menon [12] per l'ECTR: è una tecnica ad un portale, con un'incisione trasversa al polso, che prevede l'uso di un'ottica per artroscopia di 5 mm ed uno strumentario monouso. Sono stati inclusi i pazienti con parestesie alle prime 3 dita da almeno 3 mesi e con verifica elettromiografica di turbe del nervo mediano al polso. Sono stati invece esclusi i pazienti con STC post-traumatico, con recidive, polineuropatici, diabetici e portatori di artrite reumatoide, nonché pazienti che hanno rifiutato ulteriori controlli. I valori presentati in questo studio rappresentano i risultati dei primi 67 casi: 21 ECTR, 22 con "piccola" incisione al palmo, 24 con incisione "classica" [49].

Non sono state evidenziate differenze significative in termini di dolore postoperatorio e scomparsa della sintomatologia parestesica nei 3 gruppi (Fig. 1). La forza di presa è risultata migliorata significativamente nel gruppo trattato con ECTR, controllato ad 1, 2, 3, 6, 12 settimane, e così pure per l'ECTR è risultata migliore l'escursione articolare a 1 e a 3 settimane ($P<0.05$) (Fig. 2). Il tempo occorso per tornare alle attività quotidiane è stato di 7 giorni per l'ECTR, di 14 giorni per l'OCTR con piccola incisione e 18 giorni dopo OCTR con incisione classica ($P<0.05$) (Fig. 3). Un caso di ECTR è stato convertito in OCTR a causa della ridotta visione. Due ECTR hanno presentato parestesie transitorie nel territorio del nervo ulnare. Non sono state evidenziate altre complicanze.

Questi risultati concordano con quanto riportato in letteratura: riabilitazione più breve, più rapido ritorno al lavoro, poche complicanze, ma rischio di lesioni neurologiche transitorie per l'ECTR. D'altra parte questo studio non evidenzia alcun vantaggio particolare nell'uso dell'incisione corta al palmo, se paragonata all'incisione classica.

È interessante notare come, nel nostro studio, l'inabilità alla vita di relazione è stata molto breve dopo ECTR, probabilmente la più corta di tutti gli studi pubblicati, il che è sorprendente se si considera che la maggior parte dei

Trattamento endoscopico del tunnel carpale

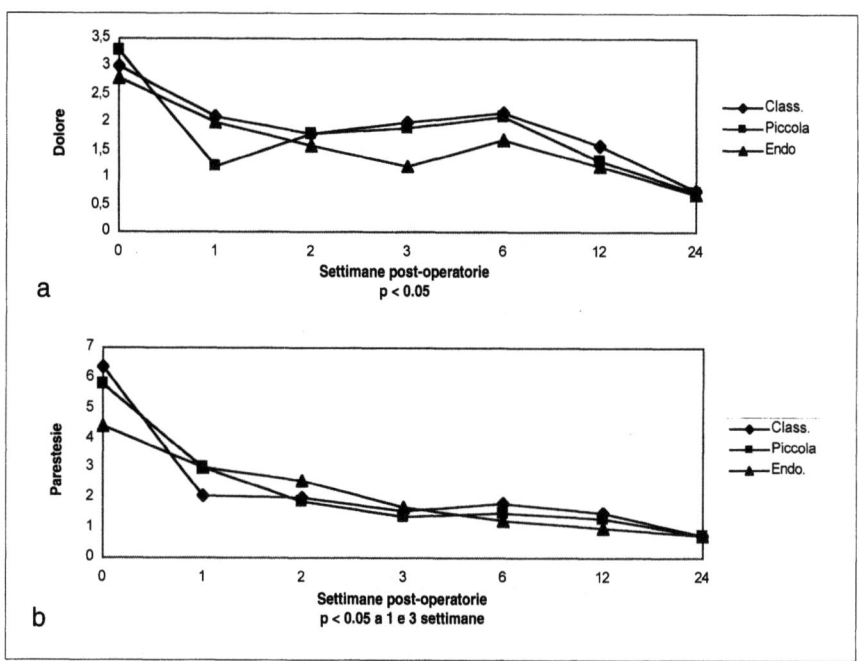

Fig. 1a, b. Non sono state evidenziate differenze statisticamente significative in termini di dolore post-operatorio e scomparsa della sintomatologia parestesica nei 3 gruppi

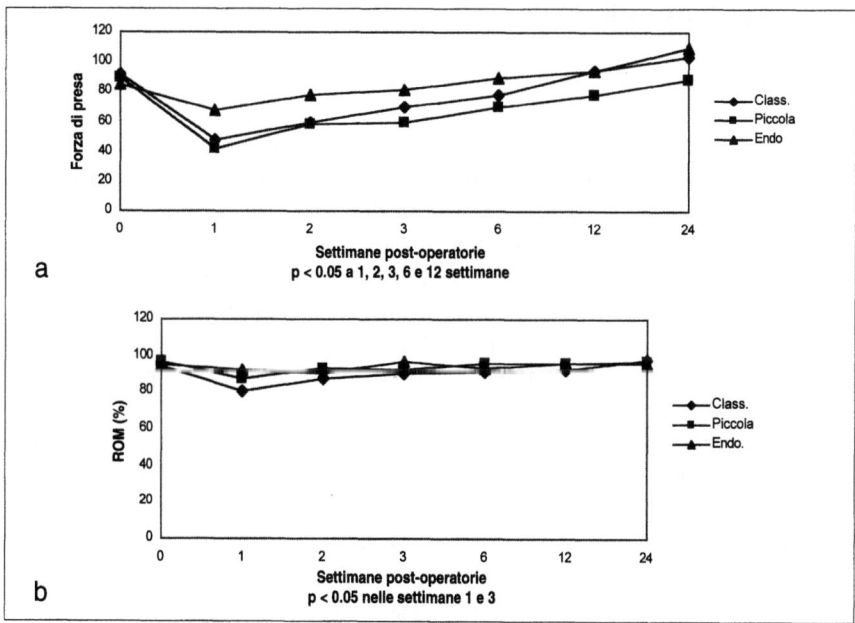

Fig. 2a, b. La forza di presa risulta migliorata significativamente nel gruppo trattato con ECTR, controlla ad 1, 2, 3, 6, e 12 settimane. Anche per l'ECTR risulta migliorata l'escursione articolare a 1 e 3 settimane

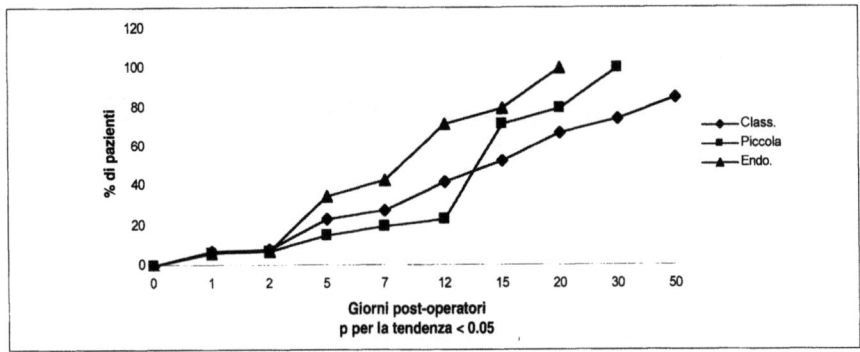

Fig. 3. Il tempo necessario per il ritorno alle attività quotidiane è stato di 7 giorni per l'ECTR, di 14 giorni per l'OCTR con piccola incisione e 18 giorni per l'OCTR con incisione classica

pazienti presi in esame era coperta da rimborso assicurativo. I pazienti sono stati informati, in sede pre-operatoria, dell'eventuale periodo di invalidità fino a 6 settimane, che avrebbero potuto riprendere il lavoro non appena si fossero sentiti abili e che la scheda dello studio poteva essere valida come documentazione per il datore di lavoro.

Metodo preferito dall'Autore

Al di fuori dello studio presentato, l'Autore esegue routinariamente l'ECTR con tecnica di Agee, con un'esperienza di 300 casi.

Il sistema di Agee prevede l'uso di un singolo portale e di uno strumentario comprensivo di una pistola con lama tagliente in punta controllata da un grilletto. La preferenza dell'Autore per questo tipo di tecnica risiede nel fatto che è facilmente maneggevole, infatti con una mano si manovra l'endoscopio e la lama, e con l'altra mano si può posizionare la mano del paziente. Inoltre non è necessario mantenere l'estensione forzata del polso, in quanto la lente dell'endoscopio ha un'inclinazione rivolta dalla stessa parte della fonte luminosa. Le possibilità di palpare il legamento sono limitate, anche se è possibile farlo usando con una certa cautela il dorso della lama.

Alcuni chirurghi, con esperienza del sistema di Chow, preferiscono quest'ultima tecnica. L'endoscopio è inserito attraverso un portale, mentre il tagliente o l'uncino palpatore attraverso un secondo portale, protetti da una cannula. La mano del paziente è fissata mediante un supporto elastico in estensione. L'Autore non ritiene che vi sia una differenza significativa fra i 2 metodi, a parità di esperienza del chirurgo, valutando i risultati ed il rischio di complicanze.

Consigli dell'Autore

- Eseguire ECTR solo dopo approfondito training sotto la guida di un chirurgo esperto, se possibile dopo alcune dissezioni sul cadavere.
- Non eseguire ECTR fino a quando non è possibile eseguirlo con regolarità e frequenza.
- L'introduzione dello strumentario nel tunnel carpale deve essere eseguita con delicatezza e cautela per ridurre il rischio di lesioni neurologiche.
- Essere sicuri che le fibre trasverse del fascio profondo del legamento siano ben visibili. La scarsa visione può portare ad inaccettabili traumatismi delle branche nervose. Per ottenere una buona visibilità occorre creare un passaggio fra legamento e borsa ed asportare i residui di tessuto sinoviale con l'ausilio di strumenti appositi.
- Essere sicuri di aver tagliato il legamento in tutta la sua lunghezza. Se si usa la tecnica ad un portale, è consigliabile tagliare 1 cm della parte distale del legamento e palpare il margine rimasto, prima di continuare la procedura chirurgica. Dopo la completa sezione del legamento, il tessuto adiposo sottocutaneo può scivolare sul davanti dell'endoscopio e rendere la visibilità della parte distale più difficile.
- Usare tecniche ben collaudate.
- È necessario convertire in OCTR quando la visione è scarsa o quando si sospetti una anomalia all'interno del canale carpale.

Bibliografia

1. Stevens JC, Sun S, Beard MPH, O'Fallon WM, Kurland LT (1988) Carpal tunnel syndrome in Rochester, Minnesota, 1961 to 1980. Neurology 38:134-138
2. Learmonth JR (1933) The principle of decompression in the treatment of certain diseases of peripheral nerves. Surg Clin North [Am]13:905-913
3. Pfeffer GB, Gelberman RH, Boyes`JH, Rydevik B (1988) The history of carpal tunnel syndrome. J Hand Surg [Br]13:28-34
4. Levine DW, Simmons BP, Koris MJ et al (1993) A self-administered questionnaire for the assessment of severity of symptoms and functional status in carpal tunnel syndrome. J Bone Joint Surg [Am]75:1585-1592
5. Chow JC (1989) Endoscopic release of the carpal ligament. A new technique for carpal tunnel syndrome. Arthroscopy 5:19-24
6. Futami T, Kubodera D, Tsumamoto Y (1989) Subcutaneous division of the transverse carpal ligament by the use of a teflon tube and an arthroscope. Journal of the Western Pacific Orthopedic Association 2:17-22
7. Okutsu I, Ninomiya S, Ugawa Y (1989) Endoscopic management of carpal tunnel syndrome. Arthroscopy 5:11-18
8. Gelberman RH, Pfeffer GB, Galbraith RT, Szabo RM, Rydevik B, Dimick M (1987) Results of treatment of severe carpal-tunnel syndrome without internal neurolysis of the median nerve. J Bone Joint Surg [Am]69:896-903

9. Mackinnon SE, Dellon AL (1988) Evaluation of microsurgical internal neurolysis in a primate median nerve model of chronic nerve compression. J Hand Surg [Am] 13:357-363
10. Blair WF, Goetz DD, Ross MA, Steyers M, Chang P (1996) Carpal tunnel release with and without epineurotomy: a comparative prospective trial. J Hand Surg [Am] 21:655-661
11. Agee JM, McCaroll HR, Tortosa RD, Berry DA, Szabo RM, Peimer CA (1992) Endoscopic release of the carpal tunnel: A randomized prospective multicenter study. J Hand Surg [Am]17:987-995
12. Menon J (1994) Endoscopic carpal tunnel release: preliminary report. Arthroscopy 10:31-38
13. Worseg AP, Kusbari R, Korak K et al (1996) Endoscopic carpal tunnel release using a single- portal system. British J Plast Surg 49:1-10
14. Horch RA (1996) A new device for safe and easy dilatation of the carpal canal in endoscopic surgical treatment of the carpal tunnel syndrome. Minim Invasive Neurosurg 39:60-62
15. Mirza MA, King ET, Tanveer S (1995) Palmar uniportal extrabursal endoscopic carpal tunnel release. Arthroscopy 11:82-90
16. Tsai TM, Tsuruta T, Syed SA, Kimura H (1995) A new technique for endoscopic carpal tunnel decompression. J Hand Surg [Br]20:465-469
17. Pennino R, Tavin E (1996) Endoscopic-assisted carpal tunnel release: a coupling of endoscopic and open techniques. Annals of Plastic Surgery 36:458-461
18. Brown MG, Rothenberg ES, Keyser B, Woloszyn TT, Wolford A (1993) Results of 1236 endoscopic carpal tunnel release procedures using the Brown technique. Contemporary Orthopedics 27:251 258
19. Brown RA, Gelberman RH, Seiler JG et al (1993) Carpal tunnel release. A prospective randomized assessment of open and endoscopic methods. J Bone Joint Surg [Am] 75:1265-1275
20. De Smet L, Fabry G (1995) Transection of the motor branch of the ulnar nerve as a complication of two-portal endoscopic carpal tunnel release: a case report. J Hand Surg [Am]20:18-19
21. Murphy RX, Jennings JF, Wukich DK (1994) Major neurovascular complications of endoscopic carpal tunnel release. J Hand Surg [Am]19:114-118
22. Nath RK, Mackinnon SE, Weeks PM (1993) Ulnar nerve transection as a complication of two-portal endoscopic carpal tunnel release: a case report. J Hand Surg [Am]18:896-898
23. Scoggin JF, Whipple TL (1992) A potential complication of endoscopic carpal tunnel release. Case report. Arthroscopy 8:363-365
24. Cobb TK, Carmichael SW, Cooney WP (1994) The ulnar neurovascular bundle at the wrist. A technical note on endoscopic carpal tunnel release. J Hand Surg [Br]19:24-26
25. Rowland EB, Kleinert JM (1994) Endoscopic carpal-tunnel release in cadavera, An investigation of the results of twelve surgeons with this training model. J Bone Joint Surg [Am]76:266-268
26. Seiler JG, Barnes K, Gelberman RH, Chalidapong P (1992) Endoscopic carpal tunnel release: an anatomic study of the two-incision method in human cadavers. J Hand Surg [Am]17:996-1002
27. Tsuruta F, Syed SA, Tsai T (1994) Comparison of proximal and distal one portal entry techniques for endoscopic carpal tunnel release. A cadaver study. J Hand Surg [Br]19:618-621

28. Benedetti RB, Sennwald G (1996) Endoskopische Dekompression des N. medianus nach Agee: Prospektive Studie mit Vergleich zur offenen Dekompression. Handchirurgie Mikrochirurgie Plastische Chirurgie 28:151-155
29. Dumontier C, Soklow C, Leclercq C, Chauvin P (1995) Early results of conventional versus two-portal endoscopic carpal tunnel release. J Hand Surg [Br]20:658-662
30. Erdmann MWH (1994) Endoscopic carpal tunnel decompression. J Hand Surg [Br] 19:5-13
31. Foucher G, Buch N, Van Overstraeten L, Gautherie M, Jesel M (1993-1994) Le canal carpien. Peut- il être encore sujet de controverse? Chirurgie 119:80-84
32. Jacobsen MB, Rahme H (1996) A prospective randomized study with an independent observer comparing open carpal tunnel release with endoscopic carpal tunnel release. J Hand Surg [Br]20:202-204
33. Schäfer W, Sander KE, Walter A, Weitbrecht W-U (1996) Endoskopische Operation des Karpaltunnelsyndroms nach Agee im Vergleich mit der offenen Operationstechnik. Handchirurgie Mikrochirurgie Plastische Chirurgie 28:143-146
34. Sennwald GR, Benedetti R (1995) The value of one-portal endoscopic carpal tunnel release: a prospective randomized study. Knee Surgery, Sports Traumatology, Arthroscopy 3:113-116
35. Stark B, Engkvist-Löfmark C (1996) Endoskopische Operation oder konventionelle offene Operationstechnik bei Karpaltunnelsyndrom: Eine prospektive, vergleichende Studie. Handchir Mikrochir Plast Chir 28:128-132
36. Hoefnagels WA, van Kleef JG, Mastenbroek GG, de Blok JA, Breukelman AJ, de Krom MC (1997). Surgical treatment of carpal tunnel syndrome: endoscopic or classical (open)? A prospective randomized trial. Ned Tijdschr Geneeskd 141:878-882
37. Boeckstyns MEH, Sørensen AI (1999) Does endoscopic carpal tunnel release have a higher rate of complications than open carpal tunnel release? An analysis of published series. J Hand Surg [Br]24:9-15
38. Arner M, Hagberg L, Rosén B (1994) Sensory disturbance after two-portal endoscopic carpal tunnel release. A preliminary report. J Hand Surg [Am]19:548 551
39. May JW, Rosen H (1981) Division of the sensory ramus communicans between the ulnar and median nerves: a complication following carpal tunnel release. A case report. J Bone Joint Surg [Am] 63:836-838
40. Baranowski D, Klein W, Grünert J (1993) Revisions-Operationen beim Karpaltunnelsyndrom. Handchirurgie Mikrochirurgie Plastische Chirurgie 25:127-132
41. Cartotto RC, McCabe S, Mackinnon SE (1992) Two devastating complications of carpal tunnel surgery. Annals of Plastic Surgery 28:472-474
42. Favero KJ, Gropper PT (1987) Ulnar nerve laceration - a complication of carpal tunnel decompression; a case report and review of the literature. J Hand Surg [Br]12:239-241
43. Lilly CJ Magnell TD (1985) Severance of the thenar branch of the median nerve as a complication of carpal tunnel release. J Hand Surg [Am]10:399-402
44. Louis DS, Greene TI, Noellert RC (1985) Complications of carpal tunnel surgery, Journal of Neurosurgery 62:352-356
45. Murray DP, Saccone PG, Rayan GM (1994) Complications after subfascial carpal tunnel release. Southern Medical Journal 87:416-418
46. Slattery PG (1994) Median nerve injury and the transverse wrist crease incision in open carpal tunnel release. Australia and New Zealand Journal of Surgery 64:768-770
47. Terrono AL, Belsky MR, Feldon PG, Nalebuff EA (1993) Injury to the deep motor branch of the ulnar nerve during carpal tunnel release, J Hand Surg [Am]18:1038-1040

48. Chung KC, Walters MR, Greenfield MLVH, Chernew ME (1998) Endoscopic versus open carpal tunnel release: A cost-effectiveness analysis. Plastic and Reconstmctive Surgery 102:1089-1099
49. Sörensen AI, Boeckstyns MEH, Nielsen NS (1998) Carpal tunnel release, a comparison of 3 methods. Scandinavian Hand Society Meeting, Oslo

La sindrome del tunnel carpale: decompressione endoscopica secondo Chow e Agee

O. Soragni[1], L. Pederzini[2], D. Ghinelli[1], G. Montagna[1]

Sono vari gli aspetti tecnici del trattamento della STC [1-5]. La semplice decompressione del nervo mediano, secondo un'opinione comune, è il trattamento di scelta per la STC. Rimane qualche disaccordo sul tipo di approccio chirurgico da adottare per raggiungere questo scopo. Nel 1933 Learmonth ha proposto, per la prima volta, il trattamento chirurgico della sindrome del tunnel carpale (STC) mediante un'incisione trasversale al polso e sezione del legamento trasverso del carpo a cielo chiuso [6]. Attualmente il trattamento classico prevede un'incisione cutanea dal palmo fino alla piega distale del polso. Questo tipo di incisione permette la visione diretta del legamento e di conseguenza del nervo mediano. Un trattamento così condotto determina la guarigione con la scomparsa dei sintomi nella quasi totalità dei casi. Non sono infrequenti, tuttavia, i problemi postoperatori causati da un tale approccio chirurgico. Le complicanze minori più comuni sono: il dolore e la tensione in sede di cicatrice associati alla riduzione della forza di presa. Queste due complicanze impediscono al paziente un pronto ritorno all'attività quotidiana e lavorativa.

Per evitare queste spiacevoli, seppur minime complicanze, in contrapposizione alla decompressione a cielo aperto, è stata riproposta la tecnica di sezione del legamento trasverso del carpo a cielo chiuso attraverso un approccio trasversale al polso; utilizzando bisturi, forbici o strumenti particolari appositamente costruiti [7, 8].

Sulla scorta di queste esperienze chirurgiche, tra l'altro non sempre positive e scevre da rischi, l'avvento delle fibre ottiche nell'ambito delle procedure chirurgiche (artroscopia, endoscopia) ha portato un'interessante novità per la decompressione del tunnel carpale.

I primi a presentare la tecnica di decompressione endoscopica del tunnel carpale sono stati Chow, Okutsu e Futami nel 1989 [9-11]. La differenza fra la

---

[1] Divisione di Ortopedia e Traumatologia, Ospedale di Stato della Repubblica di S. Marino, San Marino. [2] Centro di Chirurgia Artroscopica, Casa di Cura "Villa Fiorita", Sassuolo (MO)

tecnica di Chow e quella di Okutsu è nella via d'entrata. Il primo propone due vie di entrata: al polso ed al palmo, mentre il secondo un'unica via al polso. La tecnica di Okutsu [4, 10] è stata invece ripresa e riproposta da Menon [12-13] Alcuni aspetti della tecnica di Chow sono stati modificati da Viegas [14] ed accettati dalla Società Americana di Chirurgia della Mano (ASSH). Ulteriori modifiche tuttavia non sostanziali sono state apportate da Resnick e Miller [15]. La validità della tecnica endoscopica è stata confermata da studi sperimentali [16, 17].

Sempre negli stessi anni Agee [18] propone un prototipo di strumento a forma di pistola che includeva contemporaneamente un'ottica endoscopica e una lama da bisturi per la sezione endoscopica del legamento trasverso del carpo. Anche tale procedimento prevedeva un'unica via di accesso al polso. Nel 1990, al 45° congresso dell'ASSH, Agee fu il primo a presentare i risultati di uno studio multicentrico sulla decompressione del tunnel carpale utilizzando questo strumento chiamato "inside job".

Lo scopo del nostro lavoro è quello di presentare le due tecniche endoscopiche attualmente più in uso per la decompressione endoscopica del tunnel carpale, darne le indicazioni e discuterne i vantaggi e gli svantaggi.

Anatomia chirurgica

La struttura che deve essere sezionata è il legamento trasverso del carpo. Esso costituisce il tetto del canale carpale ed è l'unico elemento trattabile per modificare le dimensioni del canale.

Il legamento prende connessione con i margini prominenti delle strutture scheletriche adiacenti. Il legamento s'inserisce sulla prominenza del trapezio e dello scafoide dal lato radiale e del pisiforme, uncino dell'uncinato e legamento pisouncinato dal lato ulnare.

Prossimalmente si può considerare la continuazione della fascia antibrachiale con inizio dalla piega distale del polso e distalmente si continua nello strato profondo della fascia palmare. L'insieme del legamento e delle altre strutture scheletriche formano il canale osteofibroso. Il legamento è costituito da due strati: uno superficiale, che s'inserisce sul bordo radiale sul trapezio e sullo scafoide ed uno profondo che origina dal margine interno del trapezio.

Il canale di Guyon è formato da uno sdoppiamento ulnare del legamento trasverso del carpo, ovvero dai suoi due strati di fibre, e contiene i vasi ed il nervo ulnare. Superficialmente a questo legamento si trovano la fascia palmare, il muscolo palmare breve, il tessuto adiposo, il sottocute e la cute. La lunghezza del legamento varia da 2.5 a 4 cm partendo dalla piega distale del polso. Il canale contiene nove tendini flessori con il loro rivestimento sinoviale ed il nervo mediano. La presenza del legamento favorisce il movimento dei tendini flessori durante il movimento del polso in flesso-estensione e rappresenta la puleggia prossimale di questi tendini.

La vascolarizzazione del legamento è di tipo superficiale e profondo. Quella superficiale proviene da branche dell'arteria ulnare, mentre quella profonda proviene da branche dell'arcata palmare superficiale [19].

Indicazioni

La decompressione endoscopica del tunnel carpale ha un' indicazione elettiva in pazienti affetti da STC e per i quali è indicata la decompressione a cielo aperto [20]. I pazienti con STC idiopatico e/o conseguenti ad iperuso della mano sono dei candidati ideali. Possono essere, inoltre, sottoposti a tale tecnica anche quelli che mostrano sintomi di STC in associazione a polineuropatia diabetica od altre polineuropatie e pazienti con insufficienza renale cronica. In questi casi è da tenere presente che le piccole ferite chirurgiche guariscono meglio e più rapidamente di quelle ampie.

L'unica controindicazione assoluta è rappresentata dai pazienti con polso rigido da cause primitive o secondarie. In questi casi, non potendo estendere il polso, non è possibile adottare la tecnica endoscopica secondo la descrizione di Chow e di Agee.

STC da cause secondarie come condizioni che occupano spazio all'interno del canale carpale (cisti, tumori) dovrebbero esser trattate con una classica decompressione. Secondo questo principio dovrebbero esser trattati nello stesso modo anche pazienti affetti da artrite reumatoide, tenosinoviti proliferative o casi in cui si sospetti una condizione di anomalia anatomica all'interno del canale.

Una contemporanea compressione del nervo ulnare al canale di Guyon indica il trattamento a cielo aperto di entrambe le patologie nervose.

I bambini ed i giovani non sono buoni candidati per una decompressione endoscopica [20]; così come pazienti con STC secondaria a deformità del polso da fratture e vizi di consolidazioni di fratture dell'estremità distale del radio.

Per motivi legati alla cicatrice del precedente intervento a cielo aperto anche coloro che presentano recidive di STC non dovrebbero essere trattati con la decompressione endoscopica.

Finalità e principi

Lo scopo di queste tecniche è quello di mantenere tutte le strutture intatte tranne il legamento trasverso del carpo, al fine di proteggerle dalla cicatrice palmare.

Poiché questa tecnica è eseguita in uno spazio chirurgico molto piccolo, è importante identificare con certezza la struttura anatomica da sezionare attraverso alcune regole da rispettare, evitando così errori ed insuccessi talvolta gravi. La linea di sezione decorre sull'asse mediano del quarto raggio e la sua proiezione sul legamento cade fra l'uncino dell'uncinato e il nervo mediano; l'identificazione del grasso al bordo distale del legamento è di vitale importanza poiché, giusto distalmente ad esso, giacciono l'arcata vascolare superficiale palmare (arteria ulnare) e le branche terminali digitali del nervo mediano per il III e IV dito, inoltre, a questo livello può trovarsi una branca anastomotica fra nervo ulnare e branca sensitiva per il IV dito [21]. Questa sede è il punto di uscita della cannula nella tecnica a due vie [9, 22-24] mentre rappresenta il punto di uscita della lama nella tecnica ad una via [18, 25]. Se la lama esce 1 cm distalmente a questo limite possono essere lese le sopracitate strutture. È per questo motivo che lo strumentario di Agee è stato modificato e quello attualmente in commercio prevede questa norma di sicurezza. Per la tecnica ad una via, talvolta, il tessuto adiposo può non esser visibile o addirittura interporsi fra la lama e la punta della cannula; perciò, in questi casi, è bene procedere con la tecnica a cielo aperto.

In definitiva, nelle condizioni in cui la visualizzazione del legamento trasverso del carpo risulti difficoltosa, incompleta, insufficiente o impossibile è pericoloso continuare con la tecnica endoscopica ed è indicato convertire questa tecnica in quella a cielo aperto.

Tecnica di Chow modificata da Viegas

I pazienti possono essere operati in anestesia generale di plesso o locale. Per l'ischemia del campo operatorio si applica il tourniquet al braccio.
La tecnica prevede due differenti incisioni volari, una al palmo ed una al polso. L'incisione prossimale di circa 1 cm è localizzata circa 5 mm prossimalmente e 5 mm lateralmente al pisiforme in senso radiale. Questa incisione è trasversale e cade di solito prossimalmente (1 cm) alla piega distale del polso (Fig.1a, b). Secondo Resnick [15] invece, cadrebbe direttamente su di essa. Attraverso quest'incisione s'identifica il tendine del piccolo palmare e si esegue una piccola incisione della fascia antibrachiale di circa 1 cm ulnarmente ad esso. Se si reperta il fascio vascolo-nervoso ulnare, lo si protegge e lo si tiene in sede ulnare. Con il polso e le dita completamente estese, secondo alcuni a 30° di estensione [14], s'introduce una cannula smussa endoscopica armata di otturatore e la si fa scivolare al di sotto del legamento (Fig. 2). Questo è il passaggio tecnico modificato da

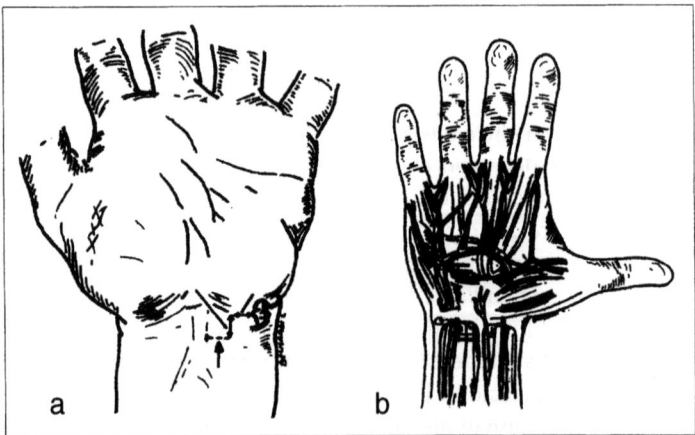

Fig. 1a, b. L'incisione trasversale cade prossimalmente 1 cm alla piega distale del polso

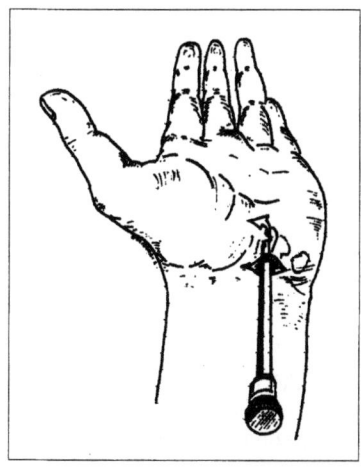

Fig. 2. La cannula armata di otturatore viene fatta scivolare sotto il legamento cercando di apprezzare l'uncino dell'uncinato

Viegas adottato dalla ASSH ed accettato da Chow. Questa procedura viene definita sottolegamentosa o "extrabursa" in contrapposizione alla tecnica originale proposta da Chow, che prevedeva l'introduzione della cannula attraverso la tenovaginale dei flessori e la sezione del legamento avveniva attraverso essa. Prima di introdurre la cannula si possono eseguire manovre aggiunte. Mediante un piccolo scollatore curvo e smusso, incluso nel set degli strumenti per l'endoscopia, si scollano appunto le aderenze della tenovaginale dei tendini flessori dal legamento, unicamente nella sede di entrata della cannula. La manovra deve essere eseguita solo in senso prossimo-distale e disto-prossimale. È controindicato eseguire manovre di lateralità per scollare tutte le strutture, compreso il nervo mediano, altrimenti si può incorrere nel pericolo che quest'ultimo o i tendini flessori si interpongano fra il legamento e la cannula.

Introdotta la cannula con l'otturatore, si ricerca l'uncino dell'uncinato che si trova 1.5 cm distalmente al pisiforme, ovvero si sposta ulnarmente la punta dell'otturatore e si cerca di apprezzare delicatamente il promontorio scheletrico suddetto (Fig. 2).

Spingendo distalmente si slitta al di fuori del canale con proiezione del 4° raggio. La punta dell'otturatore ora decubita sotto la pelle, nella sede di incrocio fra la proiezione del IV raggio o III spazio ed una linea trasversa che proviene dal pollice completamente abdotto. Si esegue la piccola controincisione palmare di 0.5-1 cm (Fig. 3).

Tale incisione può essere trasversale (preferibile negli anziani) oppure longitudinale [14] in modo tale che, se si deve convertire la tecnica da endoscopica a cielo aperto, si continua l'incisione prossimalmente senza interruzione di linearità.

A questo punto la cannula con l'otturatore fuoriesce dalla cute e il polso del paziente è mantenuto in posizione di completa estensione mediante una struttura di appoggio che blocca in estensione il polso stesso (Fig. 4).

Si rimuove l'otturatore mantenendo in sede la cannula e si introduce l'ottica dalla via prossimale. La cannula viene mantenuta rivolta volarmente e ruo-

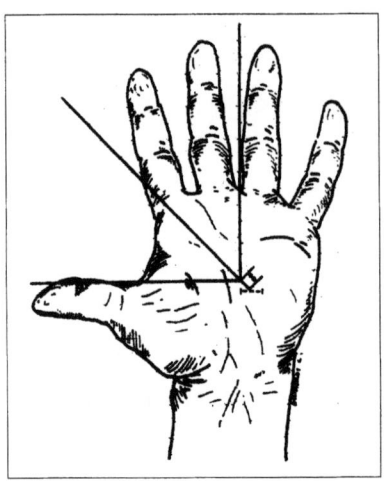

Fig. 3. La punta dell'otturatore decubita sotto la pelle all'incrocio fra la proiezione del IV raggio o del III spazio e una linea trasversa tangente al pollice completamente abdotto

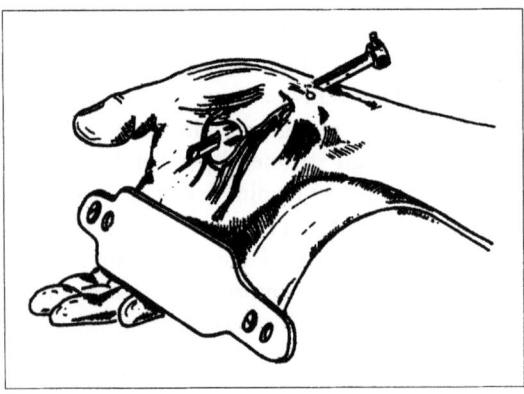

Fig. 4. Il polso è mantenuto in completa estensione mediante una base d'appoggio

tata ulnarmente di 5-10° per evitare e proteggere, contemporaneamente, il nervo mediano ed i tendini flessori. La posizione della cannula è ulnare rispetto al nervo mediano (Fig. 5a, b). L'endoscopio è provvisto di un'ottica grand'angolo a 30° di angolazione che fornisce una migliore visualizzazione delle strutture. In questa fase si concentra l'attenzione sul controllo del legamento trasverso del carpo. Questo è visibile solo attraverso la doccia della cannula e si riconosce per la caratteristica trasversalità e lucentezza delle fibre (Fig. 6). Si deve porre attenzione al riconoscimento di queste fibre: se esistono strutture interposte, mediante un uncino smusso, curette o raspe particolari costruite a questo scopo, si cerca di pulire il legamento e di scostare le strutture interposte; anche l'edema deve essere rimosso. Se ciò non avviene si ripete la manovra di introduzione della cannula con l'otturatore.

Se ancora non è possibile visualizzare il legamento è buona norma passare alla tecnica a cielo aperto. In caso di perfetto riconoscimento delle fibre trasversali del legamento trasverso del carpo si repertano i margini prossimali e

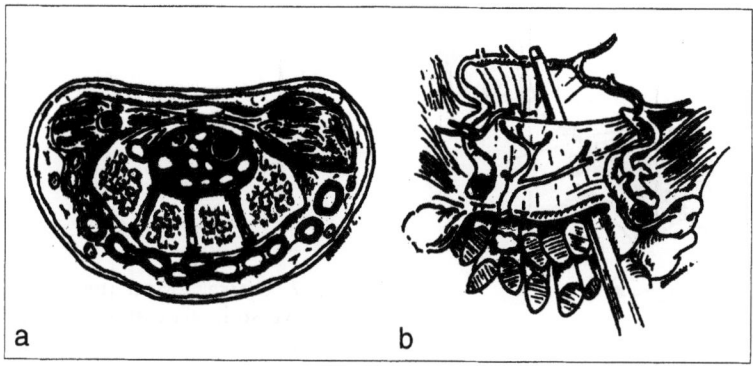

Fig. 5a, b. La cannula con la scanalatura rivolta volarmente è ruotata ulnarmente di 5/10 gradi. Ha una posizione ulnare rispetto al nervo mediano

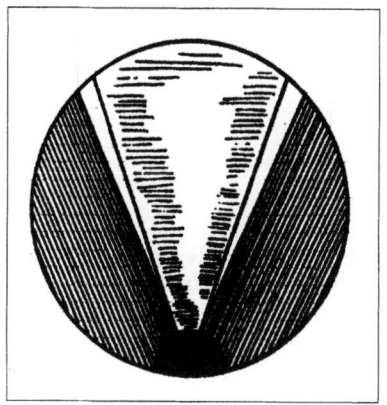

Fig. 6. Trasversalità e lucentezza delle fibre del legamento trasverso del carpo

distali. Quello prossimale è ben evidente perché direttamente sotto visione all'entrata al polso, mentre quello distale è evidenziabile grazie alla presenza di una struttura adiposa distalmente al legamento stesso. La palpazione della cute sovrastante provoca solo e subito al di fuori della proiezione del legamento al palmo uno spostamento dei tessuti che si apprezza, dall'interno, attraverso l'ottica. Questo rappresenta la parte finale del canale del carpo. Attraverso la via distale (palmare) si introducono i bisturi e si procede alla sezione del legamento (Fig. 7).

Esistono tre tipi di bisturi: uno con la lama triangolare, uno con la lama retrograda ed uno con lama ad uncino. Con il bisturi triangolare si incide la parte distale del legamento (Fig. 8). Lo si introduce nel legamento e si seziona con senso prossimo-distale la parte terminale del legamento stesso per un tratto di 0.5 cm. Si introduce ora il bisturi retrogrado dalla stessa via e si incide in senso disto-prossimale il legamento, seguendo l'incisione del primo bisturi e si prosegue prossimalmente per circa 1 cm (Fig. 9). Si inverte poi la posizione dell'ottica, ovvero la si introduce dal palmo e si presta attenzione alla visualiz-

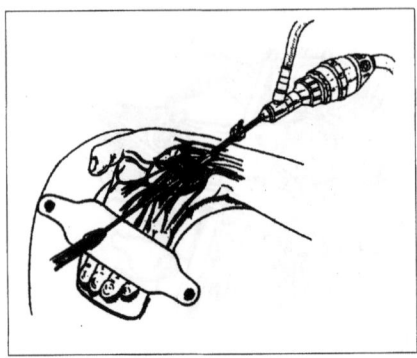

Fig. 7. Ottica grand'angolo di 30°. Attraverso la via distale s'introduce il bisturi

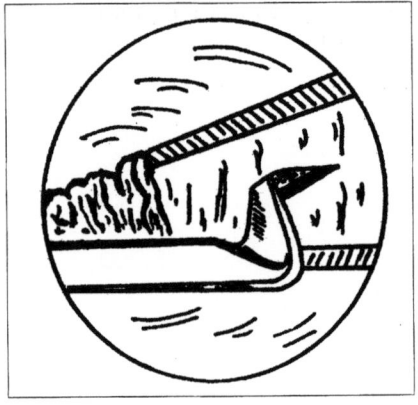

Fig. 8. Si seziona il legamento in senso prossimo-distale per 0.5 cm

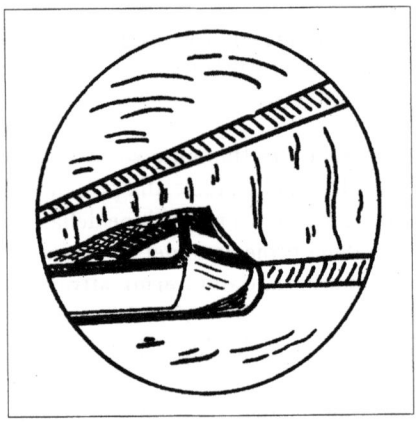

Fig. 9. Si introduce il bisturi anterogrado e si seziona il legamento in senso prossimo-distale per 1 cm

zazione del legamento e della sua parte sezionata, in sede distale (Fig. 10). Durante queste manovre è importante non muovere assolutamente la cannula altrimenti si perdono i rapporti con la struttura legamentosa sezionata. Dalla via prossimale si introduce il bisturi ad uncino e lo si posiziona al margine di sezione precedentemente eseguito e con una trazione disto-prossimale si completa la sezione del legamento (Fig. 11).

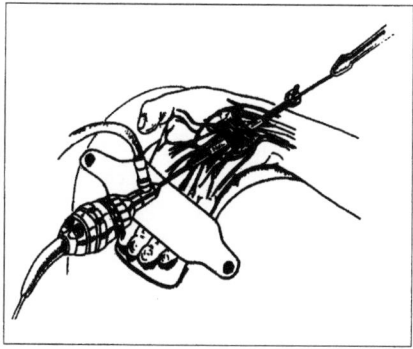

Fig. 10. Si inverte la posizione dell'ottica

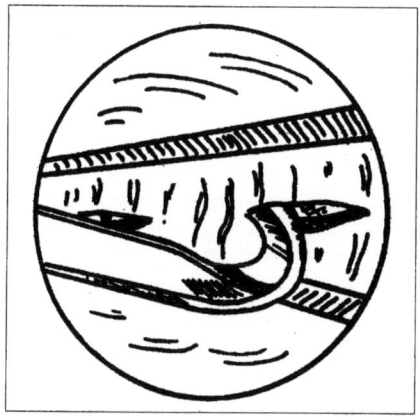

Fig. 11. Con il bisturi ad uncino si completa la sezione in senso disto-prossimale

In tutte queste manovre l'endoscopio segue il decorso del bisturi in senso disto-prossimale o prossimo-distale, permettendo una diretta visione della sezione del legamento. Al termine di queste manovre si controlla l'avvenuta completa sezione del legamento. Con l'uncino si palpa la sede di sezione e si controllano direttamente i margini liberi del legamento sezionato. Se l'aspetto visivo endoscopico del legamento sezionato mostra una forma trapezoidale (Fig. 13), il legamento si può considerare completamente sezionato; se invece ha forma triangolare (Fig. 12) la sua sezione è ritenuta incompleta, per cui si procede alla ripetizione dell'ultima manovra con il bisturi ad uncino. L'erniazione del tessuto adiposo sovrastante il legamento trasverso del carpo all'interno della cannula è una prova della completa sezione del legamento stesso. È buona norma preservare le strutture sovrastanti il legamento, rappresentate dalla fascia palmare e dal muscolo palmare breve. Queste proteggono da una eventuale conseguente cicatrice dolorosa anche con questa tecnica (pillar pain). Quindi, avendo acquisito una buona manualità nella sezione del legamento, è sufficiente che questo mostri un aspetto trapezoidale dopo la sua sezione per esser sicuri della completa e corretta manovra.

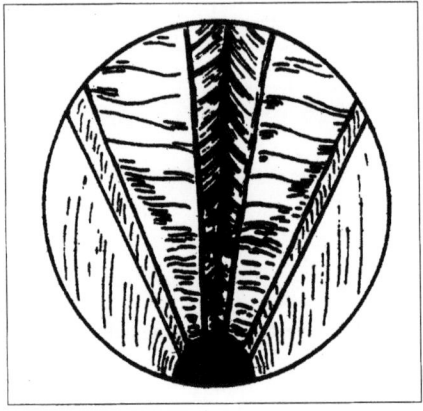

Fig. 12. Se la linea di sezione ha forma triangolare, questa si considera incompleta

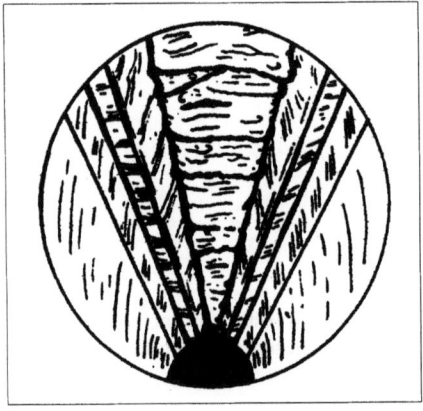

Fig. 13. Se la linea di sezione ha forma trapezoidale si considera completa

Appena si è sicuri dell'avvenuta completa sezione del legamento, si rimuovono l'ottica e il bisturi e si riapplica l'otturatore. Con manovra retrograda, decubitando sotto pelle, si apprezza palpatoriamente anche con questa manovra che la sezione del legamento sia completamente avvenuta. Si esegue la sutura dei due portali di entrata; si applicano, poi, i drenaggi e, dopo la medicazione e l'applicazione del bendaggio elastico, si rimuove il tourniquet.

Il paziente può muovere immediatamente le dita ed il polso senza pericolo, anzi è indicata una immediata mobilizzazione di tutta la mano.

Tecnica di Agee

Questa tecnica si differenzia dalla precedente perché prevede un unico accesso al polso ed utilizza uno strumento appositamente costruito che assembla un endoscopio ed una lama per la sezione del legamento. Su tale strumento viene montata una telecamera.

Strumentario

È costituito da uno strumento a forma di pistola utilizzabile sia per polsi destri che sinistri. Dalla parte posteriore entra l'endoscopio con un'ottica a 30°, grand'angolo. La parte della punta è costituita da una gronda intercambiabile, monouso, entro cui scorre e si fissa l'ottica e, subito distalmente ad essa è posizionata la lama del bisturi che viene elevata per circa 3.5 mm con un meccanismo a grilletto, comandato dall'impugnatura dell'attrezzo. La distanza fra la lama e l'ottica è di circa 5 mm.

Tecnica

Il paziente viene operato in anestesia generale, di plesso o locale. Viene applicato il tourniquet al braccio per l'ischemia dell'arto. L'incisione è trasversale al polso della lunghezza di circa 2 cm. La sede di incisione è 1 cm prossimale alla piega distale del polso ed è più centrale rispetto alla tecnica a due vie (Fig. 14). Isolata la fascia antibrachiale si localizza il limite radiale dell'incisione; il tendine del piccolo palmare. Si esegue quindi una sezione a lembo con base distale (Fig. 15) della fascia antibrachiale e si inserisce un piccolo scollatore al di sotto del legamento trasverso del carpo per scollare le strutture aderenti al legamento stesso (Fig. 16). Il lembo di fascia antibrachiale è sollevato ed ancorato distalmente da un uncino da pelle e al di sotto di esso viene inserito lo

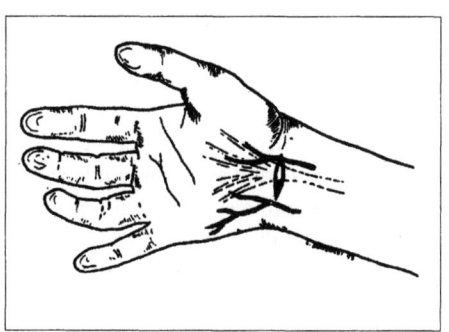

Fig. 14. Incisione trasversale al polso di 2 cm; 1 cm prossimale alla piega del polso

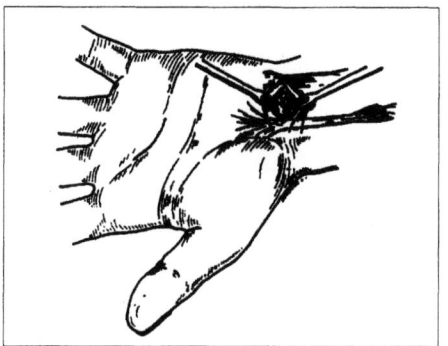

Fig. 15. Sezione a lembo della fascia antibrachiale

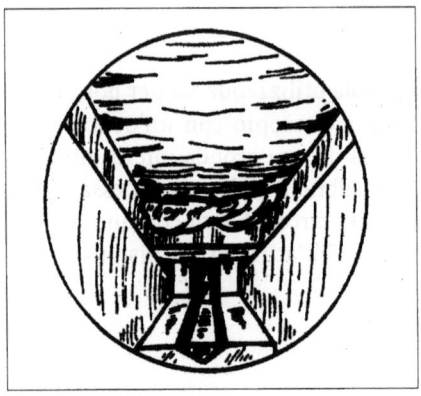

Fig. 16. Si introduce un piccolo scollatore al di sotto del legamento trasverso del carpo per scollare le strutture ad esso aderenti

strumento "inside job" per la sezione del legamento. Con una mano l'operatore mantiene il polso esteso di alcuni gradi, mentre con l' altra controlla lo strumento durante l'inserimento nel canale. Lo strumento deve esser appoggiato fortemente contro il legamento con il suo bordo libero, ovvero dalla parte dove si eleverà la lama del bisturi.

Una volta inserito si fa procedere distalmente contro l'uncino dell'uncinato in senso medio laterale ed appena sfiorata questa struttura scheletrica slitterà distalmente al di fuori del canale. Con il dito pollice che controlla la mano del paziente, l'operatore avverte la fuoriuscita della punta dello strumento dal canale al di sotto della pelle. A questo punto, mediante l'endoscopio incorporato nello strumento, si ricerca il punto distale del legamento. Il tessuto adiposo distale al legamento è un chiaro segno di corretto posizionamento. La palpazione della cute sovrastante verrà percepita visivamente al di sotto, attraverso l'endoscopio, come un movimento del tessuto adiposo compresso dal pollice dell'operatore (Fig. 17). Ovviamente questo non può avvenire se ci si trova entro il canale perché le fibre del legamento trasmettono più difficilmente una pressione esercitata dalla superficie. Si ricercano quindi le fibre trasverse del legamento e si identifica il margine distale. Se le fibre del legamento sono poco riconoscibili, si esegue la manovra di pulizia togliendo lo strumento ed inserendo delle curette. Si reinserisce lo strumento e si ripete la manovra di controllo del margine e di riconoscimento delle fibre. Una volta sicuri, si eleva la lama al bordo distale del legamento. La sede di

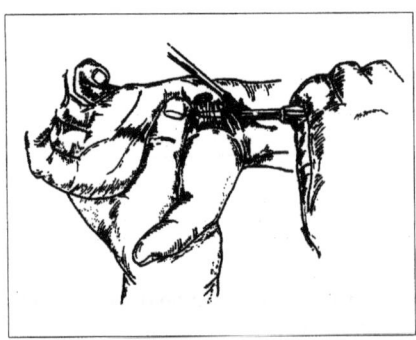

Fig. 17. La pressione esercitata dal pollice evidenzia il tessuto adiposo compresso

elevazione della lama è un'area triangolare definita dalla metà ulnare del margine distale del legamento trasverso del carpo, il bordo ulnare del nervo mediano ed il margine prossimale dell'arcata vascolare palmare superficiale (Fig. 18). Con un movimento di trazione in senso disto-prossimale si seziona il legamento, sotto controllo diretto endoscopico (Fig. 19).

Durante questa manovra si deve prestare attenzione nel mantenere costante la tensione della punta dello strumento contro il legamento. Impedendo quindi alle altre strutture (tendini flessori e nervo mediano) di interporsi (Fig. 20). Si

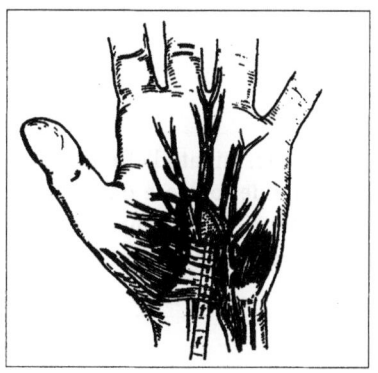

Fig. 18. La sede di elevazione della lama è un'area triangolare definita dalla metà ulnare del margine distale del legamento trasverso, dal bordo ulnare del nervo mediano e dal margine prossimale dell'arcata palmare superficiale

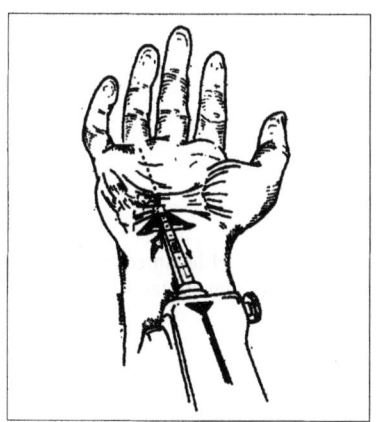

Fig. 19. Mediante trazione disto-prossimale si seziona il legamento trasverso

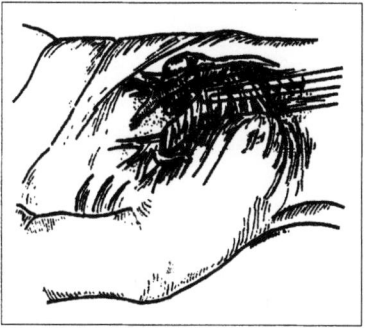

Fig. 20. Durante la sezione va mantenuta una pressione costante dello strumento contro il legamento per evitare l'interporsi delle strutture vicine

ispeziona a questo punto la sezione del legamento e, se è necessario, si riesegue la manovra più volte fino alla completa sezione dello stesso. I margini del legamento sezionato dovranno essere ben evidenti ed in profondità si evidenzierà il tessuto sottostante (Fig. 21). L'aspetto della sezione che si è venuta a creare sarà di tipo trapezoidale (non triangolare) (Fig. 22). È bene non sezionare le strutture al di sopra del legamento (fascia palmare) altrimenti potrebbe esser più facile la comparsa di un "pillar pain". Al termine, si eseguono la sutura della fascia antibrachiale, sutura della cute, applicazione di un drenaggio, medicazione e bendaggio elastico, quindi rimozione del tourniquet.

Trattamento post-operatorio

Nel periodo post-operatorio immediato [25], appena terminato l'effetto dell'anestesia, viene iniziata una completa mobilizzazione del polso e delle dita. Il chirurgo verifica la funzione sensitiva delle dita, la funzione dei muscoli tenari esterni, lo stato della circolazione della mano e delle dita e la funzione dei ten-

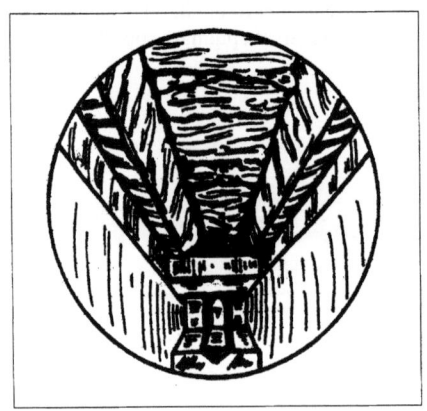

Fig. 21. I margini del legamento sezionato dovranno essere ben evidenti e così il tessuto sottostante

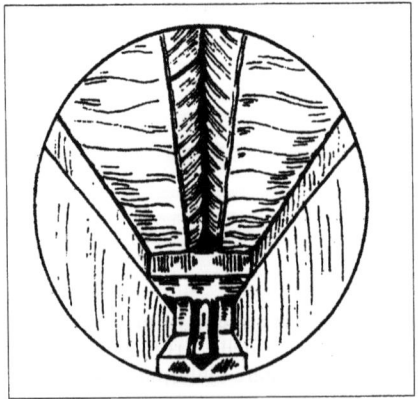

Fig. 22. La sezione che appare di forma triangolare è incompleta

dini flessori e dei muscoli interossei. Al paziente viene spiegato come medicarsi due volte al giorno e come evitare di sollevare oggetti pesanti per almeno tre settimane. I punti di sutura vengono rimossi da 7 a 10 giorni dopo l'intervento. Menon [12] riporta un protocollo di recupero funzionale della mano operata in endoscopia. Nella prima settimana protegge il polso con un tutore volare in posizione neutra. Nelle prime tre settimane viene istruito al controllo dell'edema mediante un'elevazione dell'arto al di sopra del livello del cuore, massaggi retrogradi ed eventuale applicazione di ghiaccio. Nella seconda settimana vengono incentivati gli esercizi attivi rivolti al recupero dello scivolamento dei tendini flessori attraverso i vari movimenti delle dita per tre volte al dì in dieci ripetizioni. I movimenti devono essere delicati e progressivi onde evitare fenomeni di tenosinovite reattiva. I pazienti vengono istruiti inoltre al riconoscimento dei primi disturbi della distrofia simpatico riflessa (algodistrofia) e alla protezione dalle infezioni. Nella terza settimana la riabilitazione è ristretta solo a coloro che presentano ritardi di recupero o complicanze. Menon riferisce che molti dei suoi 100 pazienti non hanno avuto bisogno di ulteriore terapia in questo periodo. Tuttavia, questo è il periodo degli esecizi di scivolamento prevalentemente rivolti verso il nervo mediano.

Complicanze

Le strutture incluse nel canale carpale e quelle ad esso vicine possono essere coinvolte e danneggiate nella tecnica di sezione del legamento.

Nel 1989 Chow [9], all'epoca della sua prima pubblicazione, non riportò alcuna complicanza su 62 mani in 46 pazienti operati con questa tecnica seppur con controllo a distanza molto breve. Concludeva con il proposito di ricontrollare questi casi e di portare una casistica più corposa con un controllo a distanza più lungo. Nel 1990 lo stesso autore riportò l'esperienza su 149 mani di 109 pazienti con un controllo medio a distanza di 22 mesi. Riferiva che la sua casistica non presentava complicanze a distanza: l'unica complicanza transitoria era rappresentata da un danno neuroaprassico del nervo ulnare con recupero in 4 settimane.

Okutsu e coll. [4], su 54 mani di 45 pazienti operati fin dal giugno 1986, ovvero con un controllo a distanza medio di 13,8 mesi, riporta come complicanza tre casi di ematoma sottocutaneo scomparso in un mese ed un caso di recidiva di sintomatologia parestesica in territorio di nervo mediano dopo 12 mesi.

Resnick e Miller nel 1991 [15] riportarono una neuroaprassia transitoria del nervo ulnare in 6 casi su 75 pazienti operati, 1 caso di lacerazione del nervo mediano, alcuni casi (non riporta il numero) di presenza di dolore da cicatrice, 6 pazienti di persistenza dei sintomi da STC. Tutti presentavano ematoma conseguente alla tecnica adottata.

Agee [25] riportò i risultati della tecnica ad un'unica via di accesso derivati da esperienza multicentrica. Solo due casi furono rioperati con tecnica a cielo aperto per persistenza di sintomi e solo uno di questi mostrò che il legamento era stato totalmente sezionato con la tecnica endoscopica. Riportò, inoltre, altri due casi di neuroaprassia transitoria del nervo ulnare.

Contemporaneamente a queste esperienze, al fine di verificare l'incidenza delle complicanze e per migliorare l'esperienza dei chirurghi, sono sorti negli Stati Uniti centri di controllo ed addestramento alle due tecniche [25]. I risultati di questi gruppi di studio fanno parte di un controllo delle due tecniche da parte di una commissione presieduta da North e Green, per la tecnica di Agee e da Malek e Chow stesso, per la tecnica a due vie.

Riguardo la tecnica di Agee, su 350 chirurghi interpellati solo 172 risposero per le complicanze occorse dall'uso di questa tecnica per un totale di 2 447 procedure endoscopiche. Le lesioni nervose furono 10 (0.39%), con solo due casi di neuroaprassia del nervo ulnare. Il nervo mediano e le sue branche digitali per il 3° e 4° dito furono coinvolte da lesioni maggiori. Le lesioni vascolari furono 3 (0.12%) e tutte a carico dell'arcata palmare superficiale. Riguardo la tecnica di Chow, 434 chirurghi risposero per le complicanze occorse su 2800 procedure tecniche eseguite. Le lesioni nervose risultarono essere 11 (0.39%), equamente divise per le branche digitali del nervo mediano, il nervo mediano stesso e il nervo ulnare (il più delle volte erano lesioni neuroaprassiche). Le lesioni vascolari risultarono essere 6 (0.21%).

Uno studio comparativo condotto da Schenck [25], su 1532 membri della Associazione Americana di Chirurgia della Mano (AAHS) e della Società Americana di Chirurgia della Mano (ASSH) riporta risultati di 832 risposte per 6 833 procedure tecniche, sia a cielo aperto che per via endoscopica. Schenck conclude che il livello di complicanze a carico dei nervi, dei vasi e dei tendini, causato dalla tecnica endoscopica, è del 50% superiore a quella a cielo aperto. È l'unico, comunque, a ritenere che la tecnica endoscopica fornisca complicanze in percentuale superiore rispetto a quella convenzionale.

Chow [26] ha riportato il controllo dei risultati della sua metodica. La valutazione compara 4 differenti casistiche. La prima, di Chow stesso, presentava 700 casi di STC in cui ha rilevato solo un caso di sezione incompleta del legamento e 7 casi di disturbi transitori in territorio di nervo ulnare pari ad uno 0.43% di complicanze totali. Nel secondo gruppo venivano compresi coloro che avevano sostenuto l'addestramento nelle loro rispettive sedi lavorative e le complicanze ammontavano ad un 2.8%. Al terzo gruppo appartenevano quelli che avevano eseguito il corso di addestramento (ECTRA) per un totale di 2 600 casi operati e controllati, con un 3.6% di complicanze. Al quarto gruppo quelli che non avevano sostenuto alcun addestramento e che presentavano una percentuale di complicanze del 24%. Fra le cause di complicanze riporta l'uso improprio del tourniquet e dell'anestesia, l'entrata troppo ulnare della porta prossimale, la non familiarità con le strutture vascolo-nervose, l'avanzamento del trocar troppo distale prima di uscire dal palmo e l'uso improprio della tecnica di sezione del legamento.

In conclusione, usando la tecnica di Chow, la sezione endoscopica del legamento può essere eseguita senza problemi solo se si seguono le linee guida della tecnica indicata dall'autore. In sostanza il risultato è dipendente dalla esperienza del chirurgo.

Risultati della tecnica endoscopica

Chow dimostra per primo come il trattamento endoscopico della STC può fornire gli stessi risultati di quella convenzionale. Dimostra, inoltre, che le complicanze minori, rappresentate da dolore al polso ("pillar pain") e riduzione della forza di presa, che si traducono in ritardo nella ripresa del lavoro, si riducono drasticamente fino quasi a scomparire se il paziente è sottoposto a trattamento endoscopico. Dal settembre 1987 al luglio 1989 sottopose a trattamento endoscopico 149 polsi di 109 pazienti. Quarantuno casi, pari al 29%, ritornarono al lavoro entro la prima settimana, 83 casi, pari al 58.5%, dopo 2 settimane; 107 casi, pari al 75.4%, dopo 3 settimane e 122 casi, pari all'86%, dopo 4 settimane. Il dolore da cicatrice al polso non risultò presente in alcun paziente operato con questa tecnica, tuttavia 6 casi presentarono dolore palmare con ritardo nell'uso della mano. La forza di presa incrementò progressivamente nel postoperatorio, il 93% dei casi risultò uguale al preoperatorio dopo 3 settimane [22].

Okutsu [4] valutò pre e post-operativamente i pazienti dal punto di vista clinico ed elettroneuromiografico. Dei suoi 54 casi, derivati da 45 pazienti, tutti riferirono miglioramento delle parestesie immediatamente dopo il trattamento chirurgico endoscopico, mentre i sintomi scomparirono entro 2 mesi dall'intervento. I dati elettroneuromiografici mostrarono un miglioramento statistico significativo sia per la parte sensitiva ($p<0.5$) che motoria ($p<0.1$). Nello stesso anno Okutsu pubblicò i risultati delle variazioni della pressione endocarpale mediante tecnica di infusione continua, dopo decompressione endoscopica. Su 46 pazienti, per un totale di 62 mani operate, la pressione a riposo si modificava da 43.0 ± 17.21 mmHg a 6.2 ± 5.49 mHg e risultava statisticamente significativa ($p<.0001$).

Futami e coll. [11] riportò la guarigione clinica in 30 casi su 35 operati con tecnica endoscopica. I cinque casi non migliorati furono operati in seguito con tecnica convenzionale. Il tempo medio di miglioramento o guarigione fu di 17 giorni con ritorno all'attività sociale dopo 2 settimane. Futami e coll. sono i primi a parlare di tempo medio di durata operatoria per la tecnica endoscopica pari a 5 minuti.

Confronto fra le due tecniche endoscopiche

Brown e coll. [27] sono i soli a comparare le due tecniche di decompressione endoscopica del tunnel carpale. Sebbene concluda con la personale opinione che la tecnica di Agee sia più difficile e più pericolosa di quella a due vie, dalla sua analisi comparativa non emerge una chiara valutazione favorevole per la tecnica di Chow. I due gruppi sono costituiti da 149 casi (tecnica di Agee) e 152 casi (tecnica di Chow). In entrambi i gruppi, i sintomi scomparvero dopo una media di 15 giorni. Il tempo medio del ritorno al lavoro risultò di 16 giorni per la prima tecnica e 17 per la seconda. Le complicanze furono del 6% nel primo gruppo e 5% nel secondo.

Appare evidente come l'affermazione di Brown faccia riferimento all'esperienza chirurgica dell'operatore. Un artroscopista si troverà più a suo agio nell'applicare la tecnica a due vie, mentre la tecnica di Agee troverà più facilmente la sua utilizzazione nelle mani di chirurghi della mano, non esperti in artroscopia.

Confronto fra tecnica a cielo aperto ed endoscopia

Agee [28] ha presentato un'accurata analisi comparativa fra le due tecniche. I risultati della ripresa della forza e della sensibilità sono risultati nettamente a favore della tecnica endoscopica ($p>0.05$), così come ovviamente per il dolore da cicatrice. Il ritorno alle attività giornaliere è stato più precoce per la tecnica endoscopica (5 giorni) rispetto a quella a cielo aperto (16 giorni), mentre il ritorno al lavoro è risultato di circa 16 giorni per la tecnica endoscopica rispetto a quella convenzionale (45.5 giorni).

Le complicanze sono risultate, inoltre, inferiori per la tecnica endoscopica: due lesioni neuroaprassiche del nervo ulnare e due casi di persistenza di sintomi, uno dei quali guarito dopo intervento a cielo aperto. Per la tecnica convenzionale, riporta una lesione della branca motrice del nervo ulnare, un caso di "effetto corda" (bowstring) dei tendini flessori e due casi di ritardo di guarigione della ferita chirurgica. La morbidità della tecnica endoscopica, conclude, risulta essere nettamente meno alta e pericolosa di quella a cielo aperto.

Effetto della decompressione endoscopica sull'arco trasverso carpale

Lo studio di Viegas trova motivazione nella riduzione della forza conseguente al trattamento della STC mediante tecnica convenzionale, come riportato da Gellman [29]. La riduzione della forza sembrava motivata da un aumento dell'arco carpale dopo sezione del legamento trasverso del carpo a cielo aperto. Gartsman [30] riportò un aumento medio dell'arco carpale di 0.29 cm (da 0.0 a 0.85 cm) dopo metodica convenzionale, ovvero un aumento del 13% (0%-52%).

Viegas, su 87 casi controllati radiograficamente dopo decompressione endoscopica secondo la tecnica di Chow modificata, dimostra un aumento medio di 0.17% (da 0.0 a 0.5 cm) ovvero un incremento del 7% del diametro del tunnel carpale (da 0.0% a 25%).

La forza di presa dei pazienti trattati con questa tecnica mostrò un progressivo recupero fino a raggiungere il 121% della forza preoperatoria a 6 mesi contro il 73% dimostrata da Gellman dopo trattamento convenzionale.

La forza di presa digitale raggiunge, invece, a 6 mesi, il 106% dopo il trattamento endoscopico contro il 96% dopo trattamento convenzionale.

Conclusioni

Sulla base di queste esperienze si possono trarre considerazioni importanti per l'uso della tecnica endoscopica.

Questa tecnica fornisce gli stessi risultati di quella convenzionale ovvero porta a guarigione clinica il paziente affetto da STC [31].

La scomparsa delle parestesie è pressoché immediata come per la tecnica convenzionale, mentre il recupero della sensibilità può avvenire entro due mesi. La forza di presa non si riduce come per la tecnica convenzionale. Il miglioramento è più precoce fino a raggiungere valori superiori al preoperatorio a 6 mesi di distanza.

Fra le complicanze minori, il dolore da cicatrice dopo intervento tende a scomparire completamente. La riduzione dell'incidenza di questa complicanza associata al pronto recupero della forza di presa favorisce il ritorno alle attività quotidiane, al lavoro ed alla eventuale attività sportiva.

La tecnica appare semplice e veloce nella sua esecuzione, fino ad un tempo minimo di 5 minuti come riportato da Futami. Se, tuttavia, si incontrano difficoltà, l'intervento può durare qualche minuto in più, ma tutto a vantaggio della buona riuscita dell'intervento.

La somma della lunghezza delle incisioni al polso ed al palmo, per la tecnica di Chow, raggiunge i 2 cm, pari all'incisione al polso secondo la tecnica di Agee e nettamente inferiore a quella convenzionale.

La tecnica considera solo la sezione del legamento trasverso del carpo, risparmiando le altre strutture.

Come per la tecnica convenzionale, è possibile eseguire la decompressione del tunnel carpale bilateralmente, ma con questa tecnica sono minori i disturbi e le limitazioni postoperatorie, per cui un trattamento associato bilaterale è sopportato meglio.

Fra gli svantaggi appare evidente immediatamente il costo dello strumentario che si aggira dai $ 5 000 ai $ 10 000, se si considerano anche le apparecchiature di connessione per la visione utilizzate in endoscopia. Dal punto di vista tecnico, si deve considerare che non è possibile eseguire alcuna manovra sul nervo mediano, ossia una eventuale epineurotomia, tanto meno controllare immediatamente eventuali danni iatrogeni una volta provocati, neppure mediante un trattamento in anestesia locale. Tuttavia, anche in questo caso, il danno è apprezzabile solo dopo 2-3 ore cioè, appena termina l'effetto dell'anestesia. Le lesioni iatrogene, inoltre, sembrerebbero esser maggiori con questa tecnica rispetto a quella convenzionale, ma un'analisi approfondita ha stabilito che questo può esser vero solo per chirurghi inesperti. L'importanza di un addestramento chirurgico endoscopico è fondamentale come riportato da Chow [26]. Coloro che si sottopongono all'addestramento raggiungono una manualità ed una esperienza tali da provocare eventuali danni iatrogeni di incidenza inferiore che con la tecnica convenzionale. L'affidabilità della tecnica quindi è dipendente dal grado di manualità raggiunto a seguito dell'addestramento svolto.

La decompresione endoscopica del tunnel carpale a due vie, secondo Chow, e ad una via, secondo Agee, rappresenta un'ulteriore possibilità di trattamento della sindrome del tunnel carpale, alternativo al trattamento a cielo aperto. Le indicazioni a questo tipo di trattamento sono le stesse che per il trattamento tradizionale. L'unica controindicazione assoluta è rappresentata dalla impossibilità ad estendere il polso. Lo scopo di questa metodica, che prevede unicamente la sezione del legamento trasverso del carpo, è quello di evitare complicanze frequenti come la cicatrice dolente e la riduzione della forza di presa, favorendo un precoce recupero della funzione della mano ed un pronto rientro al lavoro. Se sono necessari tempi tecnici aggiuntivi, sul nervo o sui tendini, è bene utilizzare la tecnica tradizionale. Si deve far sempre ricorso alla tecnica a cielo aperto qualora non si riesca a visualizzare perfettamente il legamento trasverso del carpo durante la tecnica endoscopica. Questa tecnica, purtroppo, presenta potenziali complicanze, soprattutto in mano a chirurghi inesperti.

Chow ed Agee hanno mostrato, infatti, come i risultati della loro tecnica siano ottimi, ma dipendenti dalla esperienza del chirurgo.

La revisione della letteratura ha permesso di esprimere giudizi riguardanti il confronto fra le due tecniche endoscopiche e fra la tecnica endoscopica e quella tradizionale (nessuna differenza nei risultati). La morbidità della tecnica endoscopica risulta esser nettamente meno alta e pericolosa di quella a cielo aperto ($p>0.5$).

Bibliografia

1. Curtis RM, Eversmann WW (1973) Internal neurolysis as an adjunct to the treatment of the carpal tunnel syndrome. J Bone Joint Surg [Am]55:733-740
2. Louis DS, Greene TL, Nellert RC (1985) Complications of carpal tunnel, surgery. J Neurosurg 62:352-356
3. Newmeyer WL (1992) Toughts on the technique of carpal tunnel release. J Hand Surg [Am]17:985-986
4. Okutsu I, Ninomya S, Hamanaka I, Kuroshima N, Inanami H (1989) Measurement of pressure in the carpal canal before and after endoscopic management of carpal tunnel syndrome. J Bone Joint Surg [Am]71:679-683
5. Teleisnik J (1973) The palmar cutaneous branch of the median nerve and the approach to the carpal tunnel: an anatomical study. J Bone Joint Surg [Am]55:1212-1217
6. Learmonth JH (1933) The principle of decompression in the treatment of certain disease of peripheral nerves. Surg Clin North [Am]13:905-913
7. Pagnanelli DM, Barrer SJ (1991) Carpal tunnel syndrome: surgical treatment using Paine retinaculatome. J Neurosurg 75:77-81
8. Paine KWE, Polyzoidis KS (1986) Carpal tunnel syndrome. Decompression using the Paine retinaculatome. J Neurosurg 59:1031-1036
9. Chow JGY (1989) Endoscopic release of the carpal ligament: a new technique for carpal tunnel syndrome. Arthroscopy 5:19-24
10. Okutsu I, Ninomya S, Takatori Y, Ugawa Y (1989) Endoscopic management of carpal tunnel syndrome. Arthroscopy 5:11-18
11. Futami T, Kubodera D, Tsumamoto Y (1989) Subcutaneous division of the transverse the carpal ligament by the use of a teflon tube and an arthroscopy. J West Pacific Orthop Ass 26:19-22
12. Menon J (1993) Endoscopic carpal tunnel release. A single portal technique. Contemp Orthopaed 2:109-116
13. Menon J, Etter C (1993) Endoscopic carpal tunnel release. Current status. J Hand Therapy 6:139-144

14. Viegas SF, Pollard A, Kaminski K (1992) Carpal arch alteration and related clinical status after endoscopic carpal tunnel release. J Hand Surg [Am]17:1012-1016
15. Resnick CT, Miller BW (1991) Endoscopic carpal tunnel release using the sublegamentous two-portal technique. Contemp Orthop 22:269-277
16. Lee DH, Masear VR, Meyer RD, Stevens DM, Colcin S (1992) Endoscopic carpal tunnel release: a cadaveric study. J Hand Surg [Am]17:A1003-A1008
17. Seiler JG, Barnes K, Gelberman RH, Chalidapong P (1992) Endoscopic carpal tunnel release: an anatomic study of the two-incision method in human cadavers. J Hand Surg [Am]17:996-1002
18. Agee J, Tortosa R, Berry D, Peimer CA (1990) Endoscopic release of the carpal tunnel. A randomized prospective multicenter study. Proceedings of the 45° Annual Meeting of the ASSH, Toronto
19. Zbrodowoski A, Gajisin S (1988) The blood supply of the flexor retinaculum. J Hand Surg [Br]13:35-38
20. North ER (1991) Endoscopic carpal tunnel release. In: Gelberman RH (ed) Operative nerve repair and reconstruction. JB Lippincott, Philadelphia, pp 913-920
21. Ferrari GP, Gilbert A (1991) The superficial anastomosis on the palm of the hand between the ulnar and median nerves. J Hand Surg [Br]16:511-514
22. Chow JGY (1990) Endoscopic release of the carpal ligament for carpal tunnel syndrome: 22 month clinical result. Arthroscopy 6:288-296
23. Chow JGY (1992) Endoscopic carpal tunnel release. In: Whipple TL (ed) Arthroscopic Surgery. The wrist. JB Lippincott, Philadelphia, pp 157-169
24. Chow JGY (1993) Endoscopic techniques for carpal tunnel release. In: Parisien JS (ed) Techniques in therapeutic arthroscopy. Raven Press, New York, 25:1-9
25. Agee JM, Mccarrol HR, Nrth ER, Palmer AK, Szabo RM, Viegas SF (1992) Endoscopic carpal tunnel release. Istructional skill course. 47° Congress American Society for Surgery of the Hand, Phoenix
26. Chow JGY, Malek MM, Nagle DJ (1992) Complications of endoscopic release of the carpal ligament using Chow's technique. 47° Congress ASSH, Phoenix
27. Brown MG, Keyser B, Rothemberg ES (1992) Endoscopic carpal tunnel release. J Hand Surg [Am]17:1009-1011
28. Agee JM, McCarroll RH, Tortosa RD, Berry DA, Szabo RM, Paimer CA (1992) Endoscopic release of the carpal tunnel: a randomized prospective multicenter study. J Hand Surg [Am]17:987-995
29. Gellman H, Kan D, Gee V, Kuschner SH, Botte MJ (1989) Analysis of pinch and grip strength after carpal tunnel release. J Hand Surg [Am]14:863-864
30. Gartsman GM, Kovach JC, Crouch C, Noble PC, Bennet JB (1985) Carpal arch alteration after carpal tunnel release. J Hand Surg [Am]11:372-374
31. Thomas GH, Merle M, Gilbeht A (1992) Le traitement chirurgical endoscopique du canal carpien. A propos de 70 interventions. 66° Congress SOFCOT, Paris

Esperienza personale nel trattamento endoscopico della sindrome del tunnel carpale

A. Castagnaro[1], G.C. Puddu[2]

La compressione del nervo mediano a livello del canale del carpo è la più comune neuropatia che colpisce l'arto superiore essendo stimato che colpisce l'1% della popolazione generale ed il 10% sopra i 40 anni di età.

Il trattamento chirurgico del tunnel carpale venne eseguito per la prima volta da Learmonth nel 1933 mediante la sezione del legamento trasverso del carpo e la decompressione del nervo [1].

In seguito fu Phalen [2, 3] che meglio contribuì a far conoscere la malattia; egli pubblicò una casistica di 439 casi, asserendo che: "Ci sono poche operazioni che danno risultati e soddisfazioni come il trattamento chirurgico per la STC".

Il trattamento chirurgico più diffuso consiste in una piccola incisione cutanea che viene praticata nel palmo della mano (lungo il 4° raggio), attraverso la quale il legamento viene identificato e sezionato. Malgrado l'apparente semplicità di tale procedura, è stata descritta in letteratura un'alta incidenza di complicazioni (Tab. 1) che va dal 6 al 18%.

In questi ultimi anni, numerosi chirurghi [4-6] hanno proposto il trattamento endoscopico, mediante il quale si recide il solo legamento trasverso del carpo, lasciando intatta la fascia palmare, il palmare breve, il tessuto sottocutaneo, la cute. Scopo del nostro lavoro è di presentare l'esperienza maturata nel nostro reparto utilizzando la tecnica di Chow, descriverne i vantaggi e gli svantaggi.

Esperienza clinica

Dal dicembre 1991 al Giugno 1996 abbiamo effettuato 198 release endoscopici con tecnica di Chow. Si trattava di 163 pazienti (35 casi erano bilaterali), 137 pazienti erano donne e 26 erano uomini.

L'età media era di 56 anni (da 26 a 69). A tutti i pazienti, prima dell'inter-

---

[1]Divisione di Ortopedia e Traumatologia, Servizio di Chirurgia della Mano, Ospedale Civile, Viterbo. [2]Clinica Valle Giulia, Roma

Tabella 1. Principali complicanze della tecnica aperta per la sindrome del tunnel carpale [7]

Complicanze	OCTR (Open Carpal Tunnel Release)				
	MacDonald (1978)	Lichtman (1979)	Gainer (1977)	Hanssen (1978)	Kulick (1986)
Numero di casi	186	100	430		130
Lesione della branca cutanea palmare del nervo mediano	6%	2%			
Lesione dell'arcata palmare superiore	1%				
Neuraprassia	6.5%				
Incompleto release					
Infezioni minori			6%		
Infezioni profonde		0.47%			
Algodistrofia	2.1%	5%			
Cicatrice ipertrofica	2%				
Aderenze dei tendini flessori	0.5%				
Tendini flessori "bowstringing"	2%				
Recidive	0	0		0	0.9%

vento, sono stati effettuati una EMG del nervo mediano al polso e una radiografia (proiezione per il tunnel carpale) per visualizzare l'eventuale presenza di materiale radio-opaco all'interno del canale del carpo.

Indicazioni

La decompressione endoscopica del tunnel carpale trova indicazione specifica per pazienti con STC idiopatico o da iperuso della mano.

Possono essere operati con tale tecnica anche pazienti con una STC provocata da neuropatia diabetica, distiroidismo, insufficienza renale cronica. Non abbiamo operato con tecnica endoscopica quei pazienti che non riuscivano ad estendere il polso e le dita [8], i casi in cui si ipotizzano delle variazioni anatomiche del polso, quando vi erano state precedenti lesioni del nervo mediano di tipo traumatico, in casi di malattie reumatiche che potevano necessitare di tenovagialectomia, nei casi di algostrofia, in pazienti affetti da STC da lungo tempo che presentano una grave atrofia della eminenza tenare (in cui era necessario effettuare tecniche chirurgiche tipo Camitz o similari).

Tecnica chirurgica

I pazienti sono stati operati in anestesia generale o di plesso.

La tecnica prevede due incisioni volari (una al palmo ed una al polso). Per quanto riguarda l'incisione prossimale all'inizio della nostra esperienza ci siamo rifatti alla tecnica originale descritta dall'Autore nel 1989 (Fig. 1). A partire dal giugno '93, in seguito alla modifica proposta dallo stesso Chow, abbiamo praticato l'incisione più medialmente e distalmente.

Infatti usando come riferimento il polo prossimale del pisiforme, viene tracciata una linea di cm 1-1.5 radialmente, indi si traccia una linea prossimale di 0.5 cm, e quindi si pratica una incisione cutanea di cm 1 (Fig. 2). Attraverso

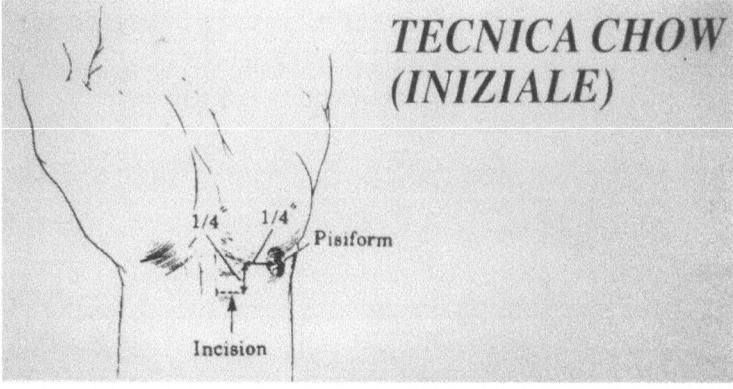

Fig. 1. Incisione prossimale. Tecnica originale (ripresa da Chow)

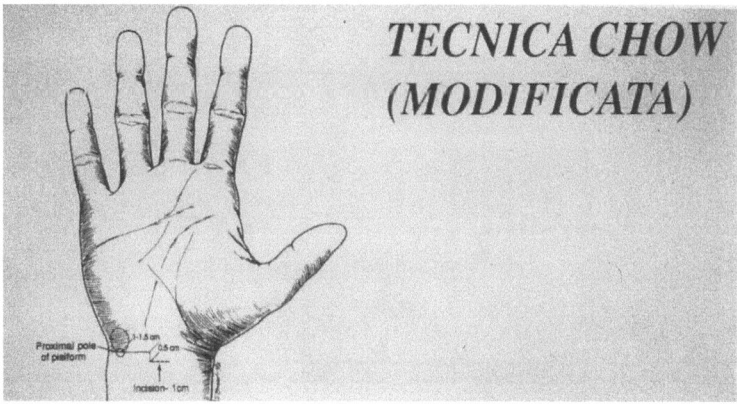

Fig. 2. Incisione prossimale. Modifica proposta dall'autore (ripresa da Chow)

questa incisione viene identificato il tendine del piccolo palmare, e viene eseguita una incisione di 1 cm sulla fascia antibrachiale; a questo punto si iperestendono il polso e le dita, e viene fatta passare una cannula smussa con il trocar al di sotto del legamento (tale tecnica viene chiamata extrabursa).

Quindi con il trocar si cerca l'uncino dell'uncinato (che solitamente si reperisce a 1.5 cm. dal pisiforme). Indi si spinge distalmente la cannula endoscopica ed il trocar lungo il 4° raggio, finché si apprezza la punta del trocar sotto pelle (corrispondente alla intersecazione tra due rette (Fig. 3) corrispondente al pollice in abduzione e ad una linea tracciata tra 3° e 4° raggio). Viene effettuata in tale sede una seconda incisione che consente di far uscire dalla cute la cannula ed il trocar.

A questo punto viene utilizzato un reggimano che tiene polso e mano in iperestensione (Fig. 4). Si retrae il trocar lasciando la cannula dentro cui viene introdotta l'ottica a 30° (attraverso la via prossimale).

La cannula viene ruotata ulnarmente di 10° per proteggere ulteriormente il

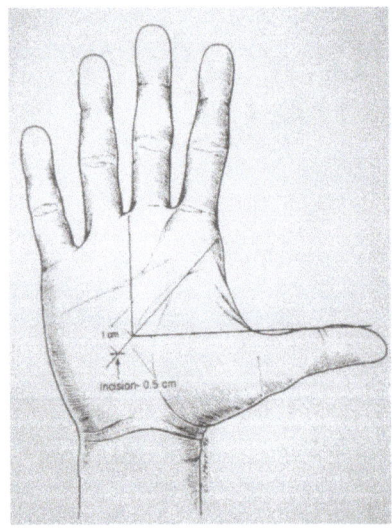

Fig. 3. Incisione al palmo (ripresa da Chow)

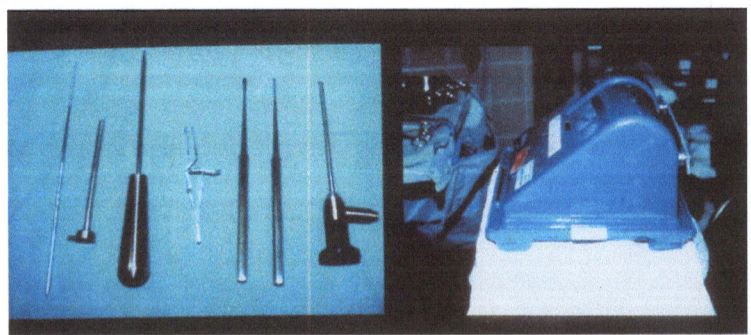

Fig. 4. Lo strumentario utilizzato per la tecnica e il "reggimano"

nervo mediano. In tale maniera, se si è posizionato bene lo strumentario potremmo vedere il legamento trasverso del carpo visibile attraverso l'apertura della cannula e riconoscibile per la sua lucentezza e per le fibre trasversali (Fig. 5). È importante poter ben riconoscere le fibre; se ciò non fosse possibile (per la presenza di materiale interposto), viene usato un uncino smusso che può servire a rimuovere gli ostacoli e consentire una migliore visione. Tale fase è fondamentale, poiché, se non si vede bene il legamento, lo strumentario va rimosso e riposizionato, ripetendo tutti i tempi precedentemente descritti. Se dopo 2-3 tentativi ancora non è possibile vedere e controllare bene il legamento, allora è opportuno passare alla tecnica aperta. Sempre attraverso l'uncino palpatore è possibile apprezzare i margini (prossimo-distale) del legamento.

Attraverso l'orifizio distale della cannula vengono inseriti i bisturi (ne esistono tre tipi: uno con lama triangolare, uno con lama ad uncino ed una con lama anterograda) (Fig. 6).

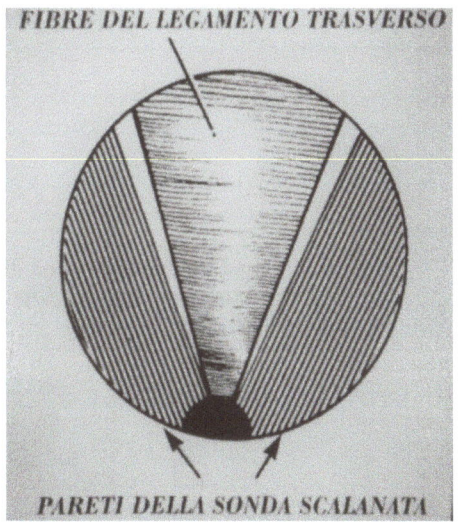

Fig. 5. Visione del legamento trasverso del carpo attraverso la sonda scanalata

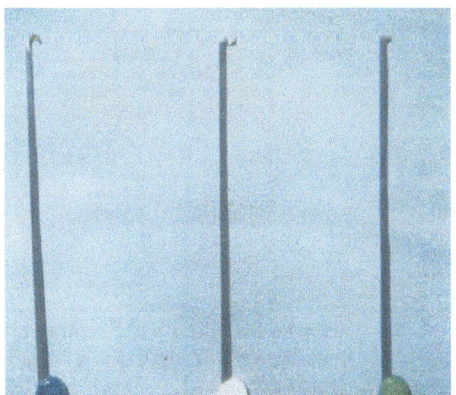

Fig. 6. I tre tipi di bisturi che vengono utilizzati nella tecnica

Secondo la tecnica descritta da Chow a questo punto si effettua una piccola incisione sul margine distale del legamento trasverso (Fig. 7), utilizzando il bisturi anterogrado, a cui segue una incisione nella porzione mediana del legamento con il bisturi triangolare (Fig. 8), indi con il bisturi ad uncino si congiungono le due parti già tagliate del legamento (Fig. 9). In tale maniera si è sezionato circa metà del legamento.

Per sezionare la parte restante, Chow propone di invertire nella sonda scanalata, l'ottica e lo strumentario, ed una volta inserito il bisturi anterogrado (par-

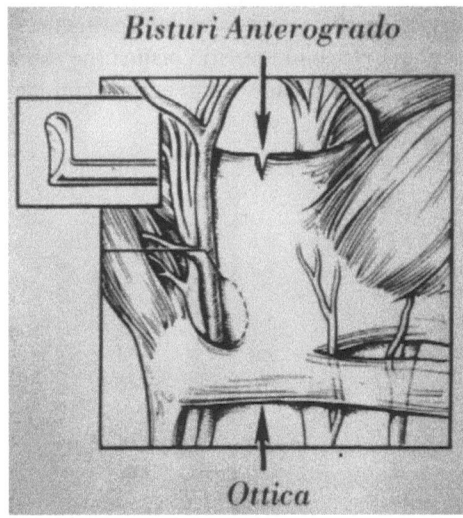

Fig. 7. Prima fase della sezione del legamento trasverso del carpo (ripresa da Chow)

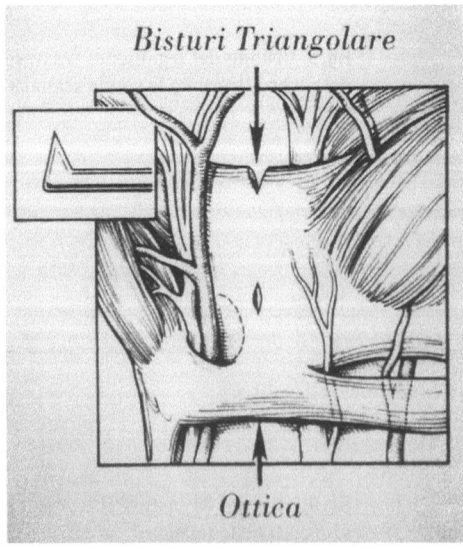

Fig. 8. Sezione della parte centrale del legamento con bisturi a triangolo (ripresa da Chow)

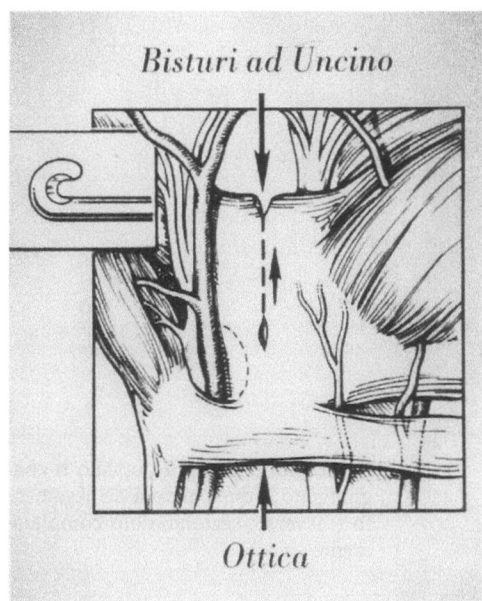

Fig. 9. Si congiungono le due parti sezionate del legamento ricorrendo al bisturi ad uncino (ripresa da Chow)

tendo dalla parte prossimale del legamento) se ne seziona una piccola parte (Fig. 10) e poi con il bisturi ad uncino lo si taglia completamente (Fig. 11).

Tale schema (suggerito dall'Autore) può essere anche variato, perché spesso, i chirurghi che hanno maturato una certa esperienza decidono di utilizzare i vari bisturi a seconda della loro pratica e della loro manualità.

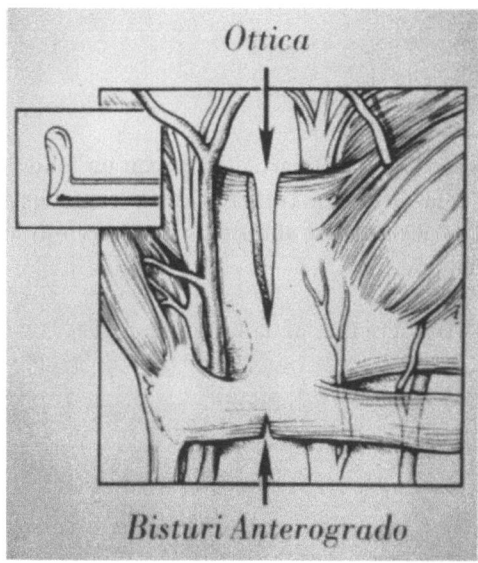

Fig. 10. Si invertono lo strumento e l'ottica e si inizia a tagliare la parte prossimale del legamento (ripresa da Chow)

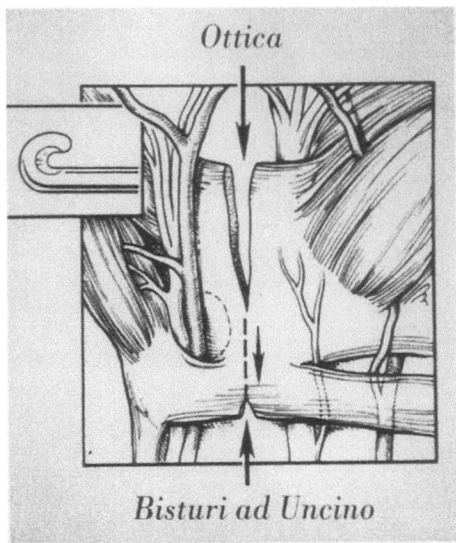

Fig. 11. Con il bisturi ad uncino si congiungono le due porzioni del legamento trasverso, sezionandolo completamente

Decorso post-operatorio

Il paziente viene tenuto sotto osservazione clinica per almeno 12 h, durante le quali lo si invita a muovere le dita della mano e il polso.

L'immobilizzazione consiste in un bendaggio elastico. Il chirurgo deve controllare nell'immediato post-operatorio se vi sono deficit della sensibilità o motori delle dita onde evidenziare una eventuale lesione.

I punti di sutura vanno tolti in 10-15ª giornata. Per almeno 3-4 settimane si raccomanda al paziente di non sollevare pesi.

Risultati

Abbiamo controllato 146 pazienti, (per 160 mani) pari all'81%, con un follow-up che andava da 6 a 55 mesi (media 27 mesi). Tutti i pazienti controllati hanno riempito un questionario ed in tale maniera abbiamo valutato i risultati ottenuti secondo i seguenti parametri:
- dolore post-operatorio;
- ritorno alle attività giornaliere (ADL, activities of daily living);
- ritorno al lavoro;
- pinch and grip (recupero della forza di pinza e di presa);
- complicanze.

Dolore post-operatorio

Sia nella nostra esperienza che nei dati riportati nella Letteratura Internazionale, si evince che i pazienti operati con tecnica endoscopica, lamentano meno dolore nel post-operatorio (nei nostri risultati nel 98% dei casi). Ciò spinge il paziente a mobilizzare più rapidamente la mano e quindi a ridurre l'edema post-operatorio.

Questo dato può essere spiegato con le piccole incisioni effettuate con la tecnica endoscopica e con la minore invasività della stessa.

Ritorno alle attività giornaliere (ADL)

Il minor dolore nel post-operatorio associato ad una precoce mobilizzazione della mano, porta ad un più rapido recupero della mano operata per quanto riguarda le attività giornaliere. Tali dati sono confortati da un lavoro da noi presentato all'11° Congresso Italiano del GIA (Gruppo Italiano Artroscopia), in cui avevamo condotto uno studio prospettico randomizzato su 100 pazienti: 50 operati con tecnica endoscopica [9], e 50 con tecnica tradizionale. Con la tecnica endoscopica il ritorno alle ADL avveniva in media in 12ª giornata, contro la 18ª giornata (media) ottenuta con la tecnica tradizionale.

Nel 1992 Agee e coll. [5] avevano già pubblicato uno studio similare, confrontando la tecnica tradizionale con la tecnica endoscopica. Anche con la tecnica di Agee, il ritorno alle ADL era stato di 9 giorni (media) contro i 13 giorni ottenuti con la tecnica tradizionale. Tali dati confermano la validità delle tecniche endoscopiche [5, 9] rispetto alla tecnica aperta.

Ritorno al lavoro

Pur se molte pubblicazioni (specie statunitensi) insistono sulla maggiore rapidità del ritorno al lavoro utilizzando la tecnica endoscopica, noi non riteniamo tale parametro fondamentale. Infatti siamo d'accordo con vari Autori che affermano: "Pur se il ritorno al lavoro sembra essere un parametro soddisfacente, in realtà dipende da molti altri fattori, quali, il tipo di lavoro, l'opportunità di guadagno, la possibilità di un rimborso, e soprattutto la diversa motivazione individuale al lavoro".

Questo è vero: troppe variabili intervengono per rendere omogeneo questo parametro di valutazione. Nella nostra esperienza il ritorno al lavoro è stato completamente differente a secondo se i pazienti erano dipendenti o lavoravano in proprio. Infatti la media del ritorno al lavoro è stata di 21 gg. nelle 80 pazienti che svolgevano lavoro come casalinghe od in proprio, mentre è stata di 37 gg. nei restanti 16 pazienti che effettuavano lavoro dipendente.

Recupero della forza di pinza e di presa "pinch and grip study"

Lo studio del "Pinch and grip" venne effettuato sia nel pre che nel post-operatorio. Nei casi in cui venne operata una solo mano, fu presa come controllo la mano controlaterale, mentre nei casi bilaterali, abbiamo preso a modello la mano risultata migliore nel pre-operatorio. I dati da noi ottenuti sono molto simili ai risultati ottenuti da Chow. Infatti Chow riportò che i pazienti da lui operati recuperavano la forza (di pinza e di presa) nel 29% dopo 1 settimana, 60% entro 2 settimane, 73% entro 3 settimane, 78% entro 4 settimane, 91% in 8 settimane, 97% in 12 settimane e 99% in 16 settimane.

Dei nostri 146 pazienti controllati, il 23% hanno recuperato la forza in 1 settimana, il 56% in 2 settimane, il 66% in 3 settimane, l'81% in 4 settimane, il 93%, in 8 settimane, il 98% in 16 settimane (Tab. 2).

Complicanze

Abbiamo avuto due complicanze intra-operatorie (non si riusciva a vedere bene il legamento trasverso del carpo e dopo vari tentativi siamo passati alla tecnica aperta).

In 4 pazienti abbiamo avuto complicanze post-operatorie consistente in 1 caso di Algodistrofia, 1 paziente presentava delle parestesie sul territorio del nervo ulnare che sono scomparse dopo circa 90 gg., 2 casi di dolori sulla cicatrice prossimale cessati con cure fisiatriche.

Validità della tecnica endoscopica

In questi ultimi anni sono numerosi i lavori pubblicati a favore e contro la tecnica endoscopica. Indubbiamente la tecnica endoscopica presenta dei vantaggi,

Tabella 2. Recupero della forza di presa e della pinza con la tecnica endoscopica ("pinch and grip")

Pazienti	Tempo (settimana)
22 (23%)	1
54 (56%)	2
64 (66%)	3
78 (81%)	4
89 (93%)	8
94 (98%)	16

anche se non è scevra da rischi specie se non si è effettuato un opportuno training.

Le principali motivazioni contro la tecnica endoscopica riguardano: costo, rischi di incompleto release, rischi di danneggiare le strutture vascolari o nervose, maggiori complicanze.

Riteniamo che solo l'elevato costo dello strumentario rappresenti un valido motivo per non effettuare tale tecnica. Però c'è da dire che, se con tale metodica si riesce ad ottenere un più rapido ritorno alle attività lavorative o familiari dei pazienti, il guadagno economico e sociale che si riesce ad avere copre le spese effettuate dal Sistema Sanitario Nazionale. Circa le altre complicanze, sono stati pubblicati recentemente due lavori che hanno completamente annullato tali giudizi critici. Cobb e Cooney [10] (Fig. 12) hanno pubblicato un lavoro in cui veniva effettuato uno studio anatomico confrontando i risultati tra il release totale del legamento trasverso del carpo (compresa la porzione distale aponeurotica del retinaculum del flessori), e quello incompleto lasciando non sezionati gli ultimi 4 mm distali. Confrontando l'ampiezza dell'arco carpale in 5 cadaveri si è visto che i risultati ottenuti erano più o meno gli stessi. Quindi, anche se gli Autori suggerivano che lo scopo del chirurgo è quello di aprire tutto il legamento, gli stessi concludevano che non sezionare gli ultimi 4 mm distali non doveva essere considerato come un errore ed un fallimento chirurgico.

Per quanto riguarda i maggiori rischi di ledere strutture (vascolari e nervose) con la tecnica endoscopica, questo è certamente vero.

Vari studi anatomici hanno dimostrato l'estrema vicinanza dello strumentario con vasi e nervi che possono essere lesi durante l'endoscopia (specie se non si è effettuato un adeguato training).

Levy e coll. [11] (Fig. 13) hanno recentemente pubblicato uno studio anato-

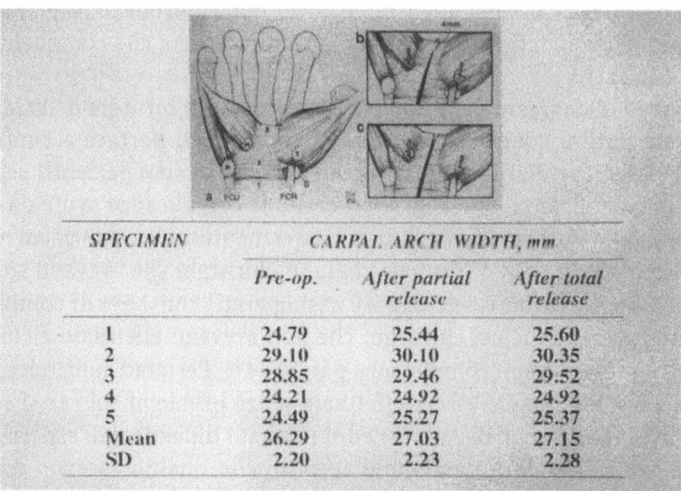

Fig. 12. Dati a confronto tra la possibilità di aprire tutto il legamento o di lasciare non sezionati gli ultimi 4 m distali (da [10])

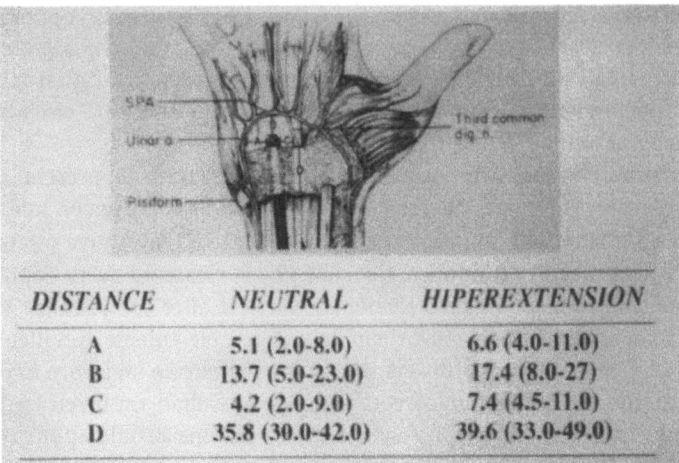

DISTANCE	NEUTRAL	HIPEREXTENSION
A	5.1 (2.0-8.0)	6.6 (4.0-11.0)
B	13.7 (5.0-23.0)	17.4 (8.0-27)
C	4.2 (2.0-9.0)	7.4 (4.5-11.0)
D	35.8 (30.0-42.0)	39.6 (33.0-49.0)

Fig. 13. Estrema vicinanza tra la cannula scanalata e le principali strutture (vasi, nervi e tendini). Con la ipertensione del polso la distanza aumenta considerevolmente [11]

mico in cui strutture importanti (art. ulnare, arcata palmare superficiale, nervo digitale comune del 3° spazio interosseo, tendini flessori) erano estremamente vicini alla cannula inserita sotto il legamento trasverso e quindi ad alto rischio di lesioni. Nell'iper-estendere il polso e le dita, tali strutture si allontanavano considerevolmente rispetto all'apice della cannula, diminuendo fortemente i rischi di lesioni. Tale studio dimostra come nella tecnica di Chow, i rischi di lesioni vascolari e nervose diminuiscono per la iperestensione di mano e polso.

Per l'ultimo punto (maggiori complicanze) critico nei confronti della tecnica endoscopica, rimandiamo alle tabelle dove sono riportate le principali complicanze riportate in letteratura sia con la tecnica aperta che con quella endoscopica (Tab. 3).

Chow al 47° Congresso della Società Americana di Chirurgia della Mano [9] ha riportato dati di controllo della sua metodica. Egli portava a confronto 4 differenti statistiche. Nel 1° gruppo (erano 700 casi di suoi pazienti) segnalava lo 0.43% di complicanze. Nel 2° gruppo erano le complicanze avute da chirurghi che avevano sostenuto corsi di addestramento nelle rispettive sedi, ed aumentavano a 2.8%. Nel 3° gruppo vi erano chirurghi che avevano sostenuto un corso ECTRA (per un totale di 2600 casi operati) con 3.6% di complicanze. Nel 4° gruppo erano inclusi chirurghi che non avevano effettuato alcun addestramento e presentavano complicanze pari al 24%. Pertanto concludeva che la sezione del legamento può essere effettuata senza problemi solo se si seguono le linee guida (descritte dall'Autore) ed il risultato dipende dall'esperienza del chirurgo. Noi siamo perfettamente d'accordo con quanto asserito da Chow, ritenendo che l'avventurarsi nella tecnica endoscopica senza un adeguato addestramento può provocare solo rischi inutili ed eccessivi per il paziente.

Tabella 3. Principali complicanze riportate in letteratura sia con la tecnica endoscopica che con la tecnica tradizionale

Complicanze	ECTR					OCTR			
	Nagle (1994)	Menon (1994)	Palmer (1993)	Chow (1993)	MacDonald (1978)	Lichtman (1979)	Gainer (1977)	Kulick (1986)	Ariyan (1977)
Numero dei casi	278	100	162	650	186	100	430	130	
Lesione della branca cutanea palmarte del nervo mediano					6%	2%			
Lesione dell'arcata palmare superiore									
Neuroprassia	1,7%	13%	0,6%		6,5%				
Release incompleto		0,3%							
Infezioni minori	1%						6%		
Infezioni profonde Algodistrofia	0,4%				2,1%	5%			
Cicatrice ipertrofica					2%				
Aderenze dei tendini flessori					0,5%				
Tendini flessori "bowstringing"					2%				
Recidive	1,4%	6%	0,5%		0	0		0	0,9%

Conclusioni

Sulla base della nostra esperienza possiamo trarre le seguenti conclusioni.

La tecnica endoscopica fornisce gli stessi risultati di quella tradizionale ovvero porta a guarigione clinica il paziente affetto da STC. Le parestesie tendono a scomparire immediatamente. La forza di presa non si riduce, anzi, di solito migliora rapidamente nel post-operatorio. I pazienti lamentano meno dolori nel post-operatorio con una precoce mobilizzazione della mano e quindi un ritorno più tapido alle attività quotidiane ed al lavoro. Nei casi bilaterali trova particolarmente indicazione l'endoscopia poiché i pazienti lamentano meno disturbi e sono meno limitati nel post-operatorio. Dal punto di vista tecnico è una metodica relativamente facile, anche se c'è da precisare che le sue linee guida devono essere apprese con dei corsi di insegnamento e che prima di effettuarla bisogna sempre sperimentare sul cadavere onde avere quella manualità e quella sicurezza che eviteranno errori quando la si pratica su pazienti.

Per quanto riguarda gli svantaggi bisogna certamente considerare il costo che è molto alto specie per il sistema Sanitario Italiano (ogni Kit costa oltre un milione), e senza considerare tutte le apparecchiature collegate. Inoltre non è possibile controllare e "vedere" il nervo e le altre strutture importanti che decorrono vicino al campo operatorio (cannula), per cui eventuali lesioni iatrogene possono essere stabilite solo in un secondo tempo (dopo 3-4 h), quando l'anestesia è cessata, e in tal caso il paziente va rioperato il prima possibile. Durante il corso di insegnamento da noi sostenuto in Canada dal Prof. J. Roth, questi effettuava l'intervento endoscopico in anestesia locale e ciò rendeva facile evidenziare le lesioni anche durante l'intervento. Purtroppo non a tutti i pazienti è possibile effettuare il release endoscopico in anestesia locale, perché alcuni avvertono dolori con possibili ripercussioni di carattere generale. Per tale motivo noi preferiamo ricorrere all'anestesia loco-regionale (o di plesso) che non ci consente di valutare intra-operatoriamente eventuali lesioni.

Con la tecnica endoscopica non è possibile effettuare alcuna manovra sul nervo (tipo epinevriotomia) o sui tendini (tipo teno-vaginalectomia).

In conclusione quali sono le linee guida che possono spingere un chirurgo ad effettuare o meno la tecnica endoscopica? Riteniamo fondamentale quanto affermato da Evans [12] che in un editoriale, tracciava quattro punti cardini a cui attenersi:
- stabilire con esattezza chi è in grado di effettuare la tecnica endoscopica in relazione all'assoluta necessità di training;
- deve esserci un consenso scritto da parte del paziente, al quale vanno spiegati i vantaggi e gli svantaggi della tecnica endoscopica;
- deve esserci un registro centrale in cui sono elencate tutte le endoscopie effettuate, con incluse le sue complicanze (ricorrendo ad uno studio multicentrico);
- tutta la pubblicità deve essere esaminata mantenendo un giusto equilibrio.

Bibliografia

1. Learmonth J (1933) The principle of decompression in the treatment of certain disease of peripheral nerves. Surg Clin North [Am]13:905-913
2. Phalen GS (1972) The carpal tunnelsyndrome. Clinical evaluation of 598 hands. Clin Orthop 83:29-40
3. Phalen GS (1966) The carpal tunnel syndrome: seventeen years experience in division and treatment of six undred fifty-four hands. J Bone Joint Surg [Am]48:211-228
4. Chow JC (1989) Endoscopic release of the carpal ligament: a new technique for carpal tunnel syndrome. Arthroscopy 5:19-24
5. Agee JM, McCarroll HR Jr, Tortose RD, Berry DA, Szaho RM, Peimer CA (1992) Endoscopic release of carpal tunnel: a prospective multicenter study. J Hand Surg [Am]17:895-897
6. Okutsu I, Ninomiya S, Hamanaka I, Kuroshima N, Inanami H (1989) Measurement of pressure in the carpal canal before and after endoscopic management of carpal tunnel syndrome. J Bone Joint Surg [Am]71:679-683
7. Mac Donald RI, Lichtman DM, Hanlon JJ, Wilson JN (1978) Complications of surgical release for carpal tunnel syndrome. J Hand Surg [Am]3:70-76
8. Scoggin JF, Whipple TL (1992) A potential complication of endoscopic carpal tunnel release. Arthroscopy 8:365-393
9. Chow JCY, Malek MM, Nagle DJ (1992) Complications of endoscopic release of the carpal ligament using Chow's technique. 47th Congress ASSH, Phoenix
10. Cobb TK, Cooney WP (1994) Significance of incomplete release of the distal portion of the flexor retinaculum. J Hand Surg [Br]19:283-285
11. Levy HJ, Soifer TB, Kleinbart FA, Lemak LJ, Bryk E (1993) Endoscopic Carpal tunnel release: an anatomic study. Arthroscopy 9:1-5
12. Evans D (1994) Endoscopic carpal tunnel release: the hand doctors' dilemma. J Hand Surg [Am]19:3-5

Letture consigliate

Brown MG, Keyser B, Rothemberg ES (1992) Endoscopic Carpal tunnel release. J Hand Surg [Am]17:1009-1011

Chow JCY (1992) Endoscopic carpal tunnel release. In: Whipple TL (ed) Arthroscopic Surgery. The wrist. JB Lippincott, Philadelphia, pp 157-169

Chow JC (1990) Endoscopic release of the carpal ligament of carpal tunnel syndrome: 22 month clinical result. Arthroscopy 6:266-296

Curtis RM, Eversmann WW (1973) Internal neurolysis as an adjumct to the treatment of the carpal tunnel syndrome. J Bone Joint Surg [Am]55:733-740

Futami T, Kubodera D, Tsumamoto Y (1989) Subcutaneous division of the transverse the carpal ligament by the use of a teflon tube and an arthroscopy. JW Pacific Orthop Ass 26:19-22

Ferrari GP, Gilbert A (1991) The superficial anastomosis on the palm of the hand between the ulnar and median nerves. J Hand Surg [Br]16:511-514

Gartsman GM, Kovach JC, Crouch C, Noble PC, Bennett JB (1985) Carpal arch alteration after carpal tunnel release. J Hand Surg [Am]11:372-374

Gelberman RH, Pherrer GB, Galbraith RT, Szabo RM, Rydervick B, Dimick M (1987)

Results of treatment of severe carpal tunnel syndrome without internal neurolysis of the median nerve. J Bone Joint Surg [Am]69:896-903

Gellman H, Kan D, Gee V, Kuschner SH, Botte MJ (1989) Analysis of pinch and grip strenght after carpal tunnel release. J Hand Surg [Am]14:863-864

Kulick MI, Gordillo G, Javidi T et al (1986) Long term analysis of patients having surgical treatment for carpal tunnel syndrome. J Hand Surg [Am]11:59-66

Lee DH, Maser VR, Meyer RD, Stevens DM, Colgin S (1992) Endoscopic Carpal tunnel release: a cadeveric study. J Hand Surg [Am]17:1003-1008

Louis DS, Greene TL, Noellert RC (1985) Complications of carpal tunnel surgery. J Neurosurg 62:352-356

Mackinnon SE, Dellon AL (1988) Evaluation of microsurgical internal neurolysis in a primate median nerve model of chronic nerve compression. J Hand Surg [Am]13:357-363

Nagle D, Harris G, Foley M (1994) Prospective review of 278 endoscopic carpal tunnel release using the modified chow tecnique. Arthroscopy 10:259-265

Newmeyer WL (1992) Editorial: Thoughts of the technique of carpal tunnel release. J Hand Surg [Am]17:985-986

North ER (1991) Endoscopic carpal tunn,el release. In: Gelberman RH (ed) Operativ nerve repair and reconstruction. JB Lippincott, Philadelphia, pp 913-920

Okutsu I, Ninomiya S, Hamanaka I, Kuroschima N, Inanami H (1989) Measurement of pressure in the carpal canal before and after endoscopic management of carpal tunnel syndrome. J Bone Joint Surg [Am]71:679-683

Paine KWE, Polyzoids KS (1986) Carpal tunnel syndrome. Decompression using the Paine retinaculatome. J Neurosurg 59:1031-1036

Palmer DH, Paulson YC, Larsen CL et al (1993) Results of carpal tunnel release: A comparison of two techniques with open release. Arthroscopy 9:498-508

Pfefferf GB, Gelberman RH, Boyes JH, Rydevik B (1988) The history of carpal tunnel syndrome. J Hand Surg [Br]13:28-34

Phalen GS (1970) Reflection on 21 years' experience with carpal tunnel syndrome. JAMA 212:1365-1367

Resnick CT, Miller BW (1991) Endoscopic carpal tunnel release using the sublegamentous two-portal technique. Contemp Orthop 22:269-277

Sailer JG III, Barnes K, Gelberman RH, Chalidapong P (1992) Endoscopic carpal tunnel release: an anatomic study of two incision-method in human cadaver. J Hand Surg [Am]17:996-1002

Taleisnik J (1973) The palmar cutaneous branch median nerve and the approach to the carpal tunnel: an anatomical study. J Bone Joint Surg [Am]55:1212-1217

Viegas SF, Pollard A, Kaminksi K (1992) Carpal arch alteration and related clinical status after endoscopic arpal tunnel release. J Hand Surg [Am]17:1012-1016

Zbrodows KIA, Gajisin S (1988) The blood supply of the flexor retineculum. J Hand Surg [Br]13:35-38

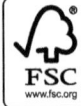

MIX
Papier aus verantwortungsvollen Quellen
Paper from responsible sources
FSC® C105338

If you have any concerns about our products,
you can contact us on
ProductSafety@springernature.com

In case Publisher is established outside the EU,
the EU authorized representative is:
**Springer Nature Customer Service Center GmbH
Europaplatz 3, 69115 Heidelberg, Germany**

Printed by Libri Plureos GmbH
in Hamburg, Germany